여자x단식

이 책은 단식의 잠재적 이점에 관한 일반적인 정보와 조언을 제공합니다. 개인 맞춤형 의료 조언을 대체하기 위한 것이 아닙니다. 모든 새로운 건강 관리 방법과 마찬가지로, 이 책에서 권장하는 실천법은 자신의 개별적인 상황에 적합한지 확인하기 위해 반드시 의사와 상담한 후에 따라야 합니다. 저자와 출판사는 이 책에 포함된 정보를 사용하거나 적용함으로써 발생할 수 있는 부작용에 대한 책임이 없음을 명시합니다.

여자 x 단식

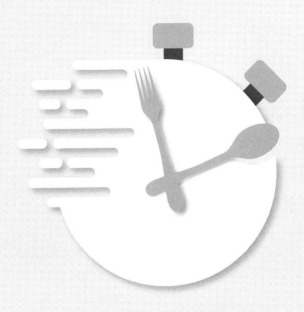

민디 펠츠 지음
이영래 옮김
이영훈 감수

북림

"단식은 장수와 치유를 위한 놀라운 도구이다. 여성들은 마침내 그들만의 호르몬 요구에 맞춘 지침서를 갖게 되었다."

존 그레이(John Gray),《뉴욕타임스》선정 베스트셀러 『화성에서 온 남자 금성에서 온 여자』의 저자

"민디 펠츠 박사는 생활에 단식을 통합시켜 건강을 증진하길 원하는 여성들을 위한 궁극적인 안내서를 써냈다. 가장 중요한 것은 그녀가 이것을 월경 주기를 중심으로 계획했다는 점이다. 여성의 건강과 호르몬을 다루는 의사로서 이 책과 그녀의 단계별 단식 과정을 추천하지 않을 수 없다!"

캐리 존스(Carrie Jones), 자연병리학 의사, 자연병리학 내분비학 박사, 공중보건학 석사, 메디컬 에듀케이션(Medical Education), 루파 헬스(Rupa Health) 대표

"여성에게 정말 필요했던 최고의 단식 가이드!"

새라 고트프리드(Sara Gottfried) 산부인과 의사이자 여성 라이프스타일 의학 전문가, 『기적의 호르몬 다이어트』의 저자

"민디 펠츠 박사는 단식 분야의 워런 버핏이다."

제시 이츨러(Jesse Itzler), 기업가, 베스트셀러 작가, 마라톤 선수, 애틀랜타 호크스(Atlanta Hawks) 구단주

"항상 피곤하고 배고픈 상태에서 벗어날 수 있다. 이 책은 언제, 얼마나 오래 단식해야 호르몬이 당신을 위해 움직이는지 가르쳐준다. 맑은 정신을 찾고 작은 사이즈의 새 바지를 사러 가자!"

데이브 아스프리(Dave Asprey), 『최강의 식사』, 『최강의 단식』 저자

"만약 획일적인 건강 조언에 지쳐 실망감을 느꼈다면 이 책은 신선한 공기처럼 느껴질 것이다. 민디 펠츠 박사는 당신의 몸과 목표에 맞춘 고유한 계획을 세울 수 있도록 도와준다. 그녀는 획기적인 연구, 강렬한 스토리, 건강에 대한 명확한 지침을 결합시키고 있다."

제시카 오트너(Jessica Ortner), 베스트셀러 『태핑 솔루션』의 저자

"모두가 건강과 활력을 증진할 방법을 찾고 있는 이때, 민디 펠츠 박사는 훌륭한 조언을 제공한다. 이 책은 여성성과 건강 그리고 여성의 삶에 대한 이야기이다."

메리앤 윌리엄슨(Marianne Williamson), 《뉴욕타임스》 선정 베스트셀러 작가

"영양과 통합 보건 분야에서는 장단기 단식이 건강과 질병 프로토콜에 발휘하는 힘에 대한 인식이 점차 커지고 있다. 그렇지만 주기적인 호르몬 패턴이 대사와 단식의 생리에 미치는 영향은 간과될 때가 너무나 많다. 펠츠 박사는 이 책을 통해 단식이 건강에 미치는 영향을 호르몬 주기에 맞춰 최적화시키는 전략을 소개한다."

잭 부시(Jack Bush), 의학 박사, 내과의(내과, 내분비학, 호스피스 치료)

우리 몸의 치유력을 믿어라!

나의 호르몬 이야기를 어디서부터 시작해야 할까. 열 살에 사춘기를 맞았고, 열세 살 때는 이미 가수로서 투어 공연을 다니고 있었다. 생리 때마다 극심한 통증과 과다 출혈, 심한 염증을 겪었으며, 팔다리는 물론이고 성대까지 부어 공연을 취소하고 병원을 찾아야 하는 일도 잦았다. 그래서 20대 초반에 산부인과 의사의 권유로 피임약을 복용하기 시작했는데 공연일에 맞춰 생리 기간을 조절할 수 있고 출혈과 염증도 줄어드니, 당시엔 좋은 방법처럼 보였다.

그러던 어느 날, 거의 20년간 억눌려 있던 내 몸이 다시 자연스러운 리듬으로 돌아가고 싶어 한다는 것을 느꼈다. 나는 정신적으로 많이 성장했고, 내 직감과 난소의 목소리에 귀를 기울일 수 있는 상태가 되었다. 흥미롭게도 내 몸이 이러한 결정을 한 것은 2019년 12월, 코로나19 팬데믹으로 인해 집에 머물게 되기 불과 3개월 전이었다. 내가 두려워했던, 생계 수단인 공연이 끊길지 모른다는 걱정이 실제로 일어날 상황이었지만 내 몸과 영혼은 이미 다가올 일을 예감하고 있었고, 내가 선택한다면 다시 나 자신에게 돌아갈 수 있다고 느꼈다.

이후 본래의 신체 리듬을 되찾는 여정은 때로는 마취 없이 이를 뽑는 것처럼 고통스러웠지만, 내 여성적 힘과 목소리를 온전히 표현하기 위해 꼭 필요한 과정이었다. 음악이 나의 혈관 속을 흐르는 사람으로서 리듬과 흐름은 쉽게 다가올 것이라고 생각할 수도 있지만, 끊임없는 생산과 성취를 요구하는 가부장적 시스템에 맞추기 위해 나는 내 몸의 본래 리듬과 단절된 채 살아왔다. 아마 대부분의 사람도 그러했겠지만 우리 몸과 영혼은 우리에게 돌아오라고 속삭이거나, 때로는 절규하고 있을지도 모른다.

그러던 중 민디 펠츠 박사가 세 명의 다른 의사와 함께 건강과 웰빙에 대해 논의하는 팟캐스트를 들었을 때, 나는 펠츠 박사에게 강렬한 끌림을 느꼈다. 그녀는 열정적이고, 지혜로우며, 유머 감각이 있으면서도 따뜻하고 진정으로 보살피는 사람이었다. 그 순간 내 내면의 목소리가 "그녀를 만나야 해"라고 속삭였지만, 그 이유는 알지 못했다.

나는 먼저 펠츠 박사가 쓴 책 『갱년기 리셋』을 집어 들었다. 이를 통해 40대인 내가 이미 완경 전 단계에 접어들었거나 곧 접어들 것이라 느끼면서 호르몬 변화에 대해 깊이 생각하게 되었다. 내 40대가 그렇게 흘러가는 것을 원치 않았지만, 거의 모든 여성이 그런 경험을 한다는 것을 알기에 과연 어떻게 피할 수 있을지 고민했다.

나는 항상 내 몸을 돌봐왔지만, 최근 몇 년 동안 에너지가 줄어드는 것을 느꼈다. 브레인 포그와 싸우며, 대화를 할 때 단어가 기억나지 않아 애를 먹거나 방에 들어갔을 때 왜 들어왔는지 잊어버리곤 했다. 지난 10년 동안 심한 불안과 우울증과 싸우면서 약물 치료와 마음 챙김, 이용 가능한 모든 대체 치료를 시도했지만 건강 문제의 근원에 다가서지 못한 것 같았다. 펠츠 박사의 책에서 얻은 정보는 내 의심을 확인해 주었다.

나는 운 좋게도 펠츠 박사와 일대일로 일할 기회를 얻었고, 그녀가 많은 시간을 들여 가르쳐준 내용이 이 책에 들어 있다. 나는 이 내용들을 사춘기 때부터 여성들에게 가르쳐야 한다고 믿지만, 실제로는 그렇지 않다. 이제 우리 스스로를 다시 돌보고, 건강에 관해서는 외부의 그 무엇이나 누구의 지배를 받지 않도록 하는 지식을 우리의 마음과 정신에 채워야 할 때다.

이 책을 읽으면서 여러분이 무엇을 하게 될지 궁금한가. 여러분은 자신의 놀라운 여성적 몸의 치유력을 발견하게 될 것이다. 가장 본능적이고 원초적인 곳, 바로 여러분의 몸과 영혼으로부터 치유, 기쁨, 창조의 힘을 끌어내는 모든 도구를 배우게 될 것이다.

펠츠 박사를 만나기 전까지는 내 몸이 스스로 치유할 수 있는 힘을 진정으로 믿었는지 모르겠다. 하지만 이제는 믿는다. 어떤 어려움이 있더라도 치유는 가능하다는 것을 알아주길 바란다. 다만 치유는 하룻밤 사이에 일어나지 않는다. 여러분은 지금 용감하게 시작하고 있는 것처럼, 자신을 교육하고 고유의 몸에 대한 사랑, 존중, 헌신이 필요하

여자 × 단식

지만, 나는 여러분을 믿고 있으며, 펠츠 박사도 의심의 여지없이 여러분을 믿고 있다.

내가 바라는 것은 이 책을 읽는 모든 여성이 우리의 원초적 본성을 돌보는 방법을 배우는 것이야말로 자유로 가는 길이며, 우리가 여성으로서 지상에 천국을 가져오는 길이라는 것을 깨닫는 것이다.

여성이여,
그대는 곧 자연이며,
자연과 함께 생명을 창조하고
그 리듬에 따라 살아간다.

그대는 신성하다.
가장 밝은 빛 속에서도,
그리고 어둠이 깊어질 때에도.

그대의 가장 큰 힘은
자신의 리듬에 몸을 맡기고,
본성과 맞서는 싸움을 멈추는 데 있다.
결국 어머니 자연은 항상 승리하기 때문이다.

리앤 라임스(LeAnn Rimes)
그래미 수상 가수이자 작곡가, 진리의 탐구자, 신비주의자
그리고 전반적으로 멋진 사람

여자의 단식은 달라야 한다!

우리에게는 그 어느 때보다 새로운 건강 패러다임이 필요하다.

지난 몇십 년 동안 알츠하이머병, 암, 당뇨병, 난임, 심혈관 질환, 자가 면역 질환, 기분 장애 그리고 만성 통증과 같은 질환이 급증하고 있다. 가장 마음 아픈 점은 이러한 질환이 많은 여성에게 일어나고 있지만 여성 호르몬을 고려하지 않은 획일적인 해결책을 제시받고 있다는 사실이다. 그 때문에 여성들은 이해받지 못한 채, 답을 찾지 못한 채, 무엇보다 여전히 병든 채로 남겨지고 있다.

나는 이 상황을 너무나 잘 안다. 왜냐하면 나도 그런 여성 중 한 사람이었기 때문이다. 나는 19세 때 일상적인 간단한 일조차도 불가능할 정도로 무자비한 피로에 시달렸다. 또래들은 진로에 대해 고민할 때 나는 침대에서 일어날 에너지를 찾기 위해 고군분투해야 했다. 의사는 나에게 만성 피로 증후군이라는 진단을 내린 뒤 쇠약한 상태에서 회복하는 데 몇 년이 걸릴 것이고, 학교를 중퇴하고 실험적인 약물에 의존하며 몸이 스스로 치유되길 바라는 수밖에 없다고 했다. 당시 나는 장학금을 받고 있는 운동선수였고, 코치들은 테니스 코트로 돌아가도록 나를 몰아붙이고 있는 상황이었기에 스스로 치유되기를 기다릴 시간이 없었다.

우리 모두는 인생이 영원히 바뀐 순간을 되돌아보게 되는 때가 있다. 내게는 만성 피로 증후군을 진단받던 그날이 그런 순간 중 하나다. 수많은 여성들이 의사로부터 절망적인 진단을 받았을 때처럼, 나도 그 말을 믿기 어려웠다. 하지만 내 안의 목소리는 계속해서 다른 길이 있다고 말했다. 어떻게 내 몸이 20세에 망가지기 시작할 수 있단 말인가? 최고의 만성 피로 전문의조차 나를 도울 수 없다면 나는 어떻게 이 상황을 극복할 수 있을까? 그 어두운 순간은 오늘날 내가 실천하고 있는 중요한 교훈 하나를 가르쳐주었다. 건강이 무너질 때, 단 한 사람이라도 나를 믿고 희망을 주는 사람이 필요하다는 것이다. 운 좋게도 그날 그 사람은 내 엄마였다.

엄마는 나를 더 자연적인 접근 방식으로 치유하는 홀리스틱 의사에게 데려갔다. 1989년에 이런 의사를 찾는 것은 거의 불가능했지만 수소문 끝에 찾은 그 의사의 첫 번째 권장 사항은 내 식단을 바꾸라는 것이었다. 그는 모든 음식이 동등하게 만들어진 것이 아니라 어떤 음식은 건강을 증진시키고, 어떤 음식은 건강을 해친다고 설명했다. 나는 나를 해치고 있는 음식을 먹고 있었다. 그는 즉시 나의 식단을 현재의 키토제닉 다이어트와 비슷한 식단으로 전환시켰다.

식단을 바꾼 지 3주가 지나자 내 몸이 극적으로 변하는 것을 느낄 수 있었다. 에너지가 돌아오는 것뿐만 아니라 내 뇌는 더 명확해졌고, 체중은 쉽게 줄어들었으며, 몇 달 동안 짙게 깔렸던 우울한 기분이 사라졌다. 마치 누군가가 나에게 기적의 치료법을 준 것처럼 느껴졌지만, 내가 한 일은 단지 먹는 것을 바꾼 것뿐이었다.

내 몸이 왜 이렇게 식단 변화에 잘 반응했을까? 단순히 음식을 바꾸는 것만으로 어떤 치유의 힘이 발휘된 걸까? 그리고 왜 두 의사는 내 건강을 되찾는 길에 대해 전혀 다른 해결책을 제시했을까? 무엇보다 새로운 식단에 빠르게 반응해 변화한 내 몸이 경이로웠다. 또한 내 몸이 음식의 힘을 통해 무엇을 더 이룰 수 있는지에 대한 끝없는 갈망을 불러일으켰다. 동시에 많은 사람들이 우리 몸의 치유 능력에 음식이 미치는 영향을 알지 못한 채 나와 비슷한 진단을 받고 암담해하고 있다는 생각이 들었다. 이 경험은 음식과 같이 단순한 것이 건강에 미치는 영향을 다른 사람들이 깨닫도록 돕고자 하는 열망을 나에게 불러일으켰다.

그 이후로 나는 인기 있는 다이어트 방법들을 연구하고 시험해 왔다. 새로운 다이어트 트렌드가 무엇이든 테스트해 보았다. 또한 지난 25년 동안 수천 명의 환자와 함께 그들이 먹는 것과 먹는 시간이 건강에 얼마나 중요한 영향을 미치는지 발견하도록 도왔다. 이 모든 연구를 통해 알게 된 것은 그 어느 때보다도 사람들이 잘못된 음식 선택으로 인해 고통받고 있다는 것이다. 최근 질병통제예방센터CDC는 미국인의 60%가 하나 이상의 만성 질환을 가지고 있고, 40%가 두 개 이상의 질환을 가지고 있으며, 우리가 건강 관리에 지출하는 수조 달러의 90%가 이러한 만성 질환을 치료하는 데 쓰이고 있다고 발표했다. 왜 우리는 이렇게 병들었을까? 지난 30년 동안 우리를 만성 질환과의 충돌 코스로 몰아넣은 것은 무엇일까? 많은 만성 질환의 근본 원인을 살펴보면 공통점이 있다. 바로 나쁜 대사이다.

대사 건강은 약물 없이 혈당, 혈압, 콜레스테롤을 제대로 조절할 수 있는 능력을 가리키는 용어다. 따라서 나쁜 대사 건강은 만성 질환을 초래할 뿐만 아니라 면역 체계를 약화시키기도 한다. 그런데 놀라운 점은 이 상태를 정상으로 받아들이는 문화가 팽배하다는 것이다. 대사 건강이 나빠지고 있다는 것을 알려주는 많은 징후들은 종종 의사에 의해 '노화', '유전적' 혹은 '불가피한' 것으로 간주된다. 대사 건강이 나빠지고 있는 사람들의 징후는 분명하다. 높은 수준의 혈당, 트리글리세라이드, 저밀도 지단백LDL 콜레스테롤, 혈압 또는 늘어나는 허리둘레는 모두 당신의 대사가 고군분투하고 있음을 나타낸다.

대사가 실패하고 있다는 고전적인 신호 중 하나는 음식을 먹지 않고는 견딜 수 없는 능력이다. 이것은 저혈당증으로 알려져 있지만, 당신의 몸이 건강하다면 음식이 없는 상태에서도 에너지를 제공하고 정신을 맑게 해주며 다음 식사 때까지 버틸 수 있도록 하는 비축 에너지 시스템을 가지고 있다. 만약 네 시간이 넘도록 음식을 먹지 못하고 있다면 대사 조정이 필요할 때이다.

2018년, 노스캐롤라이나 대학교 채플힐 캠퍼스는 미국인의 12%만이 대사적으로 건강하다는 연구 결과를 발표했다. 이는 미국인만의 문제가 아니다. 현재 전 세계적으로 8억 명 이상이 비만을 앓고 있다. 《영국 의학 저널》에 따르면, 많은 나라에서 비만은 이제 흡연보다 더 많은 사람들을 죽이고 있다.[1]

더욱 충격적인 것은 비만 인구에서 가장 빠르게 증가하는 부문이 어린이라는 점이다. 어린이 비만은 향후 10년 동안 60% 증가하여 2030년까지 2억 5천만 명에 이를 것으로 예측된다. 이에 따른 의료 비용은 2025년까지 1조 달러를 초과할 전망이다. 유수한 의학 저널인 《란셋 The Lancet》 등은 대사 질환이 코로나19 팬데믹의 악화된 결과와 강한 상관관계를 보이기 때문에, 대사 건강이 포스트 팬데믹 시대의 글로벌 최우선 과제가 되어야 한다고까지 주장하고 있다.[2] 그러나 비만과 같은 대사 문제를 예방하고 치료하려는 노력은 분명히 충분하지 않다. 대사 문제에 대한 접근 방식에는 변화가 필요하다. 대사 건강의 악화는 단순히 체중계 숫자나 검사 수치만의 문제가 아니다, 그것은 위기에 처한 한 사람의 문제이다. 각 개인의 건강 위기는 그 사람만이 아니라 그 가족, 지역 사회, 그리고 팬데믹이 우리에게 가르쳐준 대로, 전 세계에 영향을 미친다. 우리는 모두 이 대사적 혼란 속에 함께 있다.

그러나 우리의 대사적 상황이 암울할지라도 분명한 해결책이 있다. 그것은 시간이 걸리지 않고 돈이 들지 않는 길이다. 과학적이며 누구나, 어디서나, 언제든지 할 수 있다. 그 도구는 단식이다. 단식의 기술은 새로운 건강 개념이 아니지만, 최근 몇 년 동안 사람들은 단식이 건강을 되찾는 가장 빠른 길임을 발견했다. 나는 영양을 통해 환자들의 건강을 개선하기 위해 노력하는 과정에서 단식의 효능을 입증하는 여러 연구를 발견했다. 단식 상태에서 우리의 몸이 어떻게 치유되는지에 대한 과학에 매료되어 모든 환자의 치료 계획에 단식을 포함시켰고, 그 결과는 놀라웠다. 식사 시간만 조금 조정해도 몸은 빠르게 치유되었다. 나는 이렇게 생각했다. '만약 단식이 내 환자들에게 이렇게 강력하다면, 모든 사람에게 적용할 수 있는 것이 아닐까?'

내가 25년 동안 실천해 오면서 일관되게 목격한 것은 사람들이 건강을 회복하려고 할 때 마주하는 가장 큰 장애물 중 두 가지는 시간과 비용이라는 것이다. 단식은 이 두 가지를 해결해 준다.

권위 있는 과학 저널인《뉴 잉글랜드 저널 오브 메디신》,《셀 메타볼리즘》,《네이처》,《영국 의학 저널》등은 단식이 왜 그렇게 효과적인지에 대한 새로운 증거를 꾸준히 발표하고 있다. 이 논문들은 단식이 체중 감량과 고혈압에서 인슐린 저항성, 염증, 콜레스테롤 수치 저하에 이르기까지 대사 건강의 모든 측면에 어떻게 도움이 되는지를 보여준다. 또한 단식이 우리의 장내 미생물을 회복시키고, 치매와 알츠하이머병 같은 신경 퇴행성 질환을 개선하며, 약해진 면역 체계를 재부팅하고, 도파민, 세로토닌, GABA와 같은 행복 신경 전달 물질을 활성화한다는 과학적 증거도 있다.

이처럼 단식의 치유 효과에 대한 과학적 증거가 명백하지만, 여전히 큰 맹점이 하나 있다. 단식에 대한 획일적인 접근은 특히 여성에게는 효과가 없다는 점이다. 간헐적 단식을 생활화하는 사람들이 늘어나고 있지만, 해결되지 않은 중요한 세 가지 질문이 있다.

첫 번째 질문, 누가 얼마나 오랫동안 단식해야 하는가? 간헐적 단식은 일반적으로 13~15시간 동안 음식을 먹지 않는 것을 말한다. 그러나 많은 사람들은 16시간 단식 후 8시간 동안 음식을 먹는 16:8 단식을 연구하고 있다. 한편 가장 유명한 단식 연구 중 하나는 3일 단식이 전암 세포를 죽이고 전체 면역 체계를 재부팅할 수 있음을 보여주었다. 이러한 과학적 기사가 더 주류가 되고 단식이 더 인기를 끌면서 얼마나 오래 단식해야 하는지, 매일 단식해야 하는지, 제대로 단식하고 있는지에 대해 많은 의견이 나오고 있다. 단식으로 건강이 개선되기 시작하면 더 큰 효과를 볼 수 있지 않을까 하는 생각에 단식을 오래 지속하고픈 유혹에 빠질 수 있다. 그러나 긴 단식이 항상 더 나은 것일까? 이에 대한 명확한 답은 없다.

두 번째 질문, 단식과 함께 가장 잘 어울리는 음식은 무엇인가? 많은 사람들이 단식에 너무 빠져서 음식이 치유에도 중요하다는 사실을 잊어버린다. 그러나 단식과 포식의 리듬이 가장 큰 대사 변화를 만든다. 단식 전문가들은 주로 단식 시간 동안 일어나는 치유에 초점을 맞추고 있어, 단식 중 음식을 먹을 때 치유의 중요성에 대해 어두운 상태에 있다. 이것은 많은 사람들이 여전히 화학 물질, 설탕, 염증성 지방이 가득한 서구 표준 식단을 먹고 있기 때문에 도전이 된다. 모순적으로 들릴 수 있지만, 음식은 단식에서 제외되어서는 안 된다. 단식과 올바른 음식 섭취를 함께하면 기적이 일어난다. 특히 여성에게 그렇다.

여기서 세 번째이자 가장 중요한 질문이 나온다. 여성은 남성과 다르게 단식해야 하는가? 매우 중요한 질문이다. 왜냐하면 여성은 월경과 완경기의 호르몬 변화에 크게 영향을 받기 때문이다. 여성 호르몬(에스트로겐, 프로게스테론, 테스토스테론)의 복잡성은 스트레스, 운동, 음식 그리고 단식 중에도 발생할 수 있는 코르티솔과 인슐린의 스파이크를 주의 깊게 관찰해야 한다는 것을 의미한다. 단식을 통해 대사 스위치를 전환할 때 호르몬과 조화를 이루어야 한다. 남성도 호르몬적으로 영향을 받지만, 남성의 호르몬은 이러한 스파이크에 대해 덜 민감하다. 여성이 단식의 모든 건강상의 이점을 실현하려면 자신의 호르몬 주기에 따라 언제, 어떻게 대사 스위치를 전환할지를 알아야 한다.

그러나 건강 관리의 많은 측면에서처럼 여성은 종종 대화에서 제외된다. 여러 단식 책들이 획일적인 단식 접근법을 가르치고 있어 여성들이 더 많은 질문을 하게 된다. 팟캐스트, 소셜 미디어 게시물, 블로그는 여성이 다르게 단식해야 한다고 말하고 있지만, 실제로 여성이 어떻게 다르게 단식해야 하는지 가르치는 곳은 거의 없다. 이것은 큰 도전을 제시한다.

만약 여성이 단식 생활에 뛰어들기로 결심하고 그 단식을 월경 주기에 맞추지 않는다면 탈모, 발진, 불안, 월경 주기 결손, 갑상샘 문제, 수면 장애와 같은 부작용이 나타날 수 있다. 이는 여성이 자신의 독특한 몸에 맞게 단식을 배우면 모두 피할 수 있는 증상들이다. 제대로 하면 단식은 여성이 겪고 있는 많은 조건을 해결할 수 있다. 완경기 여성도 마찬가지다. 이들의 단식 생활은 어떻게 해야 할까? 호르몬 문제에 대한 단식 답변을 찾고 있는 여성들의 리스트는 길다. 다낭성 난소 증후군PCOS을 앓는 여성, 루프 등의 자궁 내 피임 장치IUD를 사용하는 여성, 난임으로 고생하는 수십만 명의 여성 모두 자신에게 맞는 단식을 조정해야 한다. 이들은 안내할 자원이 필요하다.

이를 돕기 위해 나는 유튜브 채널을 개설하고 단식의 복잡성과 호르몬 필요에 맞춘 단식 생활의 타이밍을 가르치기 시작했다. 여섯 가지 다른 단식 스타일(길이는 13시간에서 72시간까지 다양함)과 두 가지 음식 프로그램('키토바이오틱 음식'과 '호르몬 포식 음식')을 여성이 월경 주기에 맞출 수 있도록 설계했다. 또한 여성이 자신의 월경 주기에 맞추어 올바른 단식 기간과 식이 방법을 선택할 수 있는 '단식 주기'를 만들었다. 그리고 월경이 있는 여성뿐만 아니라 완경기 여성이나 생리 흐름이 거의 없는 피임약을 사용하는 여성들을 위해서도, 그들의 호르몬 균형을 맞추면서 대사 건강을 개선하기 위해 단식 기간과 음식 선택을 다변화하는 30일 단식 리셋 프로그램을 단계별로 만들었다.

이 책은 세 부분으로 구성되어 있다. 첫 번째 부분은 단식과 대사 전환의 과학에 관한 것이다. 단식의 이유를 아는 것은 성공의 열쇠다. 첫 번째 부분에서는 호르몬이 어떻게 작동하는지에 대해 간단히 설명한다. 이것은 당신이 13세 때 배워야 했던 내용이며, 이제 그것을 당신에게 전달하게 되어 기쁘다. 단식의 과학과 당신의 호르몬의 마법을 결합하는 것은 단식의 성공을 위해 매우 중요하다.

두 번째 부분에서는 대사적으로 절대 길을 잃지 않도록 하는 음식 원칙에 대해 깊이 탐구한다. 영양학적으로 복잡할 수 있지만, 최대한 단순화하여 설명하겠다. 이 부분에서는 또한 두 가지 먹는 스타일(키토바이오틱과 호르몬 포식)을 소개하고, 이를 단식과 융합시키는 방법도 배울 것이다. 또한 단식 주기를 사용하여 다양한 길이의 단식을 월경 주기에 맞추는 방법도 배운다.

마지막으로 세 번째 부분에서는 삶에 맞춰 단식을 실천하는 방법, 특정 조건을 극복하려 할 때 사용할 수 있는 프로토콜, 단식을 더 쉽게 만드는 방법 등을 배울 것이다. 내가 가장 좋아하는 개념 중 하나인 단식을 끝내는 방법도 이 섹션에서 설명하고 있다. 단식 여행의 어느 지점에 있든, 여기에서 당신의 건강을 개선하는 데 도움이 될 자원을 찾을 수 있을 것이라 확신한다.

내가 그랬듯이, 이 책이 당신이 단식을 배우고 건강을 되찾는 길을 밝히는 등대가 되기를 바란다. 이 책은 정확히 어떻게 그 일을 할 수 있는지를 가르쳐줄 것이다. 나는 단식이 우리 각자에게 제공하는 약속을 여러분과 공유하게 되어 기쁘다.

민디 펠츠(Mindy H. Pelz)
팟캐스트 〈리세터 팟캐스트(The Resetter Podcast)〉의 진행자. 베스트셀러『갱년기 리셋(The Menopause Reset)』,『리셋 펙터(The Reset Factor)』의 저자.

It's not your fault

2019년 발간된 나의 첫 책 『기적의 식단』의 원래 제목은 '다이어트의 실패는 당신 잘못이 아니다'였다. 당시 나는 이 제목으로 저탄고지 관련 강의를 하곤 했다. 강의용 슬라이드의 첫 장에는 맷 데이먼과 로빈 윌리엄스가 주연한 〈굿 윌 헌팅〉의 한 장면에 'It's not your fault'라는 글귀를 적었다. 비만과 20년 이상 고된 싸움을 하면서 정말 듣고 싶었던 말이고, 나와 같은 고통을 받고 있는 이들에게 위로의 말을 건네고 싶었기 때문이다.

다이어트와의 전쟁, 그 긴 기간 동안 나는 실패를 반복했고 "다이어트한다더니 더 살쪘네"라는 말을 숱하게 들었다. 죽을힘을 다해도 살이 빠지지 않아 속이 상했지만 사실 다이어트 실패보다 주변 사람들의 그런 말들이 나를 더 힘들게 했다. 학생 때는 살이 쪄 불룩한 내 배를 여자 동기생이 귀엽다면서 꼬집은 적도 있다. 그 친구는 그저 가벼운 장난을 친 것이겠지만 나에게는 오랫동안 상처로 남았다.

그래서 저탄고지 다이어트로 20킬로그램 이상을 감량한 뒤 저탄고지 가디언으로 활동하며 낸 내 첫 책의 제목을 〈굿 윌 헌팅〉에서 로빈 윌리엄스가 맷 데이먼을 위로하며 해주었던 그 말로 하고 싶었다. 물론 그 제목은 주제가 선명하게 전달되지 않는다며 출판사에서 단박에 거절했고 『기적의 식단』이라는 다소 거창한 제목으로 출간되었다. 그리고 내가 원했던 제목은 책 속 한 챕터의 제목으로 들어갔다. 그런데 『여자 단식』의 첫 장을 폈을 때 나온 제목이 바로 'It's not your fault(대사 증후군은 당신의 잘못이 아니다)'였다. 지금도 얼마나 많은 여성이 다이어트에 매진하고, 스트레스 받고, 다이어트 실패를 자신의 탓으로 돌리고 있을까? 그래서 이 문구가 너무나도 반가웠다.

2016년 방영된 MBC 〈지방의 누명〉 이후 8년 가까이 지난 지금, 저탄고지(키토제닉 다이어트)와 간헐적 단식은 누구에게나 물어봐도 알 만큼 당연한 건강 상식이 되었고 체중 감량을 넘어 건강을 위한 식단으로 자리 잡았다. 그러나 매년 홍수처럼 쏟아지는 다이어트 관련 책, 영상 콘텐츠, 커뮤니티의 글들에도 불구하고 아직도 나에게 맞는 식단을 제대로 실천하는 것을 어려워하는 사람들이 너무나 많다. 특히 여성은 남성에 비해 압도적으로 이런 어려움을 많이 겪는다.

종종 여성분이 자신의 남자 친구나 남편을 데리고 와서 식단 가이드를 해달라고 떠미는 경우가 많은데, 한 달이 지난 후에 보면 남성분들은 좋은 결과에 신이 난 반면에 정작 식단을 추천한 여성은 내게 "그런데 저는 살도 안 빠지고, 컨디션도 안 좋고, 지표도 좋지 않은데 어떻게 해야 할까요?" 하고 속삭이듯 묻기 일쑤다. 어찌 보면 당연한 현상이다. 여성은 남성보다 호르몬의 체계가 복잡하기 때문에 저탄고지나 단식을 할 때 항상 복병을 만나기 마련이다. 그러다 보니 커뮤니티에는 '난 저탄고지가 안 맞는 몸이에요', '여자는 단식을 하면 안 돼요'라는 하소연식 여론이 생기기도 한다.

100인 100키토라는 말을 들어본 적이 있는가? 건강에 관한 한 일률적인 접근법은 존재하지 않는다는 뜻이다. 단식은 특히 더 그렇다. 게다가 생명을 잉태하도록 설계되어 있는 여성의 몸은 더욱 섬세하고 복잡하니 여성의 단식은 남성의 단식과 그 방법에서 다를 수밖에 없지 않겠는가.

물론 임신 중인 여성, 갑상샘 기능 저하증 환자, 폭식 성향을 가진 경우라면 단식은 좋은 선택이 아닐 수 있으며, 단식을 하더라도 매우 주의해야 한다. 그러나 대부분의 여성에게 단식은 환경 호르몬 등으로부터의 해독 및 호르몬 균형, 면역 증강의 면에서 큰 도움을 준다. 주의해야 할 점은 자신의 몸 상태를 잘 살펴보고 무리가 되지 않는 단식 방법을 선택해야 한다는 것이다.

펠츠 박사는 수천 명의 여성을 상담하며 문제를 함께 해결해 왔다. 이 경험을 바탕으로 집필한 이 책에서는 여성의 생애 각 단계마다 겪는 호르몬 변화에 맞춰 호르몬 균형을 찾고, 건강한 대사를 유지하며 체중 감량을 도울 수 있는 단식 전략을 제시하고 있다. 또한, 이를 도울 실용적인 정보와 다양한 레시피까지 친절하게 담고 있다. 『여자×

단식』은 여성의 여성에 의한 여성을 위한 훌륭한 건강서이다.

저탄고지 식단, 간헐적 단식을 이미 실천하고 있지만 노력에 비해 만족할 만한 효과를 보지 못했거나, 잘못된 생활 습관으로 몸이 나빠지는 것을 느끼고 있다면, 온갖 방법으로 다이어트를 했지만 요요 현상만 반복하고 있다면, 심각한 갱년기 증상으로 몸이 예전과 같지 않다고 느낀다면, 당신은 지금 단식을 시작할 타이밍이다. 『여자×단식』으로 자신에게 맞는 단식 라이프스타일을 설계해 보자.

이영훈

베스트셀러 『기적의 식단』 저자, 이영안과 원장, 네이버 〈저탄수화물 고지방 라이프스타일〉 카페 운영자.

덧붙임〉 저탄고지나 단식 관련 건강 서적을 보면 전반적으로 비슷한 내용을 담고 있지만, 어떤 책에서는 먹으면 안 된다고 하는 식품을 다른 책에서는 도움이 된다고 하는 등 세부 사항에서 혼란을 주는 정보도 종종 있다. 사실 음식은 절대적인 선이나 절대적인 악이 아니다. 예를 들어, 백미 보다 잡곡이 건강에 좋다고 알려져 있지만, 소화력이 좋지 않은 사람에게 잡곡은 오히려 위 건강의 악화 요인이 될 수 있다. 따라서 '이것을 먹어라, 먹지 말라'와 같은 구체적인 지침에 대해서는 자신의 몸 상태를 먼저 잘 인지하고 신중하게 판단해야 한다. 그 음식들이 언제 건강에 도움을 주는지, 그리고 어떤 경우에는 왜 도움이 안 되는지를 이해한 후 스스로 적용하고 판단해야 한다는 것이다.
자신의 상태를 고려하지 않고 무조건 따라 하다가 오히려 건강을 해치는 시행착오를 겪지 않기를 바란다. 어떤 건강서든 그 내용을 자신의 건강 상태에 맞게 취사선택하는 것이 중요하다.

2부 내 몸 살리는 단식의 기술

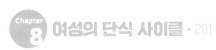
3부 내 몸 살리는 30일 단식 리셋

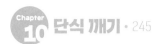

부록

1부

내 몸 살리는
단식의 효과

Chapter 1

대사 증후군은
당신 잘못이 아니다

우리의 몸은 완벽에 가까운 기계와 같다. 30조 개 이상의 세포가 한 팀으로 뭉쳐 일사불란하게 작동하고 있으니 말이다. 하나하나의 세포는 마치 작은 공장처럼 포도당으로 대사를 하고, 지방을 태우고, 항산화 효소를 만들어 에너지를 생산해 낸다.

이들 세포는 언제 에너지를 높여 몸이 일하게 만들지, 언제 에너지를 낮춰 쉬게 할지를 알고 있다. 식사 때가 되면 우리 몸은 섭취한 음식의 영양소를 이용해 우리가 최상의 상태를 유지할 수 있도록 맡은 바 임무를 계획대로 해낸다. 만약 어떤 이유로 식사를 하지 못하는 상황이 되면 우리 몸은 대체 에너지원을 통해 생활하는 데 필요한 에너지를 만들어내고 정신 또한 또렷하게 유지시킨다.

세포 외부의 수용체는 혈액 속 호르몬을 감지해서 필요한 호르몬을 유입한다. 그들은 우리의 물리·화학·감정적 변화에도 효과적으로 반응해 적응하곤 한다. 정말 놀랍지 않은가?

하지만 그들은 당신의 도움이 필요하다. 우리의 몸이 기계처럼 원활하게 작동하려면 지방, 아미노산, 미네랄 같은 특정 영양소가 반드시 필요하다. 이런 영양소를 섭취하지 않으면 우리의 몸은 제대로 기능을 할 수 없다. 유행하는 여러 다이어트 방법을 시도하는데도 늘 실패하는 이유가 바로 여기에 있다. 빠른 결과를 원하는 대부분의 다이어트 방법들은 우리 몸의 작동 원리를 무시한 탓에 지속적인 다이어트 효과를 얻지 못할 뿐만 아니라, 노화를 촉진하고 만성 질환을 불러오는 등 수많은 건강 문제를 일으킨다.

그래서 이 장에서는 그동안 우리를 잘못된 길로 인도했던 다섯 가지 다이어트 실패 요인The Failed Five에 대해 얘기해 보려고 한다. 다섯 가지 요인은 ▲ 칼로리 제한 ▲ 질 나쁜 음식 섭취 ▲ 지속적인 코르티솔 증가 ▲ 독성 부하 증가 ▲ 천편일률적 접근법이다. 이 요인들의 문제점을 이해한다면 그동안 우리가 왜 건강을 걱정하면서 감정의 롤러코스터를 타야만 했는지도 쉽게 알 수 있게 될 것이다.

대부분의 다이어트 방법들은 몸에 대한 통제력을 잃게 만들어 좌절, 회의, 자기 불신에 빠지게 한다. 그러니 이제는 이처럼 무분별한 다이어트에서 벗어나야 한다. 그동안의 그릇된 다이어트에서 벗어나 우리의 몸이 어떻게 설계되었는지 이해하고, 더 나아가 이 경이로운 여성의 몸에 필요한 건강의 패러다임을 받아들여야만 성공할 수 있다.

구체적인 이야기를 하기에 앞서 자신을 존중하는 시간을 가져보길

여자×단식

바란다. 최근 유행하는 다이어트 방법으로 감량에 성공했다는 친구의 말에 그 방법을 따라 했지만 실패했다는 사람이 있을 것이고, 건강에 위기를 느껴 병원을 찾았다가 BMI $^{Body\ Mass\ Index}$(체질량 지수) 검사 결과 체중을 줄여야 한다는 말에 얼굴이 뜨거워진 사람도 있을 것이다. 한결같은 원칙만 강요할 뿐 효과는 없는 다이어트 방법들을 시도하다 진이 빠진 사람도 있을 것이고, 건강을 위해 헬스클럽에서 많은 시간을 보내고도 별다른 효과를 보지 못해 회의감에 빠진 사람도 있을 것이다. 이제는 이런 의미 없는 시도와 의심을 모두 내려놓아야 한다. 건강을 위한 당신의 각오와 여정에 전혀 도움이 되지 않으니 말이다.

미국 질병통제예방센터에 따르면 21세 이상 여성의 41퍼센트가 비만이며, 그중 45퍼센트는 고혈압이다. 두 명 중 한 명은 암에, 다섯 명 중 한 명은 알츠하이머병에 걸린다. 여덟 명 중 한 명은 갑상샘에 문제가 생긴다. 모든 자가 면역 질환의 80퍼센트는 여성에게서 발병한다.[1]

여성들이 질병으로 고통받고 있다. 이들은 우리의 자매이자 어머니이고 할머니이며, 이모이자 고모이고 친구이며, 동료이고 상사이며 사회의 지도자들이다. 우리에게는 우리 자신은 물론이고 가족과 공동체를 돌봐야 할 의무가 있다. 세상은 건강한 여성을 원하지만 우리는 때론 의료진으로부터 이해받지 못하고 있다는 느낌을 받기도 하고, 건강상의 문제로 애를 먹으면서 건강을 되찾을 방법들을 찾아 헤매기도 한다.

치유는 우리가 과거의 우리 자신을 용서할 수 있을 때 비로소 시작된다. 그동안 다양한 다이어트를 시도하고도 성공하지 못한 것이 자신의 잘못 때문이 아님을 깨달아야 한다. 반복되는 실패, 당신에게 붙여진 병명, 잘못된 여정으로 생긴 부정적인 생각들을 내려놓자. 그러한 것들로부터 벗어나야만 비로소 새롭고 건강한 당신으로 재탄생할 수 있다.

<h1 style="text-align:center">다섯 가지 다이어트
실패 요인</h1>

우리는 어떤 이유로 체중 감량에 실패를 반복해 왔을까? 가장 중요한 실패 요인 다섯 가지를 알아보자.

칼로리 제한: 굶기

이제는 우리 머릿속에서 칼로리 제한이 마른 몸을 유지하게 할 것이라는 믿음을 영원히 삭제해야 한다. 지금껏 우리는 적게 먹고 운동을 많이 한다면 오랫동안 건강과 행복을 누릴 수 있다는 가르침을 받아왔다. 이러한 다이어트 접근법을 '섭취 칼로리 제한' 또는 '소모 칼로리 증가' 이론이라고 부르는데, 오히려 다이어트를 오랫동안 유지하기 가장 어려운 방법이다. 왜 그럴까?

우리 몸은 먹는 양을 줄이고 운동량을 늘릴 때마다 대사 설정값이 바뀐다. 대사 설정값이란 우리 몸이 선호하는 칼로리 범위 안에서 체중을 유지하는 지점을 말한다. 과거에는 유전적 조성이 이 설정값을 결정한다고 믿었기에 타고나길 운이 좋은 사람들은 설정값이 높고 그렇지 못한 사람들은 설정값이 낮다고 생각했다. 하지만 최근 들어 우리의 훈련 여하에 따라 설정값을 조정할 수 있음이 입증되어 과거의 이론이 틀렸다는 사실이 밝혀졌다.

새로운 이론에 따르면 먹는 양을 줄이고 운동량을 늘리면 대사 설정값은 떨어지게 된다. 그래서 저칼로리 다이어트가 실패하는 것이다. 대사 설정값이 낮아지면 먹는 것이 점점 더 부담된다. 그러다 어느 순간 많이 먹고 적게 움직이는 예전의 일상으로 되돌아가면 설정값을 넘겼기 때문에 전보다 훨씬 더 쉽게 살이 찐다. 미칠 노릇이다. 안타깝게도 여성들은 오랫동안 이러한 다이어트에 의존해 왔다. 이 방법으로 일시적 감량 효과를 보고는 더 큰 효과를 바라며 또다시 이런 방법에 매달리게 되는 것이다. 하지만 칼로리를 제한하는 방법은 대사를 떨어뜨림으로써 칼로리 소모에 맞선다. 결국 대사 설정값을 낮추기 때문에 체중 감량에 성공하기 극히 어렵다.

체중 감량을 목표로 하는 사람이 섭취 칼로리를 제한해야 한다는 고정 관념에서 벗어나기란 쉽지 않다. 그런 사람들을 위해 칼로리 제한 연구 가운데서도 가장 유명한 미네소타 기아 실험을 이야기해 보려 한다. 이 실험은 1960년대에 이루어졌지만, 지금까지도 장기간 칼로리 제한 상태일 때 일어나는 신체적, 정서적, 사회적 변화와 관련된 최고의 연구로 인정받고 있다.

13개월 동안 36명의 남성을 대상으로 진행된 이 연구는 참가자들에게 제공하는 음식량을 단계적으로 1,500칼로리까지 줄였다. 연구진은 저칼로리 식단을 실험하는 동안 실험 대상자들의 신체 및 정신 건강 측면에서 여러 극적인 변화를 감지할 수 있었다. 실험 참가자들은 일과에 집중할 수 없을 정도로 음식에 집착하였고 우울감, 불안감, 무기력증, 건강 염려증 등의 증상을 보였으며, 사람들과 어울리지 않기 시작했다. 당신이 실패했던 지난날의 다이어트와 비슷하지 않은가?

이 실험의 더 놀라운 결과는 실험 참가자들이 음식을 다시 접하게 됐을 때 일어났다. 참가자들은 실험할 때 겪은 정신적 문제에서 벗어나지 못했으며 감량 이전의 체중으로 빠르게 되돌아간 것을 넘어 오히려 체중이 10퍼센트나 늘었다. 미네소타 기아 실험은 칼로리 제한이 건강에 미치는 여러 가지 해악을 증명해 주었다.

질 나쁜 음식 섭취: 저지방, 정크 푸드

미국 정부는 40년 전 '지방과의 전쟁'을 선언했다. 지방이 심혈관 질환에 영향을 미친다는 우려 때문에 모든 종류의 지방, 특히 포화 지방과 콜레스테롤을 피하라는 권고를 내놓았다. 이 선언은 저지방 운동을 촉발시켰고 식품 업계는 이런 분위기에 편승해 '무지방Fat-Free' 식품을 개발해서 내놓았다. 하지만 식품에서 지방을 제거하려면 극복해야 할 큰 난관이 있었으니 바로 맛이었다.

지방은 음식의 맛을 풍성하게 만들어주는 요인이다. 그래서 식품

업계는 제품에서 지방을 빼는 대신 설탕과 향미를 증진하는 화학 물질을 첨가하기 시작했다. 그리고 이로 인해 오히려 비만율이 치솟는 결과가 나타났다. 1960년대에는 미국인 가운데 비만 인구가 14퍼센트에도 못 미쳤지만, 현재 그 수치는 40퍼센트에 육박한다. 또 2030년이면 미국 인구 중 50퍼센트가 비만일 것이라는 예측까지 나오는 실정이다. 그러니 장을 볼 때 '저지방' 라벨이 붙어 있다면 안심할 것이 아니라 재빨리 선반에 되돌려 놓아야 한다. '저지방'이란 빠르게 체중을 늘리는 두 물질, 즉 설탕과 독성 성분이 잔뜩 들어 있다는 말과 같기 때문이다.

유행하고 있는 저지방 제품들이 오히려 체중 증량을 야기하는 이유는 무엇일까? 아이러니하게도 현재 유행하는 다이어트에서 이용되는 초가공식품들이 인슐린 저항성을 유발한다는 연구 결과가 속속 발표되고 있다. 최근 너무 많은 사람이 비만과 당뇨병으로 고생하게 되자 언론에서도 '인슐린 저항성Insulin Resistance'이라는 용어를 예의 주시하기 시작했다. 인슐린 저항성이란 정확히 무엇일까?

인슐린 저항성은 인슐린이라는 호르몬이 포도당을 세포까지 운반하던 작업을 할 수 없는 상태를 말한다. 세포가 포도당을 연료로 사용할 수 없게 되면 우리 몸은 에너지 고갈 상태가 되고, 미처 사용하지 못한 포도당은 중성 지방으로 바뀌어 지방 세포에 저장된다. 이것이 비만, 고혈압, 고지혈증, 고혈당, 낮은 고밀도 콜레스테롤 수치 중 셋 이상의 증상이 나타나는 질병, 즉 대사 증후군의 근본 원인이다. (전체

미국인 중 대사 건강이 양호한 상태의 인구는 12퍼센트에 불과하다는 보고도 있다.)

인슐린이 어떻게 작용하는지 좀 더 자세히 알아보자. 인슐린은 당을 저장하는 역할을 하는 호르몬으로 식사할 때 섭취한 당을 세포까지 에스코트하기 위해 췌장에서 분비된다. 그래서 먹는 음식에 당이 많이 포함되어 있을수록 인슐린 또한 많이 분비된다.

인슐린이 세포에 지속적으로 유입되면 이 호르몬이 맡은 역할을 수행하도록 도움을 주는 인슐린 수용체도 압력을 받는다. 인슐린 수용체는 인슐린이 들어올 수 있도록 열려 있는 세포 외부의 대문인데, 이곳에 많은 인슐린이 몰린다면 교통 체증 상태처럼 대문 앞 정체도 점점 심해진다. 문제는 바로 이 순간부터다.

교통 체증이 심각해지면 세포는 인슐린의 말을 무시하고 반응도 하지 않는다. 배우자에게 집안일을 하라고 잔소리할 때와 상황이 비슷하다. 잔소리가 심해지면 심해질수록 상대는 오히려 당신 말에 귀를 닫아버리지 않나. 세포와 인슐린 사이에도 이와 비슷한 일이 일어난다고 보면 된다. 어느 순간부터 인슐린이 문을 두드려도 세포들이 문을 열어주지 않고 사용하지 못한 포도당이 지방으로 저장되는 것이다. 따라서 인슐린을 관리하지 못하는 다이어트는 결국 실패로 끝날 수밖에 없다.

코르티솔 증가: 스트레스 증가

코르티솔은 인슐린의 적이다. 스트레스를 받는 상황과 건강해지고자 노력하는 상황은 공존할 수 없기 때문이다. 코르티솔이 무엇이며 인슐린과 어떤 관계인지 자세히 알아보도록 하자.

코르티솔 수치가 상승하면 인슐린 수치도 함께 상승한다. 어떻게 이런 일이 일어나는 것일까? 이해하기 쉽도록 당신이 한 번쯤은 시도 했을지도 모르는 칼로리 제한 다이어트를 떠올려 보자.

칼로리 제한 다이어트는 스트레스를 유발해 코르티솔 수치를 상승 시킨다. 평소 섭취하던 칼로리를 갑자기 많이 줄이면 당연히 배가 고 프고 짜증도 날 테니 이 같은 새로운 불안 상태는 우리 뇌에 '투쟁-도 피 반응'을 일으킨다. 혈액 속에 코르티솔을 방출하는 것으로, 곧 위기 가 닥칠 것이라는 신호를 몸 곳곳에 보낸다고 생각하면 되겠다. 우리 몸은 이 위기 신호에 반응해 소화 작용을 중단하고, 지방 연소를 멈추 며, 혈당치를 올려 스트레스 상황에 대처할 태세를 갖춘다. 이렇게 혈 당치가 상승하면 인슐린 수치도 함께 상승하는데 그렇게 상승한 인 슐린 수치는 또다시 세포들을 압박하게 된다. 놀랍게도 이 모든 상황 이 입에 음식 한 조각 넣지 않고도 일어나는 것이니 미치고 팔짝 뛸 노 릇이다. 결국 반복적으로 코르티솔 수치가 오르는 상황은 다이어트에 방해만 될 뿐이다.

장기간 꾸준히 밀고 나가야만 하는 엄격한 다이어트 방법은 코르티 솔 수치를 장시간 높게 유지할 가능성이 있다. 이 코르티솔은 직장 상 사가 금요일 오후에 일을 몰아주거나 배우자와 말다툼을 할 때만 치 솟지 않는다. 칼로리를 상당히 제한해야 하는, 다시 말해 당신의 평소

생활 패턴과 다른 엄격한 다이어트를 시도할 때도 코르티솔 수치가 급등할 수 있다. 예를 들면 운동을 너무 과하게 할 때도 코르티솔 수치가 급등하며, 단식의 성과에 지나치게 집착해 단식을 연장하면 코르티솔이 지속적으로 분비된다.

다이어트에 끼치는 코르티솔의 결코 간과할 수 없는 영향력에 대해서는 각종 유행하는 다이어트법에서 좀처럼 알려주지 않는다. 모두가 알고 있지만, 그 누구도 먼저 이야기를 꺼내지 못하는 것이다. 지극히 확연한 문제인데도 다들 애써 외면하고 있다. 이 자리를 빌려 다시 말하려 한다. 지속적으로 스트레스 받는 상황과 건강은 결코 공존할 수 없다! 제아무리 유행하는 다이어트 방법일지라도 그 과정에서 코르티솔이 증가해 몸을 망친다면 당장 멈춰야 한다!

일상의 스트레스도 코르티솔 수치를 급등시키는데 우리는 이를 '쫓기는 여성의 생활 방식Rushing Woman's Life Style'이라 부른다. 리비 위버Libby Weaver 박사가 자신의 저서 『쫓기는 여성 증후군Rushing Woman's Syndrome』에서 처음 쓴 용어인데, 왜 '여성'을 강조한 것일까?

여성의 몸은 남성의 몸과 비교해 스트레스 변화에 훨씬 민감하게 반응한다. 여성의 몸은 애초부터 아이를 임신-출산하도록 설계되어 있는지라 과도한 스트레스를 받으면 대대적인 호르몬 폐쇄 작용이 일어난다. 쉽게 말해 스트레스가 밀려오면 여성의 뇌가 이를 위급 상황이라고 판단하고, 그 순간 모든 호르몬을 재편성해 위기에서 벗어날 준비를 하는 것이다. 이런 상황에서의 새로운 호르몬 배치란 성호르

여자 × 단식

몬 감소와 인슐린 증가를 의미한다. 여성의 몸에서 이런 스트레스 반응이 일어나면 평소 얼마나 건강한 식사를 하는지, 몇 시간 운동하는지, 건강을 위해 어떤 해독 프로그램에 참여하는지는 전혀 중요하지 않다. 스트레스는 그보다 강하기 때문에 그저 당신의 건강은 나빠질 뿐이다.

당신이 시도해 보았던 그 많은 다이어트 방법들은 코르티솔을 억제할 필요성을 애서 다루지 않았을 것이다. 하지만 당신이 일상에서 '쫓기는 여성의 생활 방식'을 유지하면서 다이어트를 시도한 적이 있다면, 앞서 언급한 스트레스 반응을 이미 경험했을 것이다.

독성 부하 증가: 환경 호로몬 & 식품 첨가물 증가

독소가 체중 증가에 미치는 효과가 어찌나 강력한지 오비소겐[1]이라는 이름의 새로운 지방 유도성 화학 물질 범주가 생겨났을 정도다. 이화학 물질이 유입되면 우리 몸은 분해 방법조차 알 수 없어 그저 지방 세포에 저장하고 본다. 거울 앞에 설 때마다 도무지 사라질 기미가 없는 살들이 눈에 띈다면 그 지방의 목적이 무엇인지 한번 생각해 보라. 지방은 단지 당신에게 스트레스를 주려고 그곳에 붙어 있는 것이 아니다. 우리 몸은 우리가 마구 먹어대는 음식 속 화학 물질을 분해하는 방법을 모르기 때문에 그 낯선 물질이 장기를 훼손하지 못하도록 지방 세

---

1. 오비소겐(Obe-sogen): 비만(obese)과 물질(-gen)'을 조합한 신조어.

포 속에 저장해 우리가 생존할 수 있게 할 뿐이다. 이것은 우리 몸에 장착된 뛰어난 안전 시스템인 셈이다.

그렇다면 어떤 화학 물질이 오비소겐으로 간주될까? 그 목록은 무척이나 길지만 가장 악명 높은 놈들을 꼽으라면 BPA, 프탈레이트, 아트라진, 오르가노틴, 퍼플루오로옥탄산 이 다섯 가지다.[2] 오비소겐 화학 물질들은 음식, 물, 미용 제품, 청소 제품, 조리 도구, 심지어 옷에서도 쉽게 찾을 수 있지만, 이 책의 주제가 주제인지라 주로 음식에 포함된 비만 유발 물질 위주로 설명할 예정이다.

음식에 포함된 비만 유발 물질에는 글루탐산 모노나트륨과 분리 대두 단백이 있다. 이 둘 모두 체중 감량을 위해 먹는 셰이크에서 흔히 찾아볼 수 있다. 앞서 인슐린이 과도하게 쇄도하면 세포로 들어가는 대문 앞에 정체가 일어난다고 했는데, 오비소겐도 그와 같은 작용을 한다. 호르몬이 세포 안에 들어가 제 기능을 해야 하는데 오비소겐이 호르몬 수용체 부위를 막아버리는 것이다. 이 두 비만 유발 물질은 갑상샘 호르몬에서 인슐린에 이르기까지 모든 호르몬이 세포 안으로 들어가는 과정을 극단적으로 둔화시켜 과도한 체중 증가, 피로 누적, 감정 기복을 야기한다. 이런 화학 물질들을 해독해야 체중 감량 저항, 갑상샘 문제, 자가 면역 질환을 비롯한 여러 건강상의 문제를 해결할 수

---

2. BPA: 플라스틱 제품 제작에 사용하는 화학 물질로, 비스페놀 A(Bisphenol A)라고도 부른다./프탈레이트(Phthalate): 플라스틱 제품을 만들 때 가소제로 사용하는 화학 물질/아트라진(Atrazine): 제초제의 한 종류/오르가노틴(Organotin): 살충제로 쓰는 화학 물질/퍼플루오로옥탄산(Perfluorooctanoic Acid): 테프론 프라이팬, 종이컵 등에 사용되는 환경 오염 물질.

여자 × 단식

있다.

새삼스럽지만 다이어트 식품 포장지에 표시된 성분표를 보면 화학 물질이 잔뜩 들어 있음을 알 수 있다. 그러니 '천연', '저칼로리', '키토 친화적' 같은 그럴듯한 말로 현혹하는 마케팅에 속지 말자. 그런 광고 라벨이 붙은 식품들은 오비소겐으로 채워졌을 가능성이 높다. 당신의 편의를 돕기 위해 7장에서 피해야 할 식재료 목록을 공유할 것이다.

천편일률적 접근법

모든 사람에게 효과가 있는 다이어트 방법이란 이 세상에 없다. 특히 여성의 경우에는 더욱더 그러하다. 여성들은 삶의 시기마다 호르몬 변화를 경험한다. 그래서 다이어트 방법 또한 그 흐름에 따라 달라져야만 한다. 우리 모두가 하나의 다이어트 방법만을 따라야 한다는 그 한결같은 믿음이 그 어떤 것보다 여성의 건강에 큰 해악을 끼쳐왔다. 이와 관련해 각각의 성호르몬이 필요로 하는 식이 방식이 각각 다르다는 점을 7장에서 자세히 설명할 것이다. 예를 들어 에스트로겐 호르몬은 저탄수화물 식단을 좋아하지만, 프로게스테론 호르몬은 탄수화물 부하를 조금 높게 유지하길 바란다. 호르몬의 변화에 따라 먹는 음식도 달라져야 한다는 뜻이다. 그런데 지금까지 호르몬 변화에 맞춘 다이어트 방법이 과연 있었던가?

생리 중인 여성들이 월경 주기와 상관없이 한 달 내내 같은 방식의 식사를 하는 대부분의 다이어트 방법들은 여성들이 겪는 호르몬 변화와 맞지 않는다. 여성 호르몬이 상대적으로 적게 분비되는 완경 여성이라면 그 나이에 맞는, 즉 호르몬 생성을 극대화할 수 있는 식단에 초점을 맞춘 다이어트 방법을 따라야 한다. 아마 지금껏 우리가 경험했던 다이어트 방법들은 이러한 변화를 무시한 채 천편일률적 접근법으로 구성되었을 가능성이 크다.

이런 문제를 인정할 때 비로소 음식을 대하는 보다 나은 길, 다시 말해 월경 주기에 기반을 둔 맞춤 식이 방식을 받아들일 수 있다. 사실 이러한 인식은 사춘기 시절부터 완경기를 거치는 동안 익혀야 할 내용이다. 오늘날 많은 여성이 겪고 있는 난임, 유방암, 다낭성 난소 증후군 등 호르몬으로 인한 문제들도 생활 방식을 월경 주기에 맞추면 완화할 수 있는 경우가 많기 때문이다.

이 새로운 패러다임에 발을 들여놓으려는 당신에게 강조하고 싶은 말이 있다. "천편일률적 접근법에는 우리를 파괴하는 또 다른 요인이 존재한다."라고. 그 요인은 바로 비교하는 습관이다. 여성들은 저마다가 가진 아름다운 건강의 길을 개척하려 하지 않고 다른 여성들의 다이어트 성과를 보며 자신도 그와 같이 될 수 있다는 생각에 빠지곤 한다. 타인의 가장 아름다운 순간과 자신을 비교하며 가치를 매기는 것이다. 이렇게 비교하는 마음은 다이어트를 실패하게 만드는 다섯 가지 방법만큼이나 우리 몸에 해롭다.

여성을 위한 단식법을 배우는 이 순간만큼은 여성이라는 공통점을 가지고 있되, 요구되는 생활 방식은 다르다는 점을 명심해야 한다. 친구가 새로운 다이어트 방법으로 감량에 성공한 사실에 자극받아 무조건 그 방법을 따라 하는 것은 스스로를 실패로 몰아넣는 행동이다. 모든 여성은 자신만의 호르몬 여정을 따라 걷고 있다. 건강하길 바란다면 자신의 호르몬이 내는 소리에 귀를 기울여 그에 맞는 다이어트 방법을 찾는 것부터 시작해야 한다. 지금까지의 다이어트는 당신의 세포에 전혀 유리한 방식이 아니었다. 이 책을 통해 건강을 회복하는 '나만의 길'이 존재한다는 믿음을 갖고 꾸준히 공부하길 바란다.

당신의 믿음이 의심으로 흔들릴 때마다 하나의 진실을 떠올리도록 하라. "나의 몸은 나에게 나쁜 일은 하지 않는다. 언제나 나를 위해 움직인다." 지금은 이 말이 공감되지 않을 수도 있지만, 머지않아 생활 방식을 호르몬 흐름에 동기화해 건강한 삶을 만드는 일이 얼마나 쉽고 즐거운지를 깨닫게 될 것이다. 설령 몸에 어떠한 증상이 나타나거나 질병이 쉽게 낫지 않는다면 이렇게 자문해 보라. "지금 내 몸은 나에게 무슨 말을 하고 싶은 걸까?" 건강에 문제가 생겼을 때 유전이나 의사, 다이어트 방법 또는 잘못된 약에 책임을 전가하는 것은 가장 손쉬운 대응이다. 하지만 외부의 문제를 탓해본들 나 자신은 조금도 건강해지지 않는다. 건강을 되찾고자 한다면 자신의 내부로 시선을 돌려야 한다.

단식의 마법은 내적 여정에서부터 시작한다. 단식의 과학을 설명하는 다음 장을 읽기 전에, 우리 몸은 스스로 치유하도록 설계되었다는 점을 기억하자. 앞으로 단식으로 활성화되는 자가 포식[3]과 같은 다양한 치유 체계가 이미 우리 몸에 프로그래밍되어 있다는 사실을 배우게 될 것이다. 단식과 음식 선택 과정에 당신만의 호르몬 변화를 결합하면 예전에는 상상조차 할 수 없던 수준의 건강한 몸을 얻을 수 있다.

내 유튜브 구독자인 사라가 바로 그 산증인이다. 의사들은 그녀에게 곧 당뇨병에 걸릴 것이며 체중 감량을 해야 하기 때문에 칼로리를 제한하고 설탕이 첨가되지 않은 저지방 식품을 선택해야 한다고 말했다. 그녀는 그 방법으로 체중을 줄이려고 몇 년을 노력했지만 어찌된 이유인지 점점 더 살이 찌는 상황에 처했다. 지금껏 그녀가 상담한 전문가들은 대부분 남성이었고, 그들은 단식이 여성 건강에 좋지 않다고 말해 왔다. 의사들의 공허한 대답에 좌절을 느낀 그녀는 유튜브로 눈을 돌려 대사 증후군을 검색하기 시작했다. 그렇게 대사 문제를 해결하고자 노력하던 사라는 우연히 단식을 설명하는 내 동영상을 발견했다.

당시 사라는 점점 더 살이 찌면서 무기력한 상황이었는데, 내 유튜브 동영상을 보고 기대에 부풀어 몇 번이고 반복해서 시청했다고 한다. 그녀는 단식의 개념을 더 깊이 알고 싶어졌고 충분한 조사와 공부 끝에 자신만의 단식 라이프스타일을 만들어 단식을 시작했다.

---

3. 자가 포식(autophagy): 불필요하거나 제 기능을 하지 못하는 요소를 제거하는 세포의 자연적이고 통제된 메커니즘. 이로써 세포 구성 요소가 질서 있게 분해되고 재활용될 수 있다. 이 자가 복구 과정은 세포가 유입되는 영양소의 감소를 감지하면서 시작된다. 17시간 단식 후에 일어나며 72시간의 단식에서 절정에 이른다.

여자 × 단식

그 결과 사라는 1년 만에 약 36킬로그램을 감량했을 뿐만 아니라 복용하던 약도 끊을 수 있었다. 그녀의 이러한 성취에 깊은 인상을 받은 담당 의사는 그 단식법이 어떤 것인지 자세히 알고 싶어 했고, 내 채널을 구독한 다음 단식 관련 연구에 뛰어들었다. 이후 그 의사는 여성 환자들에게 단식을 권하게 되었는데, 단식 방법을 배우려는 여성들에게 내 동영상 자료들을 알리고 추천했다. 그리고 얼마 지나지 않아 그 의사의 추천을 받은 다른 여성 환자들도 사라와 비슷한 결과를 얻기 시작했다.

이렇듯 여성인 당신에게는 상상을 초월하는 엄청난 힘이 있으며 당신은 그 엄청난 힘으로 새로운 가능성에 발을 들여놓을 수 있다. 이 여정은 당신에게 당장 실행할 수 있는 세 가지 변화를 요구한다.

첫 번째는 과거를 내려놓는 일이다. 그동안 실패한 다이어트 경험들은 모두 과거의 이야기일 뿐이니 자신을 용서하라. 두 번째는 앞으로 다시는 앞서 말한 다섯 가지 다이어트 실패 요인으로 인한 희생자가 되지 않겠다고 자신에게 다짐하는 일이며, 세 번째는 스스로 쟁취할 새로운 건강 비전을 마음에 새기는 일이다. 당신을 도울 아주 멋진 건강 패러다임을 받아들일 준비를 하길 바란다. 이 세 가지 변화와 더불어 당신을 새로운 길로 안내할 기회를 얻게 되어 정말 기쁘다. 자, 이제 시작해 보자.

Chapter 2

왜 단식을
해야 하나?

수십만 년 동안 우리 조상들은 음식을 찾아다니며 수렵·채집 활동으로 일생을 보냈다. 농경 문화가 존재하기 훨씬 전, 인간들은 의도치 않게 단식을 해야만 했다. 운이 좋아 음식을 찾아 먹었다고 해도 그보다 오랜 기간 단식할 수밖에 없었다. 단식과 섭식의 반복은 선사 시대 조상들이 사는 방식이었다. 많은 과학자에 따르면 이런 가혹한 진화 과정을 통해 인간의 새로운 유전자형, 즉 단식과 섭식 주기에 적응하는 데 필요한 세포 도구를 갖춘 유전자형이 만들어졌다. 이 '절약 유전자Thrifty Gene' 가설은 그러한 유전자 암호가 현 인류의 몸속에도 여전히 존재하고 있을 것으로 추정한다.[1]

그래서 절약 유전자 가설을 지지하는 사람들은 우리가 조상의 섭식-단식 반복 주기를 따르지 않으면 건강에 문제가 생기며, 이것이 비만과 당뇨병 환자가 급증하는 주요 원인이라고 믿는다. 단식 상태를 오래 유지하지 않은 채 식사를 이어가는 지금의 식습관이 자리 잡으면서 유전자 암호에 반하는 행동을 하고 있기 때문이다.

역사를 되돌아보면 인간이 단식 상황에서 어떻게 번성했는지 보여주는 여러 사례를 찾을 수 있다. 라마단 기간의 금식은 종교적 이유이긴 하지만 인간의 몸이 음식을 섭취하지 않는 긴 시간 동안에도 긍정적으로 적응한다는 사실을 증명했다. 실제로 단식과 관련된 탁월한 연구 중 일부는 이슬람 공동체에서 이루어졌다.

기원전 5세기에 현대 의학의 아버지인 히포크라테스가 주된 치유 도구로 단식을 이용했다는 증거도 있다. 질병이 신이 내린 벌이라고 믿었던 시절에 히포크라테스는 대담하게도 질병이 자연적으로 발생한다고 선언했으며, 환경적 요소와 식습관을 비롯한 생활 습관에 원인이 있다고 믿었다.

히포크라테스는 타고난 질병인 경우에도 우리 신체가 저항력을 강화하는 데 중점을 둔 치유 요법을 사용했으며, 그 치료법 중 하나가 현대의 간헐적 단식[1] 및 키토제닉 다이어트와 매우 흡사하다.

"반드시 공복에 운동을 해야 하고, 고기는 적은 양으로도 포만감을 느낄 수 있도록 지방이 많은 부위를 먹어야 하며, 하루에 한 끼만 먹어야 한다."

그는 이러한 치료법이 뇌전증(간질의 현 용어)에서부터 전염병을 이겨

---

1. 간헐적 단식: 13~15시간 동안 음식을 먹지 않고 지내는 것.

낼 저항력을 키우는 일까지, 모든 질병 치료의 해답이라고 생각했다.[2]

그런데 간헐적 단식이 정말 효과가 있을까? 단식은 여전히 우리 유전자 코드에 내장되어 있을까? 음식을 365일 24시간 쉽게 구할 수 있는 현대에도 단식은 진정 우리가 잊고 있던 치유의 핵심 도구일까? 현대 과학은 이 같은 질문에 "예스"라고 답하며 입증하고 있다.

이 장에서는 지금 시대에 단식을 바라보는 시선이 어떠한지, 단식의 치유 기전은 어떤 것인지, 단식 기간이 길어질수록 우리 여성들에게 수많은 긍정적인 영향을 주는 세포 내 치유 스위치가 더 많이 켜진다는 사실을 과학이 어떻게 밝혀내고 있는지 설명할 예정이다.

깊게 들어가기 전에 우선은 단식이 무슨 의미인지, 또 세포가 에너지를 얻어 우리 몸이 제 기능을 할 수 있도록 만드는 두 개의 연료 시스템, 즉 포도당과 지방 연소 시스템이란 무엇인지부터 이해하자.

첫 번째 연료 시스템인 '포도당 연소 에너지 시스템(탄수화물 대사)'은 우리가 음식을 먹었을 때 활성화된다. 음식을 먹으면 혈당이 올라간다. 세포는 포도당을 연료로 수천 가지 기능을 수행한다.

음식을 먹지 않으면 혈당은 떨어진다. 혈액 속 포도당이 서서히 감소하면 세포는 두 번째 연료 시스템인 '키토제닉 에너지 시스템(지방 대사)'으로 전환된다. 키토제닉 에너지 시스템은 '지방 연소 시스템'이라고도 한다. 하이브리드 자동차가 휘발유에서 전기로 연료를 바꾸는 것과 아주 흡사한 이런 전환 시점에 단식의 혜택이 시작된다.

사람마다 이 스위치는 조금씩 다르지만, 여러 연구에 따르면 지방 연소 시스템으로의 전환은 마지막으로 음식을 먹은 시간을 기점으로 8시간 뒤에 나타난다. 8시간 동안 음식을 먹지 않고 버텨본 적이 없다면 당신은 지방 연소 시스템의 치유력을 경험해 보지 못한 상태다.

의학 저널 〈뉴잉글랜드 저널 오브 메디슨〉은 2019년 12월 단식을 과학적으로 풀어낸 종합적인 분석 하나를 발표했다.[3] 이 논문의 저자들은 85개 이상의 연구를 검토한 뒤 비만, 당뇨, 심혈관 질환, 신경 변성 질환, 암 치료의 제1선에서 간헐적 단식법을 활용해야 한다는 결론을 내렸다. 또 간헐적 단식이 항노화 효과가 있으며 수술 전후의 치유에도 도움을 줄 수 있다고 설명하고 있다. 이 논문은 공복으로 지방 연소 시스템이 작동될 때 일어나는 여러 중요한 세포 치유 반응들을 강조했는데, 이런 세포 치유로 인한 긍정적인 반응은 다음과 같다.

지방 연소 시스템의 효과

- 케톤[2] 증가
- 미토콘드리아[3]의 스트레스 저항성 증가
- 항산화 방어 기전의 증진
- 자가 포식 증가

---

2. 케톤: 체내에서 지방이 분해될 때 생성되는 에너지원. 케톤 수치가 상승하면 간이 포도당이 아닌 지방을 태우고 있다는 신호. 건강한 케톤 수치의 범위는 통상 0.5~6.0mmol/L다.

3. 미토콘드리아: 세포의 한 부분으로 지질 이중층 세포막으로 둘러싸여 있으며 'ATP'라는 에너지를 공급하고 해독을 위해 글루타티온을 생산한다.

- DNA 복구 증가
- 글리코겐 감소
- 인슐린 감소
- mTOR[4] 및 단백질 합성[5] 감소

지방 연소 시스템과 mTOR 및 단백질 합성 감소

지방 연소 시스템 가동으로 키토시스 상태에 들어가면 mTOR 경로의 활성화가 줄어들고, 단백질 합성도 감소할 수 있지만 식단 자체가 적절한 단백질 섭취로 근육량을 유지할 수 있기 때문에 mTOR이나 단백질 합성 감소가 부정적인 영향을 끼치지 않는다. 과도한 mTOR 경로 활성화로 단백질 합성이 증가하면 세포를 계속 성장시켜 노화를 촉진할 수 있다. 따라서 지방 연소 시스템을 통해 이들이 감소하면 오히려 대사 건강 개선이나 노화 방지와 같은 긍정적인 효과를 볼 수 있다.

수많은 연구가 이와 같은 세포의 변화 외에도 대사 건강을 증진하는 데 있어 무엇을 먹느냐가 아니라 언제 먹느냐의 조건을 조정하는 것이 가장 중요하다는 사실을 입증하고 있다. 이와 관련된 최초의 연구는 2018년 〈저널 오브 뉴트리션, 헬스 & 에이징The Journal of Nutrition, Health & Aging〉에서 발표되었다. 이 연구에서는 비만인 사람이 16시간 단식하고 8시간 동안은 원하는 음식 무엇이든 먹는데도 불구하고 대사

---

4. mTOR: 세포 내 아미노산(특히 류신), 인슐린, 성장 인자, 에너지 상태, 산소 수준 등에 반응하여 활성화되는 신호 전달 경로이다. 주로 단백질 섭취와 탄수화물로 인한 인슐린 분비, 그리고 운동이 주요 자극 요인이다. mTOR 경로가 활성화되면 세포 성장, 단백질 합성, 지질 합성을 촉진하고, 자가포식을 억제한다(95쪽 참조).

5. 단백질 합성: 신체가 일상적인 기능을 수행하고, 효소를 만들고, 신체 구조를 형성하기 위해 의존하는 자연스러운 과정. 이 과정이 일어나려면 필수 아미노산을 섭취해야 한다.

에 극적인 개선 효과가 있었다는 사실을 보여주었다.[4] 또 〈셀 메타볼리즘Cell Metabolism〉은 지난 2020년 동일한 식단을 14시간 동안 나누어 먹는 것보다 10시간 안에 먹는 것이 대사에 훨씬 긍정적인 영향을 준다는 사실을 입증하는 연구 결과를 발표했다.[5]

이 두 연구는 먹는 시간을 단축하고 단식을 길게 할수록 다음의 효과를 얻을 수 있다는 사실을 분명하게 보여준다.

🐟 단식의 효과

- 체지방률 감소
- 내장 지방 감소
- 허리둘레 감소
- 혈압 정상화
- LDL 콜레스테롤 감소
- 당화혈색소[6] 감소

하루 종일 패스트푸드 등 질 낮은 음식을 과다 섭취하는 현대의 식습관은 건강을 위협한다. 나쁜 식습관으로 우리 몸의 대사가 손상되면 여러 건강 문제가 발생하는데 '무엇을 먹느냐보다 언제 먹느냐가

---

6. 당화혈색소(HbA1c): 적혈구에 있는 헤모글로빈이 포도당(혈당)과 결합한 양을 측정한 것으로, 적혈구의 수명이 약 2~3개월이기 때문에 그 기간 동안의 평균 혈당치를 반영한다. 당뇨병의 진단과 관리를 위한 중요한 지표로 활용되며, 정상적인 당화혈색소 수치는 일반적으로 4%에서 5.6% 사이이다. 6.5% 이상일 경우 당뇨병을 의미하며, 5.7%에서 6.4%는 당뇨 전단계로 간주된다.

더 중요하다'는 이런 연구들은 손상된 대사를 원상태로 되돌릴 수 있다는 희망을 품게 한다. 건강한 대사를 바라는 사람이라면 이 정보가 더없이 반가울 것이다.

그런데 이보다 더 다행스러운 사실이 있다. 단식은 누구나 쉽게 시도할 수 있는 데다 별도의 시간도 비용도 들지 않는다는 점이다. 대사를 개선하려고 굳이 식습관을 바꿀 필요도 없다. 다시 말하자면 먹는 시간을 줄이는 간단한 방법만으로도 놀라운 성과를 얻을 수 있다! 먹을 것이 부족했던 선사 시대에도 우리의 선조들을 번성하게 만들어준 바로 그 단식의 혜택이다.

단식은 지방을 태워 체중 감량의 속도를 높이며, 혈압·콜레스테롤·인슐린 수치를 낮춰준다. 우리 몸이 단식을 통해 지방 연소 상태를 자주 경험하게 되면 그만큼 더 많은 복구가 이루어진다. 규칙적으로 수면할 때 우리 몸은 야간 숙면 과정에서 강력한 치유의 도구를 얻는데 단식 상태에서도 마찬가지다.

다른 다이어트가 일시적인 결핍을 초래하는 것과 달리 단식은 현대를 살면서 스트레스 요인들 때문에 힘들었던 나의 몸과 뇌를 회복시켜 주는, 자신에게 주는 선물과도 같다. 이제부터 단식할 때 우리 몸에서 일어나는 주요 치유 반응 몇 가지, ▲ 케톤 증가 ▲ 자가 포식 증가 ▲ 지방 연소와 인슐린 저항성 개선 ▲ 성장 호르몬 생성 증가 ▲ 도파민 경로 리셋 ▲ 면역 시스템 복구 ▲ 마이크로바이옴 개선 ▲ 암 재발 방지에 초점을 맞춰 설명해 보겠다.

단식이 가진
치유력

케톤 증가

케톤은 세포가 에너지로 사용할 포도당을 당장 구할 수 없을 때 간이 만들어내는 유기 화합물로 포도당의 대체 연료원이다. 케톤의 존재는 우리 몸이 지방을 에너지로 사용하고 있다는 전형적인 증거이며 케톤 수치가 급증하면 다양한 치유의 혜택이 시작됐다고 보면 된다. 케톤은 조직을 재생하고 회복시키는 특성을 가지는데 대표적인 예가 신경 조직이다. 케톤이 뇌에서 발생하는 신경 변성의 회복에 적극 관여하는 것이다. 또한 뇌에 정보를 전달하는 신경의 손상 또한 복구해 기억력과 새로운 정보의 유지 능력을 향상시킬 뿐만 아니라, 집중력을 높이고 정신을 맑게 만드는 힘까지 갖고 있다.

케톤은 에너지를 만드는 세포 기관인 미토콘드리아가 좋아하는 연료이기도 하다. 미토콘드리아가 최고 수준의 기능을 하는 데 필요한 에너지를 제공받지 못하면 케톤이 에너지를 채워준다. 미토콘드리아를 리셋시키는 것이다. 그런데 이 에너지는 우리가 음식을 먹을 때 느끼는 에너지와 큰 차이를 보인다. 탄수화물로 생성된 에너지는 기복이 있지만, 케톤은 그와 달리 지속적인 에너지를 제공하는 것이 특징이다. 하루 종일 몸에 활력을 주고 정신을 맑게 해준다.

케톤의 기적은 두뇌 복구와 에너지 생성에 그치지 않고 뇌의 시상하부에서 허기 호르몬을 끄기도 한다. 단식을 하면 할수록 허기가 줄어드는 가장 큰 이유가 여기에 있다. 단식을 하면 뇌는 케톤을 감지하게 되고 그로 인해 허기가 사라지는 것이다. 단식을 하는 많은 사람들이 케톤으로 인해 허기가 줄어드는 이러한 원리를 이용해 단식 기간을 조금씩 연장해 가면서 더 많은 치유의 혜택을 얻고 있다.

케톤이 증가하면 그에 자극을 받아 GABA[7]라고 불리는 신경 전달 물질이 생성된다. 이 신경 전달 물질은 뇌를 진정시켜 불안감을 해소하고 음식을 먹지 않더라도 이완되는 느낌을 받게 해준다. 많은 사람이 단식을 생활화하고자 할 때 기대하는 효과가 바로 이 케톤으로, 우리 몸이 케톤을 만들 때면 한계가 사라지는 느낌을 받는다.

아직도 단식이 건강을 해치지 않을까 걱정된다면 '세포들이 지방을 연소하는 과정에서 케톤이 등장함으로써 에너지가 상승하고 정신이 맑아진다'는 원리를 기억하라. 지금까지 우리가 해보았던 수많은 다이어트와는 정반대 아닌가? 우리 몸에서 케톤이 생성되도록 훈련하면 단식을 하기가 더 쉬워질 뿐 아니라 더 많은 치유 효과까지 얻을 수 있을 것이다.

자가 포식 증가

많은 사람을 단식으로 이끈 일등 공신이 바로 '자가 포식' 효과일

---

7. GABA: 감마-아미노부티르산(gamma-aminobutyric acid)의 약자. 뇌척수액에 포함된 중추 신경계의 중요한 억제성 신경 전달 물질로, 뇌의 대사와 순환 촉진 작용을 한다.

것이다. 단식을 시작하면 혈당이 떨어지게 되는데 세포는 이를 인식해 그때부터 놀라운 복구 프로세스를 가동한다. 그런데 세포는 왜 이런 일을 하는 것일까? 스스로 회복력을 키우려는 것이 그 이유다. 세포는 포도당 유입이 없을 때 스스로를 더 강하게 만들기 위한 반응을 보이는데 ▲ 해독 ▲ 복구 ▲ 병든 세포 제거, 이 세 가지 방법으로 회복력을 키운다.

일본의 과학자 오스미 요시노리(大隅良典)는 세포가 단식 상태일 때 약해지지 않고 오히려 강해진다는 사실을 입증하는 획기적인 연구로 2016년 노벨 생리의학상을 수상했는데, 이로 인해 자가 포식이라는 개념이 세계의 주목을 받게 되었다. 세포는 음식이 부족해지면 외부에서 영양소를 찾는 대신 내부로 눈을 돌려 영양소를 찾아 먹는다. 오스미의 연구를 계기로 수천 건의 자가 포식 관련 연구들이 이어졌고, 그 덕분에 우리는 자가 포식이 인체에 꼭 필요한 치유 과정임을 이해할 수 있게 되었다.

처음에 자가 포식은 세포를 정화하는 능력으로 인해 단식의 해독 작용과 유사한 것으로 알려졌다. 그러나 자가 포식은 해독의 한 형태이긴 하나 오로지 세포 내의 유기 물질만을 해독시킨다는 차이가 있었다. 시간이 흐를수록 세포에는 손상된 세포 기관, 단백질, 산화된 입자, 해로운 병원체들이 쌓여가고 이것들 때문에 세포는 제 기능을 하지 못한다. 그런데 자가 포식 상태가 되면 우리의 똑똑한 세포들은 역기능을 하는 해로운 병원체들을 세포 밖으로 내보냄으로써 활력을 되찾는다. 이러한 세포의 재작동 기능은 단식을 실천하는 사람들이 자가 포식 상태에 자주 들어갈수록 더 활기차고 젊어지는 느낌을 받는 데 큰 역할을 한다. 음식을 섭취하면 자가 포식을 멈추고, 긴 시간 단식을 하면 이 치유 상태로 되돌아온다.

자가 포식 관련 연구들은 많지만 2020년 발표 연구에서는 자가 포식이 코로나19 바이러스에 맞서는 면역 체계를 강화한다는 점을 강조했다. 바이러스는 자체 에너지 시스템이 없기 때문에 바이러스가 증식하려면 에너지 시스템이 작동해야 한다. 그래서 바이러스는 세포가 당을 연소하고 있을 때 침투해서 당을 연료 삼아 에너지를 얻은 뒤 재빨리 증식한다. 반면 자가 포식 상태인 세포에 침투한 바이러스는 연료로 삼을 당이 없어 에너지를 얻지 못하며 복제 능력도 잃게 된다. 코로나19와 같은 바이러스는 일단 세포에 침투하면 빠르게 자신을 복제하려고 세포의 자가 포식을 중단시키는 교활함을 갖고 있다. 그러므로 단식은 우리 몸에 들어온 바이러스의 복제를 막는 자가 포식 능력을 복구하는 데 도움을 준다.

자가 포식이 할 수 있는 또 다른 해독은 낡고 못 쓰게 된 것들을 제거하는 일이다. 세포는 우리를 위해 움직이는, 많은 부품으로 이루어진 작은 공장과 같다는 말을 기억하는가? 이 공장은 쉴 새 없이 돌아가다 보니 부품들은 닳기 마련이다. 그래서 맡은 일을 효과적으로 해내기가 어려워진다. 세포 내의 비효율적인 단백질과 낡은 세포 기관들은 노화를 촉진시키고 면역 체계의 기능을 방해하며, 에너지 생산 또한 급격하게 저하시킬 수 있다. 이때 단식으로 자가 포식을 활성화하면 세포를 자극해 낡은 부품을 제거할 수 있다.

자가 포식 상태의 세포가 기능 장애 세포를 감지하면 '세포 자멸사'[8]라는 과정을 시작한다. 독소로 가득 찬 세포는 종종 악당으로 변하곤 하는데, 쉽게 말해 암세포가 되는 것이다. 그래서 세포의 이 같은 나쁜 변화를 사전에 차단하는 일은 건강을 위해 꼭 필요한 과정이다. 따라서 정기적으로 우리 몸을 자가 포식 상태로 만드는 일은 세포를 고성능으로 만들어주는 것은 물론이고, 질병에 이르는 손상 세포를 미리 제거한다는 측면에서도 유용한 과정이다.

자가 포식의 마지막 주요 기능은 미토콘드리아 복구 능력인데 '미토파지'라고 부른다. 단식에서 촉발된 이 치유 능력으로 인해 세포는 오작동하거나 손상된 미토콘드리아를 제거함으로써 인지 장애, 근육 약화, 만성 피로, 청력·시력 및 간·위장의 손상을 포함한 일련의 건강 문제로 이어질 수 있는 변성과 염증에 대응한다.[6] 결론을 말하자면 단식을 하면 세포는 자가 포식 상태와 키토시스 상태[9]에 돌입해 치유의 수준을 더욱 높인다. 이 상태의 우리 몸은 미처 상상하지 못했던 놀라운 성능을 발휘하는데 이것이 단식의 마법이다.

탁월한 자가 포식 시스템조차도 해독하지 못하는 것이 있다. 플라

---

8. 세포 자멸사(Apoptosis, 아포프토시스): 유기체의 성장 또는 발달의 정상적이고 통제된 부분으로 발생하는 세포의 죽음.

9. 키토시스: 케톤체로 대사를 하는 상태, 즉 지방 연소 시스템이 가동되는 상태를 말한다.

스틱, 프탈레이트, 퍼플루오로알킬, 폴리플루오로알킬PFAS, 기타 잔류성 유기 오염 물질(자연 분해되지 않고 환경에 영원히 남는 물질) 같은 인공 화학 물질이 그것이다. 납이나 수은 같은 중금속 역시 자가 포식 과정에서 재활용하지 못한다. 이들 물질은 오히려 미토콘드리아를 파괴할 뿐만 아니라, 뇌와 호르몬 시스템도 손상시킬 수 있다.

지방 연소와 인슐린 저항성[10] 개선

장기간 탄수화물이 많은 음식을 먹어왔다면 우리 몸은 소비하지 못한 여분의 에너지를 어딘가에 저장해야 한다. 잉여 에너지를 저장하는 세 가지 주요 장소는 근육, 간, 지방 세포이다. 잉여 에너지는 에너지원이 부족할 때를 대비해 1차적으로 글리코겐 형태로 근육과 간에 저장되며 나머지는 중성 지방으로 전환되어 간 등 장기와 지방 세포에 저장된다. 마트에서 식료품을 잔뜩 사면 냉장고에 미처 들어가지 못한 것들을 김치냉장고에 욱여넣는 것과 마찬가지로 우리 몸도 포도당이 남아돌면 그 여분을 저장하는 것이다. 냉장고 속 음식들을 다 먹고 나면 김치냉장고를 뒤지듯 단식하는 몸 역시 다르지 않다. 단식을 하면 먼저 근육과 간에 저장된 글리코겐[11]을 소모하고, 이후에는 저장된 지방을 연료로 사용한다.

10. 인슐린 저항성: 사람의 몸이 인슐린에 반응하는 정도가 낮아져 포도당이 세포에 들어가는 능력이 손상된 상태.

11. 글리코겐(glycogen): 주로 간과 근육에 저장되는 다당류다. 혈당치가 낮아지면 포도당으로 빠르게 분해되어 즉시 에너지를 공급할 수 있다.

근육에 저장된 글리코겐은 운동, 특히 고강도 인터벌 트레이닝이나 근력 운동을 통해 소비할 수 있다. 그런데 간과 지방 세포에 저장된 지방을 소비하려면 어떻게 해야 할까? 이때가 바로 단식이 활약할 순간이다. 단식은 간과 지방 세포에 저장된 중성 지방을 분해해 에너지로 만드는 효과적인 방법이다.

그렇다면 간에 과도하게 저장된 중성 지방을 빼내야 하는 이유는 무엇일까? 간은 우리 몸에서 가장 열심히 일하는 장기다. 지방을 연소하고, 호르몬을 분해하고, 뇌에 연료를 공급하기 위해 유익한 콜레스테롤을 많이 만들어낸다. 그런데 탄수화물을 과도하게 섭취하면 간은 자신이 맡은 중요한 임무들을 효과적으로 처리하지 못하는 것은 물론이거니와 당뇨, 지방간, 고콜레스테롤 혈증까지 초래할 수 있다. 단식은 과도하게 저장된 지방을 소비하게 만듦으로써 간이 최상의 기능을 발휘하게 해주는 가장 좋은 해법이다.

단식은 미래의 어느 순간 사용하기 위해 체내 곳곳에 저장한 지방을 에너지원으로 사용할 수 있도록 해준다. 단식하는 사람들이 지속적인 체중 감량 효과를 얻는 이유가 여기에 있다. 지금까지 실패한 모든 다이어트를 딛고 마침내 체중 감량을 성공시킬 수 있는 방법이 단식이다. 고맙게도 단식의 이점은 여기서 끝이 아니다. 단식을 하면 과도한 포도당뿐만 아니라 인슐린 수치도 낮추는 결과를 가져온다. 앞에서도 언급했듯이 음식을 먹을 때마다 인슐린 수치는 올라가는데, 특히 탄수화물 비중이 큰 식사를 하면 인슐린 수치가 급등한다. 이런 식습관이 수년간 지속되면 인슐린이 넘쳐나고 그 결과 세포는 인슐린 저항성 상태가 된다. 인슐린 저항성을 개선하는 가장 효과적인 방법 역시 단식이다. 단식은 우리 몸에 저장된 에너지원의 소비를 촉진하여 인슐린 수치를 떨어뜨리고 대사를 정상화하여 인슐린 저항성을 개선하는 데 도움을 준다.

지금까지의 이야기는 무엇을 의미할까? 간단히 말해 '식사 시간'을 조절하면 잘못된 생활 습관 때문에 수년간 손상되어 온 몸을 회복할 수 있다는 것이다. 연구에 따르면 이것은 무엇을 먹느냐가 아니라 언제 먹느냐에 달려 있으며, 음식을 먹는 시간을 8~10시간 내로 제한할 때 일어났다. 그렇다면 여기서 잠깐 생각해 보자. 우리가 경험한 모든 다이어트는 식단을 바꾸거나 칼로리 섭취를 제한했다. 그로 인해 우리는 요요 현상을 겪었으며, 이는 미네소타 기아 실험에서도 입증한 것처럼 심한 짜증과 우울감으로 이어졌다. 하지만 이제 단식이 다이어트의 판도를 바꿀 것이다. 당신이 다이어트를 통해 얻고자 하는 모든 소망도 단식을 통해 이루어질 것이다.

성장 호르몬 생성 증가

우리 몸속 성장 호르몬은 젊음의 샘이다. 어릴 때는 이 호르몬이 흘러넘치지만, 나이가 들면 점차 줄어든다. 성장 호르몬 생성은 사춘기에 절정에 달했다가 서서히 감소해 30세 무렵에는 더 이상 생성되지 않는다. 서른이 넘은 사람들에게 물어보면 30세를 기점으로 노화가 시작되는 것을 느꼈다고 답하는 사람이 많다.

성장 호르몬은 우리 몸에서 세 가지 중요한 기능을 한다. 첫째, 지방을 태우는데, 특히 복부를 중심으로 태운다. 둘째, 성장 호르몬은 근육 성장을 돕는다. 근육 운동을 할 때 젊은 사람이 더 빨리 효과를 보는 이유도 여기에 있다. 나는 나이를 먹을수록 근육 손실이 생긴다는 40세 이상 여성들의 불평을 수없이 들어왔는데, 이는 성장 호르몬이 분비가 현저히 줄기 때문이다. 마지막으로 성장 호르몬은 두뇌가 건강하게 성장하도록 돕는다.

어렸을 때는 살아가는 데 필요한 삶의 기술을 익히기 위해 성장 호르몬이 필요하지만, 30세가 넘으면 일상생활에 필요한 대부분의 기술을 익힌 상태로 필요성이 줄어들어 성장 호르몬 분비도 감소한다. 그렇다면 성장 호르몬이 감소하는 상황에서도 더 많은 지방을 태우고, 근육을 키우고, 뇌가 새로운 지식을 습득할 힘을 갖길 원한다면 어떻게 해야 할까? 여기서도 단식이 구원자로 나선다. 단식 기간에 따라 혈당치가 감소하면 우리 몸은 자극을 받아 성장 호르몬을 최대 다섯 배까지 늘림으로써 다시금 젊음을 느끼게 해준다.

도파민 경로 리셋

사람은 맛있는 음식을 먹을 때마다 도파민의 공격을 받는다. 심지어 음식 생각만으로 도파민이 급증하기도 한다. 그래서 하루에도 여러 번 음식을 먹는 사람은 사방에서 도파민 공격을 받을 수밖에 없다.

문제는 이렇게 도파민 기준치가 높아지면 평소보다 더 많은 도파민이 생성되어야만 비로소 기분이 좋아진다는 점이다.

지나친 인슐린 분비로 세포에 인슐린 저항성이 생기는 것처럼 온종일 음식을 먹는다면 결국, 도파민 저항성이 생긴다. 실제로 도파민 및 비만 관련 연구들을 살펴보면 비만인들이 온종일 먹는 이유는 배가 고파서가 아니라 평소보다 더 많은 음식을 먹어야만 도파민 반응을 얻을 수 있기 때문이라는 것을 알 수 있다.

도파민은 음식뿐만이 아니라 시각적 자극이나 청각적 자극을 통해서도 얻을 수 있다. 문자 메시지 알림 소리, 소셜미디어의 '팔로워'와 '좋아요'도 도파민을 생성시킨다. 배달 음식이 도착했다는 인터폰 소리도 도파민을 흘러넘치게 한다. 이처럼 현대를 사는 우리는 도파민 포화 상태에 놓여 있다. 하지만 너무 걱정할 필요는 없다. 여러 연구에서 다양한 공복 시간을 갖는 단식법으로 도파민 경로를 리셋할 수 있음을 이야기하고 있기 때문이다. 게다가 단식은 비만인들의 도파민 수용체가 줄어들지 않도록 해주는 효과가 있다고 한다. 단식은 도파민 수용체의 민감도를 높이고 새로운 도파민 수용체를 형성하여 전반적인 만족감을 증가시킨다.

면역 시스템 복구

단식 연구로 유명한 발터 롱고Valter Longo 박사는 '3일 물 단식'으로 세상의 이목을 끌었다. 그는 화학 요법 탓에 심하게 훼손된 백혈구 세포를 복구하는 데 단식이 도움 되는지 알아보고자 화학 요법을 거친 환자들을 대상으로 연구를 실시했다. 물 단식이란 오로지 물만 마시는 단식으로, 3일째에 기적과 같은 일이 일어났다. 낡고 못 쓰게 된 백혈구 세포가 죽고 새롭고 활기찬 백혈구 세포 그룹이 생성된 것이다. 화학 요법을 거친 사람들에게서 면역 체계의 재작동이 일어난 것으로 72시간의 물 단식을 한 결과 줄기세포가 혈류로 방출되어서 일어난 변화다.

우리 몸은 단식을 많이 할수록 강해진다는 사실을 기억하라. 몸에 활력을 주어 음식을 찾아 나설 수 있게 만들려고 하기 때문이다. 단식 72시간 이후 방출되는 줄기세포는 훼손된 백혈구 세포를 대체할 새로운 백혈구 세포를 만드는 일을 한다.

마이크로바이옴 개선

단식과 관련된 논의에서 가장 중점이 되는 부분은 세포 수준에서 일어나는 놀라운 변화다. 혹시 우리 몸에 세포보다 박테리아가 10배나 더 많다는 사실을 알고 있는가? 이 미생물들은 인간의 세포 기능에 엄청난 영향을 준다. 몸 안팎에는 4,000종 이상의 미생물이 살고 있는데 그중 90퍼센트는 장 속에 존재하는 것으로 추정된다. 이 미생물들은 음식에서 비타민과 미네랄을 추출하고, 우리에게 행복감을 주기 위해 세로토닌 같은 신경 전달 물질을 만들어내며, 에스트로겐을 분해해 배설을 준비시킨다. 가라앉힐 염증은 없는지 끊임없이 세포를 살피는 일도 돕는다. 이렇게 수조 개의 박테리아가 열심히 세포를 지원하고 있기에 세포가 제 기능을 할 수 있는 것이다.

인간이 지금, 이 순간 직면하고 있는 문제 중 하나는 현대의 생활이 인체 내 유익한 미생물을 파괴하고 있다는 점이다. 우리가 먹는 음식, 복용하는 약, 마주치는 스트레스에서부터 심지어는 우리 집에 침투하는 와이파이에 이르기까지 모든 것이 유용한 박테리아를 파괴한다. 항생제를 한 차례 복용하면 장내 박테리아의 90퍼센트가 파괴된다는 사실은[7] 이제는 잘 알려진 얘기다. 무려 90퍼센트다!

사람들은 평생 몇 차례나 항생제를 복용할까? 열 번? 스무 번? 내가 상담했던 환자들은 셀 수 없이 많이 항생제를 복용했다고 이야기하곤 한다. 항생제를 한 번만 복용했다 하더라도 미생물의 섬세한 균형이 깨져서 섭취한 음식이 쉽게 지방으로 저장될 수 있음도 이미 밝혀졌다. 장내 미생물 중 박테로이데테스Bacteroidetes와 피르미쿠테스Firmicutes가 가장 많은 수를 차지하는데 비만인 사람들은 박테로이데테스보다 피르미쿠테스가 더 많아져서 더 많은 칼로리를 지방으로 저장한다는 사실이 연구를 통해 입증된 것이다.[8]

두 사람에게 같은 식단을 제공하더라도 피르미쿠테스와 박테로이데테스의 균형이 깨진 사람은 살이 찌는 반면, 그렇지 않은 사람은 살이 찌지 않는다. 비만인 사람이 날씬한 사람에 비해 장내 미생물의 다양성이 떨어진 것과도 연관이 있다.[9] 체중 감량, 신경 전달 물질 생성, 에스트로겐 분해는 몸속 미생물들이 당신을 위해 매일같이 하는 일

중 극히 일부일 뿐이다. 미생물들은 우리가 얼마나 배가 고픈지부터 어떤 음식을 먹고 싶은지까지 모든 일에 관여하며, 보유한 미생물이 다양할수록 식욕이 감소한다.[10]

좋은 소식도 있다. 단식이 미생물군의 건강을 회복시킨다는 점이다. 회복은 네 가지 방식으로 이루어지는데 미생물의 다양성을 높이고, 미생물을 장 내벽에서 멀어지게 하며, 백색 지방을 갈색 지방으로 변화시키는 박테리아 생성을 늘리고, 장 내벽을 보수하는 줄기세포를 재생한다. 참고로 갈색 지방은 당신을 따뜻하게 만들어주는 지방이다. 또한 쉽게 타서 에너지를 내는 지방이기도 하다. 살을 빼는 데는 이 네 가지 요인 모두가 중요하다. 에머런 메이어Emeran Mayer 박사의 책 『장-면역 커넥션The Gut-Immune Connection』에 따르면 미생물이 장 내벽에서 멀어질수록 포도당 조절이 원활해진다. 이를 미생물 지형이라 부르는데 단식은 장내 미생물을 균등하게 분포시켜 최고의 기능을 낼 수 있는 환경을 조성한다.

단식은 백색 지방을 갈색 지방으로 변화시키는 미생물에도 영향을 준다. 백색 지방이란 가장 눈에 띄는 보통의 피하 지방을 말하는데 좀처럼 연소되지 않는다. 누구나 가장 먼저 없애고 싶어 하는 이 백색 지방을 없앨 가장 좋은 방법은 갈색 지방으로 바꾸는 것이다. 갈색 지방은 세포에 미토콘드리아가 더 많아 그만큼 더 많은 열을 내기 때문에 쉽게 태울 수 있다.[11] 그런데 단식을 하면 이러한 전환을 만들어내는 미생물이 늘어난다.[12] 놀랍지 않은가?

여자 × 단식

마지막으로 매사추세츠 공과대학교MIT는 단식이 내장 줄기세포를 재생시킨다는 사실을 입증하는 인상적인 과학적 증거를 내놓았다.[13] 줄기세포는 우리 몸의 손상 부위 어디든 가서 회복시킬 수 있는 세포다. 규칙적인 24시간 단식 방법은 장관 내벽에 사는 줄기세포를 활성화하여 나쁜 식습관, 스트레스, 항생제 복용 등으로 손상된 부위를 복구하도록 만들 수 있다.

또한 5일간의 물 단식 같은 보다 긴 시간의 단식은 장내 박테리아, 특히 혈압에 관계있는 박테리아에 극적인 영향을 준다는 것이 밝혀졌다. 『네이처』에 발표된 연구에 따르면 참가자들이 5일간 물 단식을 하자 혈압 강하(降下)에 기여하는 마이크로바이옴에 변화가 일어났다. 이 연구에서는 실험 대상자를 두 그룹으로 나누고 두 그룹 모두 혈압을 낮추는 것으로 잘 알려진 대시 다이어트[12] 방법을 따랐고, 한 그룹만 다이어트 전 5일간의 물 단식을 했는데 단식한 그룹의 혈압에 큰 변화가 생겼다. 이 연구 결과로 혈압을 낮추는 데는 음식의 변화보다 생활 방식 변화(단식)가 더 중요함을 알게 되었다.

암 재발 방지

2016년 『미국 의학연합 저널』은 일반적인 유방암 치료를 거친

---

12. 대시 다이어트(DASH Diet, Dietary Approaches to Stop Hypertension): 고혈압 방지를 위한 식이 방식. 칼륨, 칼슘, 마그네슘 섭취를 높이고 콜레스테롤, 포화지방산, 염분 섭취를 줄여 정상 체중을 유지하고 성인병을 예방하는 것이 목적이다.

27~70세 여성 2,000명 이상을 관찰한 연구 결과를 발표했다. 이 여성들을 4년간 관찰한 결과, 연구진은 여성이 13시간 이상 단식할 경우 유방암 재발 가능성이 64퍼센트 감소한다는 결론을 내렸다. 이같은 결론의 가장 큰 근거는 단식 후 혈당치 지표인 당화혈색소와 염증 지표인 C-반응성 단백질[13]이 눈에 띄게 감소했다는 점이다. 약으로도 이런 효과를 내기 힘들다는 점을 생각하면, 단식이 우리 몸에 얼마나 기적적인 치유를 선사하는지 알 수 있을 것이다.

몇 년 전 40세에 전이성 유방암 진단을 받은 라니라는 환자를 만났다. 3개월 시한부 판정을 받은 라니는 생명을 연장하고자 자신이 알고 있는 모든 방법을 시도했다. 끈질긴 노력 덕에 라니는 3개월을 11년의 활기찬 삶으로 바꿀 수 있었다. 이 사례에서 얻은 가장 큰 깨달음은 질병을 치료하는 일보다 예방하는 일이 훨씬 더 쉽다는 점이었다. 여러 연구 결과와 이와 같은 사례들을 통해 암이라는 극단적 상황에 맞닥뜨리지 않은 경우에도 연구 결과들이 전해 주는 혜택은 얼마든지 얻을 수 있겠다는 생각을 하게 되었다. 단식 기간을 늘리기 위한 일상의 노력은 유방암에 걸린 여성들의 암 재발을 막는 데 도움이 될 뿐만 아니라 여성들이 애초에 유방암 진단을 받지 않을 수 있도록 해준다. 지

---

13. C-반응성 단백질(C-reactive protein, CRP): 염증이 발생할 때 간에서 생성되는 단백질로 평상시에는 그 수치가 낮거나 거의 존재하지 않지만, 염증 반응이 있을 경우 간에서 다량 생성되어 혈액 내 수치가 급격히 상승한다. C-반응성 단백질은 감염, 외상, 만성 질환, 심혈관 질환 등 다양한 염증성 상태를 반영하는 지표로 사용되며, 특히 급성 염증이 있을 때 수치가 급격히 상승하므로 염증의 정도를 파악하거나 질환의 경과를 보는 데 중요한 역할을 한다.

금도 단식 관련 연구들이 매일 새로이 등장하고 있으며 이러한 연구들을 통해 단식이 여러 암과 맞서는 유용한 도구라는 더 많은 과학적 증거들을 얻을 수 있을 것으로 기대하고 있다.

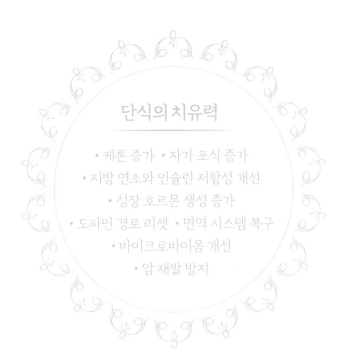

단식의 치유력

• 케톤 증가 • 자가 포식 증가
• 지방 연소와 인슐린 저항성 개선
• 성장 호르몬 생성 증가
• 도파민 경로 리셋 • 면역 시스템 복구
• 바이크로바이옴 개선
• 암 재발 방지

Chapter 3

다양한
단식의 종류

단식의 여러 이점을 이해했다면 이제는 당신에게 가장 적합한 단식법과 그 효과에 대해 조금 더 자세히 알아볼 차례이다. 단식은 한 가지 방법으로만 이루어져 있진 않다. 단식 방법을 시간에 따라 여섯 가지로 나눠서 그 각각을 뒷받침하는 연구들을 확인하고 치유의 여정 중 언제 적합한지도 알아보도록 하자.

간헐적 단식
(12~16시간 단식)

가장 인기 있는 단식 유형이다. 대부분의 사람이 알고 있는 간헐적 단식의 정의는 음식 섭취 없이 12~16시간을 보내는 것이다. 이러한 시도가 어떻게 효과를 내는지 가장 쉽게 이해하려면 24시간이 어떻게 흐르는지 살펴보면 된다.

당신이 오후 7시에 저녁 식사를 끝냈다고 가정하자. 그 시점부터 아무것도 먹지도, 마시지도 않으면 혈당은 낮아지기 시작한다. 다음 날 아침 식사를 오전 10시까지 미루면 15시간 단식이 가능하다. 일반적 규칙에 따르면 음식 한 입이나 음료 한 모금이 입에 들어온 때로부터 약 8시간 공복 뒤면 우리 몸은 간이 스위치를 켜고 케톤을 만들기 시작한다. 식후 12~15시간 안에 우리 몸은 지방을 태우면서 에너지를 만들기 때문에 케톤이 혈류를 가득 채우는데 이들 케톤이 처음 향하는 곳은 뇌다. 그곳에서 허기의 스위치를 끄고 신체적·정신적 에너지를 북돋운다. 세포는 자가 포식 상태로 바뀌면서 스스로를 복구하고, 해독하고, 재생한다.

장기적으로 단식을 반복하면 혈압, 공복 혈당, 인슐린, 당화혈색소, C-반응성 단백질의 장기적 개선이 나타나기 시작한다. 나쁜 박테리아가 소멸하고 좋은 박테리아가 자라면서 장내의 박테리아 환경도 바뀐다. 이렇게 개선된 미생물 구성은 혈압을 낮추고, 기분을 북돋우는 신경 전달 물질을 더 많이 만들며, 보다 효과적으로 혈당의 균형을 맞추도록 돕는다.

간헐적 단식을 단식의 입문으로 생각하라. 간헐적 단식은 현대인의 삶에 적용하기 가장 쉬운 단식법이며 가장 빠른 결과를 가져다줄 것이다. 많은 사람이 체중 감량 과정에서 어려움을 느끼거나 요요에 진력이 났을 때 간헐적 단식으로 눈을 돌리는 것이 그 좋은 예다. 적절하게 실천한다면 간헐적 단식은 포도당이 아니라 지방을 연료로 하는 몸으로 되돌리는 방향으로의 커다란 발걸음이 될 것이다.

단식이 처음이라면 음식을 8~10시간 안에 먹고 14~16시간 동안 금식하는 사이클을 목표로 삼는 것이 좋다. 먼저 아침 식사 시간을 평소보다 한 시간 미루는 것부터 시작하자. 이렇게 일주일을 보낸 뒤 아침 식사 시간을 한 시간 더 미뤄 14시간 동안 어려움 없이 단식할 수 있을 때까지 단식 시간[1]을 계속 늘려나가자.

아침 식사 시간을 미루기보다는 저녁 식사 시간을 앞당기는 것이 체중 조절에 더 효과적이라고 말하는 사람들도 있다. 물론 그 방법도 가능하다. 개인의 취향에 따르면 된다(단, 너무 늦게 식사하고 바로 잠자리에 든다면 체중 감량에 방해될 수 있다). 어느 쪽이든 단식의 목적은 우리 몸이 음식 없이 오래 견디도록 적응시키는 것이기에 훈련의 첫 번째 목표는 14시간 단식에 두는 것이 좋다. 간헐적 단식은 거의 모든 사람에게 유용하지만 특별히 간헐적 단식을 활용해야 하는 몇 가지 명확한 이유로는 다음과 같은 것들이 있다.

- 살을 빼고 싶다.
- 브레인 포그를 경험하고 있다.
- 기력이 떨어지고 있다.

---

1. 단식 시간: 24시간 중 음식을 먹지 않는 시간. 혈당을 올리는 음식이나 음료는 몸을 단식 시간에서 빠져나오게 한다. 단식 프로그램의 단식 시간은 대부분 13시간 이상이다.

체중 감량

간헐적 단식을 하면 살이 빠진다는 것은 의심의 여지가 없는 사실이다. 과학적 증거가 끊임없이 발표되고 있고, 하루 15시간 단식만으로 체중을 감량한 수십만 명의 사람들을 직접 목격하기도 했다. 이런 결과는 단식을 통해 우리 몸의 대사 스위치가 켜지고, 지방을 연소시켜 에너지를 만들기 때문이다. 우리 몸은 지방 연소 에너지 시스템을 이용하면 체중이 빠르게 감소하는 경향이 있다.

브레인 포그 증상 해결

간헐적 단식을 시작한 뒤 15시간 전후로 지방 연소 에너지 시스템이 케톤을 만들기 시작한다. 그렇게 만들어진 케톤은 뇌에 에너지를 공급해 맑은 정신을 선사하는데 마치 뇌의 조명 스위치를 켠 것만 같은 느낌이다. 집중력이 상승하며 정신이 명료해진다. 그래서 많은 사람이 간헐적 단식 이후 오래 겪어온 브레인 포그 증상이 사라지는 경험을 한다. 뇌에 긍정적 영향을 주는 케톤의 힘 덕분에 간헐적 단식은 큰 시험, 연설 등 깨끗하고 맑은 정신이 필요한 모든 일을 앞두고 사용할 수 있는 놀라운 도구다.

에너지 부족 해결

지방 연소 시스템은 포도당 연소 시스템보다 에너지를 크게 높여주는 효과가 있다. 음식으로 얻는 에너지는 먹는 음식의 질에 따라 좌우

된다. 결국 어떤 음식을 먹느냐에 따라 에너지 상승과 하락의 경험이 달라진다.

탄수화물 위주의 식사는 즉각적으로 에너지를 상승시키지만 곧바로 하락한다. 단백질이 풍부한 식사는 에너지를 탄수화물만큼 빨리 끌어올리지는 못하지만 급격한 하락 없이 점진적으로 상승시킨다. 지방 연소 에너지 시스템은 에너지를 서서히 올리고 다른 에너지원보다 오래 지속시킨다.

간헐적 단식을 통해 지방을 에너지원으로 쓰면 에너지가 넘치는 경험을 할 수 있다. 단식하는 많은 사람이 하루 중 이런 전환이 일어나는 순간을 경험한다. 이것은 커피를 마셨을 때와 비슷한 느낌이지만 두근거림 등의 부정적인 느낌은 없다. 케톤이 만드는 에너지는 강력하고 지속적이며 종종 끝이 없는 것처럼 느껴진다. 간헐적 단식이 일단 몸에 적응되면 더는 힘들게 느껴지지 않을 것이라 약속할 수 있다. 그런 이유로 대부분의 여성들이 매우 바쁜 일상 속에서도 12:12나 16:8 단식을 선택한다.

자가 포식 단식
(17~72시간 단식)

몇 시간 이상 단식을 해야 자가 포식이 일어나는지에 대한 논란이 많다.[1] 나는 자가 포식은 17시간 전후로 천천히 켜지고 72시간이 되었을 때 가장 밝은 정점에 이르는 희미한 스위치라고 생각하고 싶다. 자가 포식의 치유력은 엄청나서 만약 다음과 같은 성과를 원한다면 단식을 확장해 자가 포식을 자극해야 할 때다.

해독

과식으로 채운 연휴가 막 끝났는가? 자가 포식 단식을 시작하기에 이보다 좋은 때는 없다. 자가 포식 단식은 며칠간 과식해 세포가 닳고 염증을 일으켰을 때 사용할 수 있는 훌륭한 도구다. '건강하지 못한 식사로 인해 손상된 세포를 되돌릴 마법의 지우개'로 생각하자. 연휴나 휴가 직후는 이러한 세포 치유 도구에 의지하기 적절한 시기다. 자가 포식은 독소가 혈류에 밀려들었을 때 일어나는 미토콘드리아 손상도 복구할 수 있다.

뇌 기능과 인지력 향상

간헐적 단식이 뇌에 주는 혜택 역시 자가 포식을 통해 만들어진다. 뇌의 뉴런들은 자가 포식에 민감하다. 따라서 자가 포식은 신경 변성 노화를 늦추고, 기억력을 개선하고, 정신적 인지를 향상하며, 맑은 정신과 집중력 향상을 경험하게 만드는 강력한 도구다. 집중력과 기억력이 떨어진다고 느끼거나 새로운 기술을 익혀야 할 상황이라면 자가 포식 단식의 힘을 빌리는 것이 좋다.

감기 예방

자가 포식 단식은 면역 체계에 놀라운 힘을 발휘한다. 누군가 코앞에서 기침해서 겁에 질린 경험이 있다면, 좀 더 긴 시간의 단식을 통해 자가 포식이 일어나게 함으로써 면역이 필요한 순간에 대응할 힘을 키워라. 세포가 자가 포식 상태에 있을 때는 세포 안에 침투한 바이러스와 박테리아의 복제가 불가능하다. 감기나 독감이 유행할 때, 팬데믹 시기, 주변에 아픈 사람이 있을 때라면 자가 포식 단식이 방어책이 된다. 17시간 이상의 단식은 자가 포식을 자극해서 면역력을 강하게 유지하는 데 도움을 준다.

성호르몬 균형

난소는 자가 포식에 대단히 민감하다. 이 때문에 완경 전후, 임신을 원할 때, 다낭성 난소 증후군 진단을 받았을 때 자가 포식 단식이 유용한 해결법이 된다. 자가 포식 단식으로 난소의 건강과 호르몬 균형을 되찾을 수 있기 때문이다.

다낭성 난소 증후군과 관련된 여러 연구는 자가 포식이 제대로 작동하지 않은 것이 호르몬 관련 질병의 주요 원인임을 증명하고 있다. 다낭성 난소 증후군 진단을 받은 15명의 여성을 대상으로 한 2021년의 소규모 연구는 5주 동안 식사 시간을 8시간 이내로 제한함으로써 생리 불순이 완화되었을 뿐만 아니라 체중 감소, 염증 감소, 인슐린 수치 감소 효과를 보았다고 밝혔다. 연구를 통해 효과를 본 모든 증상이

다낭성 난소 증후군의 대표적 문제들이다. 난소를 둘러싸고 있는 난포막 세포가 자가 포식의 영향을 많이 받기 때문에 호르몬 생성의 균형을 이루는 데는 긴 시간의 단식이 가장 효과적인 치료법이다.

나는 임상 경험을 통해 자가 포식이 완경기와 난임 환자들에게서 종종 나타나는 호르몬 감소에 큰 도움이 된다는 사실을 배웠다. 일주일에 한두 번, 좀 더 긴 자가 포식 단식을 실천한다면 성호르몬 생성을 극대화하는 데 도움이 된다.

장 리셋 단식
(24시간 이상 단식)

가장 좋아하는 단식 방법을 꼽으라면 주저 없이 장 리셋 단식이라고 말할 수 있다. 쉽고, 투자한 시간 대비 효율이 높으며, 마이크로바이옴에 큰 영향을 주기 때문이다. 게다가 24시간 이상 단식을 하면 줄기세포가 장으로 방출된다. 이렇게 방출된 줄기세포는 수년간 만성 염증으로 손상된 장 내벽을 복구하기 시작한다.[2] 이처럼 장 리셋 단식의 이점은 장 건강에 눈에 띄는 변화가 시작된다는 것이다. 그야말로 마법의 단식이라 말할 수 있다.

장 리셋 단식은 우리 몸이 줄기세포를 생성하는 시작점이며 이 줄기세포는 훼손된 세포를 찾아서 되살린다. 많은 사람들이 손상되고 닳은 부위를 재생하기 위한 줄기세포 치료에 큰 돈을 쓴다. 그런데

24시간 이상 단식을 하면 돈 한 푼 들이지 않고 이와 비슷한 효과를 얻을 수 있다.

미생물의 90퍼센트는 내장에 살고 있는데 단식을 24시간까지 연장하는 일은 면역 시스템에 더없이 중요하다. 또 두뇌를 행복하고 차분하게 만들며, 집중력을 유지하게 해주는 신경 전달 물질을 만드는 미생물들에게 활력을 불어넣어 준다. 내가 임상에서 24시간 장 리셋 단식을 활용하는 때는 다음과 같다.

항생제 사용에 따른 손상 복구

앞서 언급했듯이 항생제는 장내 박테리아의 90퍼센트를 죽인다. 좋은 박테리아, 나쁜 박테리아를 가리지 않는다. 항생제를 사용하면 감염을 유발한 나쁜 박테리아가 사라지기는 하지만, 건강을 유지하는 좋은 박테리아도 함께 몰살당하는 것이다. 일주일에 두 번의 24시간 단식을 하면 줄기세포가 재충전되면서 항생제가 변형시켰을 장관(腸管)의 지형도 복구되며 이로써 미생물이 다시 번성한다. 24시간 단식과 함께 장내 유익균의 먹이가 되는 음식을 섭취하면 오랜 시간 항생제로 손상된 몸을 회복할 수 있다.

피임약 사용에 따른 손상 복구

피임약은 미생물 다양성을 파괴하고, 장 누수의 원인이 되며, 효모가 자라는 환경을 만든다. 장 누수는 얇은 점막으로 이루어진 내벽의

촘촘한 접합부가 열려 독소, 소화 안 된 음식, 해로운 병원체가 혈류로 유입되면서 온몸에 염증 반응을 일으키는 질환을 말한다. 많은 여성이 수십 년간 피임약을 복용한 결과 장 누수라는 끔찍한 부작용을 안게 되었다.

더 심각한 것은 피임약 복용 중단 후에도 장내 손상이 저절로 복구되지 않는다는 점인데 이럴 때도 24시간 단식이 구원자가 될 수 있다. 24시간 단식을 거듭 시도할수록 피임약으로 손상된 장을 더 많이 복구할 수 있다. 손상된 내장 복구에는 24시간 단식의 치유 효과가 어떤 항생제나 고급 보충제, 호화로운 식단보다 강력하다.

소장 내 세균 과증식 극복

소장 내 세균 과증식(SIBO)은 극복하기 가장 어려운 장 질환 중 하나이다. 대장과 달리 소장은 원래 박테리아가 적은 환경이기 때문에, 박테리아의 과증식은 소장에서 문제가 된다. (엄밀히 말하면 박테리아는 대장과 이어지는 소장 말단 부분에 존재하며 대장의 혐기성 박테리아가 소장 내로 증식하는 것이라 볼 수 있다.) SIBO의 대표적인 증상은 채소처럼 섬유질이 풍부한 음식을 섭취할 때 나타나는 복부 팽만감이다. 이 상태를 지속적으로 치료할 수 있는 보충제나 약물은 거의 없지만, 24시간 단식이 효과적일 수 있다. 이는 우리 몸이 스스로 치유 과정을 시작하도록 돕기 때문이다.

24시간 단식은 박테리아에게 성장에 필요한 먹이를 제공하지 않음으로써 장내 환경을 변화시키고, 이를 통해 미생물들이 항상성, 즉 신체가 최적의 기능을 발휘하는 상태로 돌아가게 한다.

지방 연소 단식
(36시간 이상 단식)

단식이 세계를 강타한 이유가 많은 사람이 효과적인 체중 감량을 경험했기 때문이라는 데는 의심의 여지가 없다. 하지만 하루 한 끼만 먹으며 매일 단식하는데도 체중 감량이 어려운 사람들도 있다. 나는 이처럼 체중 감량이 쉽지 않은 일부 여성들을 36시간 단식으로 인도하기 시작했다. 그러자 마법과 같은 효과가 나타났다!

단시간 단식으로는 켜지 못한 지방 연소 스위치가 마침내 켜진 것이다. 다음과 같은 효과를 원한다면 가끔은 36시간 단식을 권한다.

체중 감량 저항 최소화

죽어도 살이 안 빠진다고 말하는 여성들이 많다. 이런 여성 중 대부분은 짧은 시간 주기의 간헐적 단식만으로도 체중을 감량하기 어렵다. 36시간 이상의 지방 연소 단식은 짧은 시간 단식으로는 체중 감량 효과가 없거나 적은 여성들을 위해 마련한 방법이다. 이 주기의 단식이 체중 감량에 그토록 큰 효과를 내는 이유는 무엇일까? 건강하지 않은 식사를 오랫동안 해왔다면 우리 몸은 여분의 에너지를 간과 지방 세포에 보관해 두었을 것이다. 이렇게 저장된 에너지(글리코겐과 지방)를 소비하려면 24시간 이상 단식 상태를 유지해야만 한다. 그런데 임상 경험에 따르면 해법을 위한 마법의 숫자는 36이다.

2019년 발표된 '세포 대사' 연구에서는 12시간의 식사 시간에 이은 36시간 단식의 힘을 조사했다. 이 방법은 격일 단식^{ADF}(Alternate-Day Fasting)이라고도 불리는데 비슷한 유형의 연구들 가운데서도 가장 큰 규모의 이 연구에서 실험 참가자들은 30일 동안 격일 단식 식이 요법을 따랐다. 이 실험에서 주목할 것은 식사를 하는 12시간 동안에도 케톤이 지속해서 생성되었다는 점이다. 콜레스테롤과 염증이 감소하는 결과도 나타났다.[3] 그런데 가장 흥미로운 부분은 격일 단식 그룹에서 발생한 복부 주변의 지방 감소였다.

단식이 처음이라면 36시간이나 음식을 먹지 않는 것이 어려울 수 있다. 하지만 단식에 점점 익숙해지면 위와 같은 연구 결과들과 자기 스스로 확인한 긍정적인 결과들로 인해 더 강한 대사 치유 반응을 일으키는 36시간 단식 상태를 유지할 준비가 되었다고 느끼는 때가 올 것이다.

저장된 에너지 소비 가속화

여성들이 단식을 할 때 혈당이 상승하는 경우가 종종 있다. 이는 체내에 저장된 에너지가 포도당으로 분해되어 혈액으로 방출되기 때문이다. 이는 살이 빠지는 과정이기도 한데 조직 여기저기 쌓여 있는 잉여 에너지가 모두 소비되기 전까지는 꾸준한 체중 감량 효과를 보지 못하는 여성들이 많다. 저장된 에너지를 소비하는 방법에는 여러 방법이 있지만 가장 좋은 방법은 단식을 활용하는 것이다.

간단히 말해서, 단식을 더 오래 할수록 체내에서 저장된 에너지를 소비할 기회를 더 많이 얻게 된다. 저장된 에너지원이 더 빨리 방출되도록 하려면 36시간 단식 같은 장기 단식을 혼합해 보는 것도 좋다. 36시간 단식은 몸에 적절한 스트레스를 줌으로써 당을 방출할 수밖에 없도록 하는 마법을 부린다.

콜레스테롤 수치 개선

콜레스테롤은 간에서 생성되는데 간에 당, 염증성 지방, 독소가 다량으로 유입되면 콜레스테롤 수치가 증가한다. 간은 케톤도 만드는데 36시간 단식과 같은 긴 시간 단식은 케톤을 만드는 간의 능력을 향상시킬 뿐만 아니라, 간이 콜레스테롤을 과다 생산하는 것을 멈추고 회복하는 데 도움을 준다. 저탄수화물 고지방 식이 요법을 하면 콜레스테롤이 증가하는 경우가 종종 있는데 이는 간이 과부하 상태로 단식의 도움이 필요하다는 신호다. 여러 연구와 임상 경험은 36시간 단식이 간을 정화하고 케톤을 만들게 한다는 사실을 거듭 증명해 왔다. 길게 단식하는 동안 간이 치유되면서 콜레스테롤 수치도 떨어지는 것이다. 한 달에 한 번 정도 36시간 단식을 하는 것이 콜레스테롤 문제의 해결책이 될 수 있다.

도파민 리셋 단식
(48시간 이상 단식)

48시간 이상의 단식은 정신 건강을 염두에 둔 단식이다. 앞서 언급했듯이 단식은 도파민 수용체 부위를 복구하고, 새로운 도파민 수용체를 만들며, 도파민 경로를 개선할 수 있다.[4] 24시간 이상의 단식이 도파민 수용체의 민감도를 높인다는 과학적 증거도 있다.

지난 몇 년 동안 여러 가지 단식을 실천하는 온라인 커뮤니티를 이끌어 왔는데, 나는 그것을 '단식 훈련 주간 Fast Training Week'이라고 부른다. 이 기간에 커뮤니티는 다른 시간 주기의 단식을 연이어 실천하는데, 특히 48시간 주기의 도파민 리셋 단식은 정신 건강 증진 차원에서 다른 어떤 단식보다 큰 효과를 보였다. 48시간 단식의 가장 흥미로운 부분은 단식의 효과가 바로 나타나지 않는다는 것이다. 정신이 맑아지는 등의 효과는 전체 도파민 시스템이 재생되는 몇 주 뒤에야 느낄 수 있다. 하지만 단 한 번의 48시간 단식만으로도 효과를 볼 확률이 높다. 48시간 단식은 다음과 같은 효과를 가져온다.

도파민 레벨 재설정

삶에서 즐거움을 느끼지 못한다면 주변 환경보다는 신경화학적 상황 탓인 경우가 많다. 앞서 언급했듯이 일상적으로 도파민 분비를 촉진하는 사건이 너무나 많은 나머지 도파민 기준치가 올라갔기 때문에 정작 즐거운 순간을 경험하기 어렵다. 도파민은 더 많은 양을 원하는 특성이 있어서 도파민 수치가 높으면 아주 신이 날 수 있지만, 지나치게 많이 밀려들면 오히려 만족감을 느끼지 못하기 때문이다. 도파민 리셋 단식을 하면 도파민 수치가 조정되고, 즐거운 기분을 되찾을 수 있다. 도파민 레벨 재설정을 위해 48시간 단식을 여러 번 할 필요는 없다. 1년에 한 번만으로도 효과를 볼 수 있다.

불안감 완화

불안하다고 느낀다면 편도체라는 뇌 영역이 우리를 움직이고 있다고 생각하면 된다. 편도체는 우리를 안전하게 지키는 역할을 하기 때문에 뇌의 이 부분이 우리를 통제하면 삶에서 잘못된 점들만 생각하게 된다. 이는 신체를 투쟁-도피 모드에 밀어 넣어 만나는 모든 스트레스 요인에 반응하게 만드는 것이다. 이러한 상태에서 벗어나는 방법은 두 가지다. 하나는 전전두엽 피질PFC(pre-frontal cortex)을 자극하는 것이고, 다른 하나는 GABA라는 신경 전달 물질을 만드는 것인데 48시간 단식은 뇌가 이 두 가지 과제를 모두 달성하도록 돕는다. 48시간 단식을 실천한 사람들 중 대부분이 단식이 48시간에 이르렀을 때 뇌가 더 차분해지고 지나친 불평도 하지 않게 된다는 사실을 알아차릴 것이다.

면역 리셋 단식
(72시간 이상 단식)

이 단식은 흔히 '3~5일 물 단식'이라고 부른다. 많은 사람이 5일까지 단식을 하는 이유는 줄기세포가 72시간 단식 상태에서 재생되기 때문인데,[5] 재활성된 줄기세포는 손상된 신체 부위를 찾아서 재생시킨다. 3일간 단식하면 새롭게 개선된 줄기세포가 노화된 세포에 극적인 치유 효과를 선사하며 다시 식사를 시작할 때까지 줄기세포를 계속 만든다. 그래서 많은 이들이 줄기세포 생성을 극대화하고자 5일 이상 단식 기간을 연장한다.

3일간의 물 단식(물 외에 다른 것을 먹지 않는 단식)을 누구나 쉽게 해낼 수 있는 것은 아니다. 하지만 72시간 단식은 심각한 질환을 앓는 사람에게 기적을 선사할 잠재력이 있다. 화학 요법을 거친 환자들을 대상으로 한 3일간의 물 단식 초기 연구는 암 진단을 받은 환자들이 이 유형의 단식을 통해 면역 체계를 정비할 수 있음을 입증했다.

물 단식 사흘째가 되면 효율이 떨어진 낡은 백혈구 세포가 파괴되고 새로운 백혈구 세포의 힘과 회복력이 더 강해진다. 류머티즘성 관절염처럼 무자비한 자가 면역 질환, 오십견 같은 치료하기 힘든 근골격 질환, 생활 습관으로 인한 제2형 당뇨 그리고 암을 경험한 사람들에게 면역 리셋 단식은 기적이 될 수 있다. 다음 세 가지 중 하나 이상의 효과를 원한다면 72시간 이상의 단식을 추천한다.

만성 질환 예방

아직 충분히 연구되지 않았지만, 많은 전문가는 1년에 1~2번 3일 간의 물 단식을 하면 당신의 몸속에 축적될 수 있는 암세포를 제거하는 데 도움이 될 것이라고 믿는다. 우리 몸에는 암세포가 존재한다. 제대로 기능하는 면역 시스템은 암세포가 종양으로 변하는 것을 막아준다. 문제는 신체·정서·화학적 스트레스 요인들이 면역 시스템을 약화시켜 이러한 암세포를 탐지하는 것을 방해하는 것이다. 3일 물 단식은 면역 시스템을 재부팅하는 데 효과적이기 때문에 많은 사람들이 이 단식법을 만성 질환의 예방 도구로 사용한다.

만성 근골격 질환의 통증·결림 완화

3일간의 물 단식으로 다시 활성화된 줄기세포는 면역 시스템 복구에만 영향을 주는 것이 아니다. 줄기세포는 모든 손상된 신체 부위를 복구할 수 있으며 그 때문에 면역 리셋 단식이 관절염 같은 만성 근골격 질환과 싸우는 데 가장 효과적이다. 나는 우리 병원에서 72시간 이상 단식을 통해 좀처럼 없어지지 않는 질환의 치료에 큰 효과가 나는 것을 목격해 왔다.

최근 운동을 즐기는 노령층에서 반복적 운동으로 인한 관절의 만성 퇴행성 질환을 극복할 방법으로 줄기세포 주사가 유행하고 있다. 그런데 줄기세포 주사를 한 번 맞는 비용이 수만 달러에 이른다. 나는 끈질긴 질환으로 고통받는 환자들에게 3일 물 단식을 시도해서 신체가 스스로 줄기세포를 생성해 손상된 신체 부위를 치유할 수 있는지 확인해 보라고 권했고, 나 역시 시험해 보았다. 당시 나는 아킬레스건 부상으로 통증이 심해 휴식, 마사지, 지압, 허브, 침 치료 등 모든 방법을 동원했지만, 통증은 사라지지 않았다. 그래서 최후의 수단으로 5일 물 단식을 시도했는데 거짓말처럼 통증이 사라졌고 재발도 없었다. 이것이 장기 단식이 가진 힘이다.

노화 방지

줄기세포는 우리 몸속 다양한 세포들을 고치는 역할을 한다. 줄기세포가 급증하면 퇴행이 가장 많이 진행된 조직부터 찾아내 치료한다. 줄기세포가 생성되려면 단식 후 72시간 이상이 걸리므로 72시간 이상 단식이 필요하다. 노화 방지를 위해 단식하는 사람들은 단식 시간을 며칠 더 연장하여 줄기세포가 되도록 많이 생성되도록 한다. 단식을 깨고 음식을 섭취하면 더는 줄기세포가 생기지 않는 것을 알기 때문이다.

지금까지의 이야기로 단식이 건강에 얼마나 큰 영향을 줄 수 있는지 큰 그림을 볼 수 있었기를 바란다. 나는 계속해서 단식의 목표가 자신만의 단식 리듬을 찾는 데 있다는 사실을 상기시킬 것이다. 아무리 설득력 있는 과학적 근거가 있더라도 그것을 자신의 건강 목표, 처한 환경, 호르몬의 요구에 맞추지 않는다면 아무 쓸모가 없다. 단식을 효과적으로 수행하기 위해 대사 전환, 당신의 호르몬 프로필, 단식 시간의 차이가 어떤 결과를 가져오는지 보다 깊이 있는 이해를 돕는 여정에 당신을 초대할 생각이다.

대사 전환은 2, 3장을 할애해 설명했을 만큼 매우 중요한 개념이다. 종종 간과되곤 하는 대사 전환의 개념을 제대로 이해한다면 건강을 증진할 뿐만 아니라 당신이 세운 건강 목표에 가장 유용한 단식 라이프스타일을 찾을 수 있을 것이다.

Chapter 4

대사 전환,
체중 감량의 비결이 되다

우리 몸의 놀라운 점 중 하나는 스스로를 끊임없이 재생한다는 것이다. 낡은 세포는 죽고 새로운 세포를 만들어 몸의 각 부위를 각기 다른 속도로 복제해 간다. 이로 인해 우리는 7년마다 완전히 새로운 몸을 갖게 된다. 예를 들어 피부 세포는 2~4주마다 교체되고, 위 내벽을 감싼 세포들은 5일마다 교체되며, 간세포가 완전히 교체되는 데는 150~500일 정도가 걸린다.

그런데 여기 문제가 하나 있다. 병든 세포 또한 더 많은 병든 세포를 복제한다는 점이다. 세포가 병에 걸리면 그 병든 세포 역시 계속 복제한다는 얘기다. 그래서 건강은 우리 몸이 일상의 활동에 어떻게 대응하는지와 밀접한 관련이 있다. 우리가 접하는 신체적, 정서적, 화학적 스트레스 요인들이 세포를 건강하고 활력 있는 상태로 유지할지 아니면 더 병들고 지친 상태로 바꿀지를 결정할 수 있다.

이러한 세포의 변화는 노화를 가속해서 다양한 질병을 유발하고 삶의 즐거움을 앗아가기도 한다. 하지만 이런 상황을 역전시킬 방법이 있다. 이런 상황에서 벗어나고 싶다면 세포를 다시 건강하게 만들어야 하는데 가장 효과적인 방법은 단식을 대사 전환의 도구로, 젊음의 샘으로 활용하는 것이다.

대사 전환은 포도당을 이용해 에너지를 얻는 상태에서 케톤으로부터 에너지를 얻는 상태로 전환하는 것을 말하는데, 두 가지 연료원으로 들고 나는 행위가 치유 반응을 끌어낸다. 요즈음은 냉수욕, 저산소 호흡법,[1] 단식 등 대사 전환을 시도하는 다양한 방법이 인기를 모으고 있다. 이런 방법들은 모두 세포 복구를 강제하는 지점까지 우리 몸을 궁지에 몰아넣는 것이다. 극단적으로 들리겠지만 우리 몸은 본래 대사 전환을 위해 설계되었다. 수렵과 채집을 하던 우리 조상들은 식량이 부족한 시대에도 살아남아 번성했다. 인간은 어떻게 음식이 없는 혹독한 조건에서 번성할 수 있었을까? 우리 조상들이 거쳤던 전형적인 상황을 가정해 보자.

아침에 일어나면 그들은 생명을 유지할 에너지원을 구하기 위해 사냥에 나서야 했다. 그들에겐 탐색과 사냥에 쓸 연료가 필요했지만, 전날부터 아무것도 못 먹어 단식 상태였다. 단식으로 인해 케톤이 생성됐고 생활에 필요한 자원과 생존에 필요한 식량을 찾기 위한 집중력

---

1. 저산소 호흡법(Hypoxic Breathing): 의도적으로 산소가 줄어든 공기를 호흡하면서 이산화탄소 내성을 강화하는 방법.

이 제공됐다. 이 케톤은 세포에 필요한 에너지를 공급하고 세포를 복구해 힘을 내서 사냥하고 채집하게 해주었다. 식량을 구한 날이면 그들은 불 주위에 모여 음식을 배불리 먹었다. 음식은 대부분 사냥한 고기와 채집한 식물로, mTOR이라고 불리는 세포의 성장 과정을 촉진해 뇌와 근육을 강화했다. 다음 날이면 이 포식과 굶주림의 주기가 다시 시작됐다. 매주, 매달, 우리 조상들은 대사 전환이 생존 가능성을 높인다는 사실을 입증했다.

반면 현대 사회에서는 대사 전환의 기회가 거의 주어지지 않는다. 365일 24시간 음식을 구할 수 있고 깨어나는 순간부터 잠자리에 드는 순간까지 먹을 수 있다. 좋아하는 드라마를 몰아 보다가 배고프다는 생각이 들면 스마트폰으로 배달 앱을 열어 음식을 주문한다. 이러한 문명의 이기가 그 순간에는 편하게 느껴지겠지만 우리를 대사적으로 병든 상태로 만들었다. 이제 우리 선조들을 모방할 순간이 왔다.

대사 전환이 가져오는 치유 효과

대사 전환이 어떠한 혜택을 주는지 자세히 살펴보자. 예를 들어 간은 대사 전환을 매우 반긴다. 단식에 들어가면 간세포에 저장된 당을 소비하게 하여 간이 치유되고 복구될 수 있기 때문이다. 단식 후에 건강에 도움이 되는 민들레 어린잎이나 적색 치커리 같은 쓴 채소 등을 먹었다면 장기 치유는 물론이고 대사 치유까지도 도운 셈이다. 대사 전환은 장에게도 좋다. 24시간 이상의 장기 단식을 하면 장의 점액질 내벽이 복구되면서 음식과 호르몬 대사에 도움을 주는 좋은 미생물이 자라는 데 적절한 환경이 조성된다.

장이 정원이라면, 단식은 땅을 갈고 잡초를 뽑아 아름다운 꽃이 자라도록 땅을 비옥하게 만드는 도구다. 정원이 풍성하려면 땅도 갈아야 하고 식물도 심어야 하는데 프로바이오틱스와 프리바이오틱스가 들어 있는 식품은 우리가 정원에 심어야 할 꽃이다.

두 가지 대사 상태가 전환될 때 뇌도 혜택을 본다. 매초마다 두뇌 전체에 수백만의 정보를 옮기는 수조 개에 달하는 배달원, 뉴런은 독소와 과도한 당 때문에 손상된다.

단식을 하면 뉴런들이 복구되기 시작하면서 한 뉴런에서 다른 뉴런으로 정보가 빠르게 전달된다. 비타민, 미네랄, 단백질, 지방산이 풍부한 음식이 뉴런이 맑은 정신과 집중력을 유지하는 데 필요한 연료를 공급해 준다. 단식은 뉴런을 정화하고, 영양가 있는 음식은 뉴런의 힘을 키운다. 뇌 속 수조 개의 뉴런이 최고의 기능을 하려면 두 가지 대사가 모두 필요하다. 대사 전환이 몸을 복구하고 치유하는 데 그렇게 큰 역할을 하는 이유는 무엇일까?

대사 전환에는 ▲ 자가 포식과 세포 성장의 교대 ▲ 호르메틱 스트레스 생성 ▲ 미토콘드리아 치유 ▲ 뇌의 뉴런 재생의 네 가지 치유 효과가 있다.

자가 포식과 세포 성장의 교대

대사 전환이 일어나면 두 가지 세포 치유 과정, 바로 자가 포식과 mTOR를 오가게 된다. 이 두 과정은 밤과 낮에 비유할 수 있는데 동시에 두 상태에 있을 수는 없다. 이전 장에서 자가 포식에 대해 이야기했는데 자가 포식의 반대편에 mTOR이 있다.

mTOR은 세포 성장 경로로 이 과정을 활성화하면 호르몬 생성에 기여하는 세포를 성장시키고, 골격근을 만들고, 췌장에서 인슐린을 생성하는 베타 세포까지 재생할 수 있다. 하지만 mTOR에는 어두운 면도 존재한다. 하루 종일 먹으면서 mTOR을 계속 자극하면 세포가 지나치게 자주 성장 상태에 있게 되는 점이다. 몸의 모든 세포에는 수명이 있는데 성장을 계속 자극하면 세포의 수명은 짧아진다. 그래서 약간의 mTOR 자극은 유익하지만, 지나친 mTOR 자극은 세포를 빨리 노화시킨다.

단식에서 논란이 많은 개념 중 하나는 단식이 근육 손실을 야기한다는 점이다. 이 부분에서도 대사 전환이 빛을 발한다. 지나치게 단식을 자주 해서 끊임없이 자가 포식을 자극하면 단식 상태에서 근육에 저장된 포도당을 연료로 사용하고, 이로 인해 골격근이 소실될 수 있지만 단식 후 식사를 하면 근육에 다시 포도당을 저장하고 필요할 때 연료로 쓴다.

하루 종일 음식을 먹느라 단식할 시간이 충분치 않으면 세포가 계속 성장 상태에 놓여 노화가 촉진된다. 하지만 단식 상태와 음식 섭취

상태를 오가게 되면 두 치유 경로의 혜택을 모두 얻을 수 있다. 단식하는 시간에는 세포를 정화하고 그에 이어 건강에 좋은 음식을 먹는 시간에는 세포가 건강하게 성장하는 데 도움을 주는 필수 영양소를 공급한다. 많은 여성이 대사 전환이 체중을 감량하는 동시에 근육을 성장시킨다는 사실을 경험을 통해 알고 있다. 그 전환을 월경 주기에 맞추면 살은 빠지고 근육은 키우며, 좋은 호르몬의 생성까지 꾀할 수 있다.

호르메틱 스트레스 생성

대사 전환이 효과를 내는 두 번째 이유는 우리 몸에 호르메틱 스트레스Hormetic Stress를 만들기 때문이다. 호르메틱 스트레스는 적절한 스트레스 자극으로 신체의 적응을 유도하여 세포를 더 건강하고 효율적으로 만드는 역할을 한다.

혹시 운동할 때 호르메틱 스트레스를 경험해 보았는가? 새로운 운동을 하면 우리 몸은 스트레스를 받는다. 역기 운동을 예로 들어보자. 역기의 무게를 늘릴 때마다 근육은 손상되는데 손상되고 치유되는 과정에서 근육은 더 강해진다. 반면 같은 중량으로 계속 운동하면 근력이 더 이상 증가하지 않는다. 적절한 스트레스가 도움이 되는 셈이다. 트레이너들은 이를 잘 알기 때문에 운동의 종류를 계속 달리해서 몸이 새로운 수준에 적응하도록 만든다.

30일 단식 리셋에서는 단식 라이프스타일로 들어가는 첫 호르메틱 스트레스 단계를 자세히 설명할 예정이다. 하루 종일 먹던 습관에서 하루 두 끼만을 먹는 상태로 처음 전환한 여성들은 체중 감량, 수면 개선, 맑은 정신과 같은 긍정적인 결과를 경험한다. 이런 매력을 추진력 삼아 단식을 편안하게 받아들인다. 하지만 여기에는 문제가 있다. 이런 변화 없는 방식을 이어가면 호르메틱 스트레스가 점점 약해져 그만큼 얻는 혜택도 줄어든다는 점이다. 다시 호르메틱 스트레스의 혜택을 보려면 단식 시간에 변화를 줘야 한다. 단식 시간에 변화를 주어 세포에 계속 호르메틱 스트레스를 주어야 대사 건강을 강화할 수 있다.

미토콘드리아 치유

대사 전환은 미토콘드리아에게 마법과 다름없다. 세포의 발전소라 불리는 미토콘드리아의 주요 기능 두 가지는 세포에 에너지를 공급하고 세포를 해독하는 일이다. 미토콘드리아는 우리가 먹는 음식에서 포도당과 영양소를 받아들이고 그것들을 ATP^Adenosine Triphosphate(아데노신 3인산), 즉 에너지의 생화학적 이름으로 전환시킨다. 우리 몸의 모든 기능이 원활하게 작동하려면 ATP가 꼭 필요하다. ATP가 충분치 않으면 지치고 기력이 떨어지며 건강에 문제가 생길 것이다.

심장, 간, 뇌, 눈, 근육 등 우리 몸에서 가장 열심히 일하는 부위는 미토콘드리아의 밀도가 높다. 그런 미토콘드리아에 문제가 생겼음을 보여주는 몇 가지 지표가 있다. 운동 중에 근력이 떨어진다거나, 자주 졸리거나, 만성적 피로감을 느끼게 되는 것이다. 머릿속이 맑지 않고 집중하기 어렵거나 음식 없이 견디기 힘들어질 수도 있다. 미토콘드리아가 건강의 지표라는 사실을 확인할 수 있다.

오랫동안 만성 질환은 유전의 탓이라고 여겨졌다. 『암은 대사 질환이다』(2023)의 저자인 토머스 사이프리드Thomas Seyfried와 같은 연구자들은 최근 연구에서 질병은 유전자로 인해 발생하는 것이 아니라, 제 기능을 하지 못하는 미토콘드리아 탓이라고 말하면서 기존 이론에 이의를 제기했다. 사이프리드 박사는 노벨상 수상자 오토 바르부르크Otto Warburg의 '암세포에서 일어나는 산성 변화 연구'를 확장해서 질병이 미토콘드리아에서 시작된다는 사실을 밝혀냈다.[1] 이처럼 미토콘드리아가 제 기능을 하지 못하면 세포 내에서는 질병이 발생할 수 있다. 사이프리드 박사의 연구를 계기로 미토콘드리아 변화로 인한 만성 질환 문제를 조사하는 연구들이 뒤따랐다.

대사 전환은 포도당과 케톤 모두를 연료로 사용하는 미토콘드리아에 긍정적인 영향을 준다. 음식을 먹으면 이 작은 기적의 기계들은 포도당을 받아들여 에너지로 바꾼다. 단식을 하면 케톤이 생성되고 미토콘드리아는 이 역시 흡수해 에너지로 만든다.

미토콘드리아가 병들면 포도당 사용의 효율이 떨어지기에 식사 후 피로를 느낀다. 주기적으로 다른 단식 상태로 전환하면 케톤이 생성되어 미토콘드리아를 복구하고 보다 유리한 방식으로 포도당을 이용할 수 있다.

해독은 미토콘드리아가 우리 몸을 위해 수행하는 또 다른 중요한 업무다. 미토콘드리아는 글루타티온을 생산하거나 메틸화Methylation를 통제하는 두 가지 방식으로 이 일을 수행한다.

글루타티온은 산화 스트레스를 낮추고, 세포 염증을 줄이며, 인슐린 민감성을 개선하고, 피부를 재생하고, 건선·파킨슨병 같은 질환의 치료를 도우며, 심혈관 건강 전반에 긍정적 영향을 미치는 최고의 항산화제다. 메틸화는 대단히 복잡한 세포 과정인데 간단히 설명하자면 세포가 독소를 내보내는 경로라고 할 수 있다.

미토콘드리아가 건강할 때는 메틸화를 시작해 독소를 재빨리 세포 밖으로 운반한다. 반면 미토콘드리아가 손상되면 글루타티온이 부족해지면서 적절한 메틸화가 이루어지지 않는다. 이렇게 독소가 신체 내부에 머물게 되면 염증 및 세포 부위 손상을 일으키고 때로는 질병 유전자도 자극한다.

대사 전환의 방법을 배운다면 당신의 미토콘드리아가 치유되고 세포의 건강이 회복되기 시작될 것이다.

뇌의 뉴런 재생

우리가 하는 모든 생각, 우리의 모든 기억, 우리가 느끼는 모든 정서는 수조 개에 달하는 뇌의 뉴런을 통과한다. 이 뉴런이 퇴화하면 인지 능력에 변화가 생겨 대화 중에 무슨 말을 하고 있었는지 잊어버리거나, 왜 방에 들어갔는지 기억하지 못하는 양상이 나타날 수 있다.

뉴런의 퇴화는 제시된 새로운 정보를 저장하는 데 어려움을 겪는 식으로 다가올 수도 있다. 뉴런은 좋지 못한 식이 방식, 중금속과 같은 독소, 뇌 사용 부족 등의 이유로 손상된다. 신경 퇴행으로 빚어질 수 있는 최악의 결과는 알츠하이머병이다.

단식은 제 기능을 못 하는 손상된 뉴런을 복구할 뿐 아니라 새로운 뉴런의 성장도 자극한다. 좋은 지방, 아미노산, 비타민 그리고 미네랄이 풍부한 음식을 먹으면 뉴런이 최고의 기능을 발휘할 수 있는 동력이 공급된다. 음식을 먹은 상태와 먹지 않은 상태를 오가며 대사 전환을 일으키면 뇌의 뉴런을 가장 잘 복구할 수 있다.

많은 여성이 대사 전환을 오래 실행할수록 더 큰 활력을 느끼는 경험을 한다. 나는 단식을 하는 50대 여성이 30대 때보다 정신이 더 맑고 에너지가 충만하다고 말하는 것을 수없이 들었다. 당신도 대사 전환이 선사하는 네 가지 치유의 혜택을 받는다면 매년 몸이 더 건강해지는 경험을 하게 될 것이다.

대사 전환이 가져오는 일곱 가지 효과

포도당 연소와 지방 연소, 이 두 가지 시스템 사이의 전환에서 일어나는 기본적인 치유 기전을 이해했으니 지금부터는 특정 질환에 가장 적합한 대사 전환이 어떤 것인지 알아보자. 누구에게나 유익하겠지만 두 가지 대사 상태의 전환이 당신이 찾는 기적의 치료법일 수 있다.

대사 상태 전환으로 얻을 수 있는 일곱 가지 효과, ▲ 노화 방지 ▲

지속적인 체중 감량 ▲ 기억력 증진 ▲ 장내 균형 회복 ▲ 암 예방 ▲ 독소 배출 ▲ 자가 면역 질환 완화를 알아보자.

노화 방지

노화는 그 누구도 피할 수 없지만 노화의 속도는 늦출 수 있다. 노화 과정을 늦추는 열쇠는 세포가 최선의 기능을 유지하는 데 필요한 모든 자원을 공급하는 것이다. 건강한 세포는 더 많은 건강한 세포를 복제한다는 사실을 기억하라.

노화를 예방하는 가장 중요한 방법은 세포를 최적의 상태로 유지하는 것이다. 격일 단식처럼 세포에 좋은 옛날 방식의 호르메틱 스트레스를 제공해야 세포를 강한 상태로 유지할 수 있다는 사실이 드러났다. 정기적으로 긴 시간 주기의 단식 상태에 들어간다면 세포를 적응시키는 데 적절한 양의 호르메틱 스트레스를 제공할 수 있다.

여러 연구에서 호르메틱 스트레스와 단식, 항노화 효과에 대한 설득력 높은 결과를 확인할 수 있다. 격일 단식이라고 부르는 형태의 단식은 SIRT1이라고 알려진 항노화 유전자를 더 많이 증가시키는데[2] 이 유전자는 스트레스를 받아도 생존할 수 있도록 해주는 세포 방어의 핵심 조절 장치다. 세포 안에서 일어나는 질병의 진행도 막아준다. 3주간의 격일 단식만으로도 이 유전자가 눈에 띄게 증가해 우리 몸의 노화 진행이 둔화되었다는 보고가 있다. 정말 멋지지 않은가!

어떤 다이어트든 포도당 연소와 지방 연소, 이 두 대사 상태를 오갈 기회를 제공하지 않는다면 계속 실패할 수밖에 없다. 대사 스위치를 지방 연소 모드로 바꾸는 것은 우리 몸이 궁핍할 때를 대비해 잉여 에너지를 찾아 쓰게 하는 가장 효율적인 방법이다. 단식은 바로 그러한 궁핍한 시기인 셈이다. 꾸준한 체중 감량을 꾀하려면 그 대사 스위치를 움직여야 한다. 실제로 비만인 사람은 지방 연소 모드로 전환하는 능력이 손상되어 있으며, 대사의 유연성을 회복해야 비로소 체중이 줄기 시작한다는 과학적 증거들이 늘어나고 있다. [3]

음식을 먹으면 혈당 수치가 상승하고 세포는 방금 섭취한 음식에서 얻은 에너지를 연소시킨다. 단식을 할 때는 대사 스위치를 움직여 지방을 태워서 에너지를 만들기 시작한다. 그래서 유행하는 다이어트들은 포도당 연소 시스템에서만 효과를 낸다는 단점이 있다. 먹는 음식만 조정하고 음식을 먹는 시간을 조정하지 않으니 지방 연소 에너지 시스템은 가동되지 않는 것이다. 지속적으로 체중이 감량되기를 원한다면 우리 몸 어딘가에 저장된 여분의 당을 찾도록 몸을 훈련시켜야 한다. 앞서 말했듯이 우리 몸은 여분의 당을 주로 지방, 간, 근육에 저장해 둔다. 오랫동안 건강하지 않은 식사를 해왔다면 아마 그 세 곳에 많은 당이 쌓여 있을 것이다.

근육에 저장된 당은 운동을 하면 방출된다. 그렇다면 지방 세포와 간에 저장된 당에는 어떻게 접근해야 할까? 단식 시간이 길수록 우리 몸은 지방과 간에 저장된 당에 더 가까이 접근할 수 있다. 저녁 식사를 오후 6시에 마치고 다음 날 오전 11시까지 음식을 먹지 않는다면 우리 몸에 저장된 당을 소비할 수 있는 17시간의 시간을 얻은 것이다. 단식 상태에 자주 들어갈수록 우리 몸에 쌓인 과도한 잉여 에너지를 더 많이 소비할 수 있다.

기억력 증진

뇌의 50퍼센트는 포도당으로 움직이고, 다른 50퍼센트는 케톤을 연료로 삼는다. 케톤을 만들 만큼 충분히 오래 단식 상태를 유지한 적이 없다면 뇌가 필요로 하는 연료원의 절반을 빼앗아 온 셈이다. 단식할 때 우리 몸이 어떻게 케톤을 만들었는지 기억하는가?

케톤의 존재를 감지한 뇌는 BDNF^{Brain-Derived Neurotrophic Factor}(뇌 유래 신경 영양 인자)라는 강력한 신경 화학 물질을 증가시키는데, 한 마디로 뇌의 비료다. BDNF는 새로운 뉴런이 생성되도록 자극해 뇌가 정보를 보유하는 데 필요한 자원을 더 많이 공급해 준다. 케톤이 급증하면 뇌를 진정시키는 신경 전달 물질인 GABA의 생성도 촉진된다. 이 두 신경 화학 물질이 존재하면 뇌가 학습에 최적인 상태가 된다. 뇌가 차분하고, 집중력이 강하며, 새로운 뉴런으로 가득하면 이전에 경험해 보지 못한 최적의 상태로 정보를 유지하게 된다.

단식을 하는 많은 사람이 단식 상태에서 느끼는 생산성을 하루 종일 느끼고 싶어 한다는 점을 생각하면 케톤의 급증으로 인한 인지력 개선이 얼마나 축복인지 깨닫게 될 것이다. 그러나 뇌의 연료원은 50퍼센트가 케톤이고 50퍼센트는 포도당이다. 뇌를 최상의 컨디션으로 유지하려면 지방 연소와 포도당 연소 간의 전환이 원활해야 한다. 결국 뇌가 최고의 성과를 내는 데 두 에너지 시스템을 모두 잘 사용할 수 있도록 우리 몸을 훈련시켜야 한다.

장내 균형 회복

수많은 연구를 통해 단식이 장을 치유한다는 사실을 밝혀냈다. 하지만 음식을 다시 먹는 순간, 장내 마이크로바이옴에 일어나는 많은 긍정적인 변화는 중단된다. 그렇다면 마이크로바이옴의 변화는 일시적이란 의미일까? 절대 그렇지 않다! 마이크로바이옴의 먹이가 되는 음식으로 단식을 깨우면 장의 치유를 계속 이어갈 수 있다. 이와 관련해서는 10장 '단식 깨기'에서 그 방법을 설명할 예정이다.

장내 마이크로바이옴을 이야기할 때 장내 환경Gut Terrain이라는 용어가 자주 사용되는데, 이는 좋은 장내 박테리아가 성장할 수 있는 환경을 말한다. 단식을 통해 장내 마이크로바이옴의 지형을 변화시킬 수 있다. 그렇게 함으로써 장내 점막 내벽이 음식을 보다 효율적으로 소화·흡수하도록 돕고 세로토닌같이 우리를 행복하게 만드는 주요한 신경 전달 물질도 만들 수 있다.

폴리페놀, 프로바이오틱스, 프리바이오틱스가 풍부한 음식을 먹으면 단식이 끝나고 음식을 먹을 때도 좋은 박테리아가 계속 성장한다.

음식이 그 박테리아에 연료를 공급해서 신경 전달 물질을 만들고, 건강한 면역 시스템을 지원하며, 필수 비타민과 미네랄을 제공해 준다. 그래서 단식과 섭식 상태를 오가는 대사 전환은 장내 마이크로바이옴에 큰 영향을 준다. 나는 임상 경험을 통해 단식이 우리가 경험할 수 있는 모든 장 문제를 치유하는 가장 효과적인 방법이라는 사실을 배웠다.

암 예방

미토콘드리아는 치유를 위해 케톤을 필요로 하는데 계속 포도당 연소 상태라면 미토콘드리아를 치유할 수 없다. 물론 미토콘드리아에 영양을 공급하는 음식들이 있다. 내장육이나 다양한 색상의 채소가 풍부한 식이 방식은 미토콘드리아가 동력을 내는 데 필요한 영양소를 공급한다. 하지만 뭐니 뭐니 해도 미토콘드리아 치유에 가장 효과적인 것은 케톤이다. 따라서 대사 전환은 영양소와 케톤 두 가지 모두를 이용해 미토콘드리아를 치유한다.

『암에 대한 대사적 접근The Metabolic Approach to Cancer』의 저자 나샤 윈터스Nasha Winters 박사는 세포의 대사 유연성²이 떨어지는 초기 신호를 '행그리³'라고 했는데, 특히 식사 후 몇 시간밖에 지나지 않았을 때 그런

---

2. 대사 유연성: 당 연소에서 지방 연소로 쉽게 오갈 수 있는 능력을 나타내는 용어.

3. 행그리(Hangry): '배고픈'이란 뜻의 헝그리(Hungry)와 '화난'이란 뜻의 앵그리(Angry)를 합성한 단어. 허기 때문에 화와 짜증이 몰려오는 상태.

상태가 된다고 설명했다. 이러한 상태는 세포가 지방 연소로 전환하지 않았다는 확연한 신호다. 건강한 미토콘드리아는 포도당 수치의 저하에 쉽게 적응하면서 케톤이 급증하기를 기다린다. 이런 대사 전환이 이루어지면 음식 없이 더 오래 버틸 수 있게 되므로 간이 케톤을 생성할 때까지 특별히 어려움을 느끼지 않는다. 반면 미토콘드리아가 건강하지 못하면 대사 전환 시간을 기다리기가 힘들다. 미토콘드리아가 제 기능을 하지 못할 때 암이 시작된다는 사실을 생각하면 대사 전환의 기술은 암에 걸렸거나 암에 걸리고 싶지 않은 여성 모두가 반드시 배워야 하는 것이라 하겠다.

전형적인 유방암 치료를 받은 뒤 매일 13시간 단식을 실천한 여성들의 암 재발률이 64퍼센트 낮아졌다는 사실을 입증한 연구가 있다. 13시간 단식을 통해 처음 암이 시작된 고장 난 미토콘드리아를 복구함으로써 만들어진 결과다. 13시간 단식을 하면서 영양이 풍부한 음식을 섭취하면 암 재발률은 더 낮아질 수 있을 것이다.

독소 배출

단식을 하면 독소가 세포 밖으로 배출되는데 17시간 이상의 단식을 자주 반복할 때 이런 효과가 나타난다. 17시간 단식이 자가 포식을 활성화한다는 사실을 기억하라. 이런 자극은 각 세포 안에 있는 의사를 깨우는 것과 같으며, 세포 내 의사는 세포를 정화할 수 있는지 혹은 죽여야 하는지를 판단한다.

만약 세포가 너무 손상되었다고 판단해 세포사가 일어나면 세포 내의 독소는 배출되기 위해 혈류로 들어간다. 이 시점에서는 모든 독소 처리 장기들이 독소를 시스템에서 확실히 내보내기 위한 활동을 시작한다. 단식을 하는 사람들은 간, 담낭, 장, 신장, 림프계 같은 장기들을 해독 경로Detox Pathway라고 부르는데 긴 시간 단식으로 대사 전환을 거듭할수록 해독 경로의 혼잡함을 더 잘 인식할 수 있다. 경로가 혼잡해진 상태를 경로 폐쇄 상태라고 하며 이런 상태에서는 발진, 브레인 포그, 복부 팽만, 설사 또는 변비, 활력 저하 같은 증상을 겪을 수 있다.

단식할 때 이런 증상이 나타나면 단식이 자신과 맞지 않는다고 생각하는 사람들이 있는데 이는 잘못된 생각이다. 단식이 효과를 발휘할 때 생기는 흔한 증상이기 때문이다. 우리가 할 일은 몸이 그 독소들을 수월하게 제거할 수 있도록 폐쇄된 경로를 열기 위해 노력하는 것이다. 11장 '단식을 쉽게 해주는 방법 몇 가지'에서 해독 경로를 여는 데 가장 효과적인 프로토콜을 이야기할 예정이다.

자가 면역 질환 완화

자가 면역 질환은 손상된 장, 독소의 과부하, 유전적 소인 이 세 가지 이유로 발생하는데 대사 전환은 이 세 가지를 개선하는 데 큰 도움을 준다. 면역 시스템의 70퍼센트 이상이 장에 있다고들 말한다. 그래서 어떤 것이든 자가 면역 질환이 있는 사람은 반드시 손상된 장을 복구해야 한다.

이제 우리는 대사 전환이 장을 복구하는 가장 효과적인 방법이라는 사실을 알게 되었다. 미토콘드리아가 세포의 해독 능력을 지원한다는 점을 기억한다면 미토콘드리아를 치유하면 자가 면역 질환도 나아질 것이라 예상할 수 있다. 미토콘드리아를 치료하면 해독 항산화 글루타티온이 더 많은 동력을 얻을 뿐 아니라 세포가 보다 능숙하게 독소를 세포 밖으로 이동시킬 수 있게 해준다. 미토콘드리아가 최고의 성능을 발휘하고 해독 경로가 열리면 유해 유전자는 활성화되지 못한다. 이것이 후생유전학의 기초다. 우리의 생활 방식은 유전자 활성화 버튼을 켜는 것뿐만 아니라 *끄는* 데에도 영향을 준다.

몇 년 전 낸시라는 이름의 57세 여성을 코칭한 적이 있다. 낸시는 여러 자가 면역 질환을 앓고 있었는데 하시모토병(만성 갑상샘염) 진단을 받았을 뿐 아니라 면역체가 자신의 미토콘드리아를 공격하고 있어서 미토콘드리아 항체 수치가 지나치게 높았다. 항체는 면역 시스템에서 몸에 들어오는 특정 병원체를 공격할 뿐 아니라 외부의 침입자로 인식되는 모든 것을 공격하는 세포다. 그래서 자가 면역 질환이 있다면 이 항체들이 건강한 조직을 공격하곤 한다. 내 몸이 내 갑상샘과 미토콘드리아를 공격한다면 끔찍한 고통을 느끼게 될 것이다.

낸시의 증상이 그랬다. 극도로 기력이 없고 정신이 맑지 않았으며, 여러 만성 통증과 함께 살아야 했다. 일상적인 생활을 이어 나가는 일이 전투나 다름없었고 건강은 급속히 악화되었다. 그녀는 여러 병원에 다녔지만 제대로 된 진단은 받지 못한 채 많은 약을 먹었고, 병과 함께

여자 × 단식

살아가야 한다는 말을 들었다. 더 이상 병원의 치료 계획을 받아들이지 않기로 한 낸시는 문제를 해결할 방법이 무엇인지 알아보고자 나를 찾아왔다. 낸시의 건강을 정상 궤도로 되돌리기까지는 꽤 시간이 필요했지만, 그녀의 자가 면역 질환을 해결하는 일은 생각만큼 복잡하지 않았다. 나는 그녀에게 자가 면역 질환 치유의 원리를 적용해 장을 치유하고 그녀의 몸을 공격하는 손상된 미토콘드리아를 복구하는 방법을 제안했다.

1년여의 기간 동안 그녀는 여섯 가지 시간 주기의 단식과 다양한 식이 방식을 시도했다. 이후 우리는 그녀의 몸 안에 쌓여 면역 시스템이 스스로를 공격하게 만드는 모든 환경 독소와 중금속을 찾아 해독하는 과정을 시작했고, 낸시는 완벽한 기적을 경험했다. 1년 만에 그녀의 미토콘드리아 항체는 절반으로 줄었고 갑상샘 항체는 사라졌다. 2년 동안의 치유 여정 동안 그녀의 항체는 모두 정상으로 돌아왔다. 그녀가 자가 면역 질환의 어떠한 징후도 보이지 않자 담당 의사들은 크게 놀랐다. 해독과 결합된 대사 전환은 자가 면역 질환을 해결하는 마법의 치료제였다.

섭식과 단식 상태를 오가도록 우리 몸을 훈련시키면 우리 몸의 치유 반응을 이끌어 낼 수 있다. 이것은 우리 여성들에게 경이로운 소식이다. 대사 전환의 기본 원칙을 생활에 접목시키는 것만으로도 살을 빼고, 근육을 만들고, 호르몬 균형을 맞추며, 뇌에 동력을 공급하고, 장을 고치고, 노화를 늦추고, 자가 면역 질환도 극복할 수 있다. 이제는 이 대사 전환을 월경 주기에 맞춰보기로 하자. 주목! 우리는 이제껏 상상조차 못 했던 건강 상태를 경험하게 될 것이다.

내가 담당한 캐리라는 환자가 그런 경험을 했다. 그녀는 나를 찾아와 체질량 지수를 낮추는 데 도움을 달라고 부탁했는데 난임과 체중 감량 저항성으로 애를 먹고 있다고 털어놓았다. 산부인과 의사는 체질량 지수가 너무 높아 아기를 갖는 데 어려움이 있을 수 있다고 지적하면서 체중을 감량하면 임신 가능성을 높일 수 있다고 말했다고 한다. 다이어트에 계속 실패해 왔던 캐리는 체중 감량이 난임의 유일한 해결책이라는 의사의 말을 듣고 심한 우울증에 빠졌다. 그녀가 과체중인 이유는 과식 때문이 아니었고 식단도 상당히 좋았다. 의지나 절제력이 부족한 것도 아니었다. 다이어트를 시도할 때마다 규칙을 정확히 지켰다. 그렇다면 그녀가 놓친 것은 무엇이었을까? 정답은 바로 대사 전환이다.

나는 캐리에게 대사 전환을 유도하는 여러 단식 방법과 식품 유형으로 이루어진 프로토콜을 시작하게 했다. 대사 전환을 월경 주기에 맞추어 호르몬의 흐름을 지원하는 방법도 가르쳤다. 그렇게 그녀에게 맞는 명확한 대사 전환 계획을 짜고 이 루틴을 90일간 따른 뒤 다시 나를 찾아오라고 했다. 한 달 만에 그녀는 새로운 식이 요법을 실천하고 4.5킬로그램을 감량했을 뿐 아니라 임신도 했다는 소식을 전해 왔다. 대사 전환을 월경 주기와 맞추는 방법을 실천했기에 이룰 수 있었던 성과다.

여자 × 단식

지금까지 우리는 단식을 뒷받침하는 과학과 대사 전환이 어떻게 건강을 되찾게 해주는지 그 이유를 알게 되었다. 이제 어떻게 하면 이러한 개념을 잘 흡수해 나만의 호르몬 요구에 맞춰 나갈지를 배워보자. 이제 정식으로 여성을 위한 단식법을 배울 시간이 왔다!

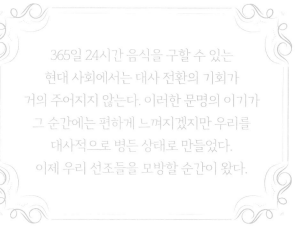

365일 24시간 음식을 구할 수 있는
현대 사회에서는 대사 전환의 기회가
거의 주어지지 않는다. 이러한 문명의 이기가
그 순간에는 편하게 느껴지겠지만 우리를
대사적으로 병든 상태로 만들었다.
이제 우리 선조들을 모방할 순간이 왔다.

Chapter 5

여성을 위한
단식은 달라야 한다

유명 첨단 기술 기업의 중역인 브리짓은 직책에 따른 과중한 책임감과 활동적인 10대의 두 딸, 빽빽한 일정으로 채워진 생활 등으로 인해 좀처럼 긴장을 풀 여유가 없었다. 심지어 스트레스마저 익숙해져버린 상태였다. 스트레스를 풀기 위한 방법으로 운동을 선택한 그녀는 달리기를 열심히 했는데 달리기는 체중을 유지하고, 마음을 안정시키고, 정신없는 일상을 버텨내는 데 도움을 주었다. 마흔이 되었을 때만 해도 그녀는 자신이 천하무적이라고 느꼈다.

하지만 마흔두 살이 되자 상황은 엉망이 되기 시작했다. 브리짓이 알아챈 첫 번째 증상은 특별한 이유 없이 살이 찌기 시작한 것이다(특히 복부). 그녀는 전형적인 체중 감량 방법에 의존해 적게 먹고 운동을 더 많이 해봤지만 뱃살은 꼼짝도 하지 않았다. 심지어 체중 감량을 위해 운동을 더 많이 하려고 노력할수록 부상만 늘어갔다. 종아리 근육이 결리고, 종종 허리가 아팠으며, 회선 건판[1] 부상도 계속 재발했다. 처음 겪는 이런 상황들 때문에 운동하기는 더 힘들어졌고, 체중 감량과 스트레스 해소를 위해 해왔던 달리기마저 할 수 없게 되자 브리짓은 심한 우울증에 빠졌다.

운동을 대체할 방법을 찾던 브리짓은 친구로부터 간헐적 단식을 시도해 보라는 얘기를 들었고, 완벽주의자인 그녀는 단식을 완벽하게 공부하려고 가능한 모든 노력을 기울였다. 그녀는 아침 식사를 거르고 커피에 MCT 오일[2]을 추가해 단식을 더 길게 할 수 있는지 알아봤다. 오래지 않아 그녀는 단식이 무엇인지 알 수 있었고 단식을 흔쾌히 받아들였다.

그렇게 단식하는 시간이 늘어날수록 기분도 좋아지는 것을 느낀 그녀는 머지않아 단식에 깊이 빠져들게 되었다. 맑은 정신, 충분한 에너지, 차분한 기분이 들며 컨디션이 최고조였다. 단식을 시작하고 나서는 시간의 여유가 생기고, 허기가 사라졌으며, 달리기할 때와 다름없는 체력도 얻게 되었다. 그녀는 이 새로운 단식 라이프스타일과 사랑에 빠졌다!

하지만 6개월 정도가 지나자 부작용이 생기기 시작했다. 처음엔 가슴이 두근거리는 증상이 나타났는데 한낮에 책상 앞에 앉아 있으면

---

1. 회선 건판: 팔 상부를 어깨 관절에 고정하는 근육.

2. MCT 오일(Medium Chain Triglycerides oil): 중쇄 지방산 오일. 길게 연결된 장쇄 지방산보다 분해가 쉬워 빠르게 에너지원으로 전환되는 특성이 있다.

심장이 뛰기 시작했다. 그렇게 하루하루가 각종 스트레스 요인들로 가득해지자 그녀는 '과도한 스케줄이 결국 내 발목을 잡는구나'라는 생각이 들었다. 가슴이 뛰는 증상은 곧바로 불안감으로 바뀌더니 일과 중에 뚜렷한 이유 없이 공황 발작이 일어났다. 무엇이 이런 발작을 유발했는지 알 수도 없었다. 더 큰 문제는 공황 발작을 멈출 수 있는 방법을 몰랐다는 점이다. 다음으로는 수면에 문제가 생겼다. 잠에 빠질 만큼 몸을 이완시킬 수 없었고 새벽 두 시면 깨어나서 다시 잠들기 위해 애를 써야 했다. 어느 날 아침엔 샤워를 하다 머리카락이 뭉텅이로 빠지는 걸 알아차렸다. 몇 주에 걸쳐 이런 상태가 지속되자 탈모 부위가 눈에 띌 정도였다.

걱정이 된 그녀는 의사를 찾았지만 다양한 혈액 검사 결과 정상이라는 소견을 얻었다. 의사가 식이 방식에 대한 질문을 하자 브리짓은 단식 요법을 이야기했다. 놀랍게도 의사는 단식을 중단해야 한다고 충고했다. 단식이 여성들에게 좋지 않다는 것이 그 이유였다. 희망이 꺾인 브리짓은 답답하고 우울하고 답이 없는 듯한 느낌을 받았다.

다행히 그때 한 친구가 여성을 위한 단식 방법을 이야기하는 내 유튜브 영상을 추천해 주었다. 단식에는 단순히 식사 시간을 건너뛰는 것 이상의 의미가 있으며, 여성은 (남성과 달리) 한 달 주기의 호르몬 흐름에 따라 단식에 접근해야 한다는 이야기는 신선한 충격이었다. 그녀는 단식이 문제가 아니라 자신이 여성을 위한 단식을 하지 않았다는 사실이 문제일 수 있겠다고 생각했다. 호르몬의 오르내림에 맞춰 단식 주기에 변화를 주지 않았던 것이다. 브리짓은 이 새로운 이야기에 다시 희망을 얻었다. 그녀는 즉시 변화하는 자신의 호르몬 니즈에 맞춰 단식 요법을 조정했고 한 달 만에 탈모가 멈췄다. 불안과 공황 발작이 사라졌으며, 예전처럼 숙면을 취할 수 있게 되었다.

월경 주기는 생식을 위한 완벽한 조화 속에 움직이는, 기적과도 같은 신경 화학 반응의 교향곡이다. 지금까지 월경을 귀찮은 일로만 여겼다면 매달 일어나는 그 마법을 다시 생각해 보길 바란다. 지금까지 월경 주기는 건강과 관련된 논의에서 배제됐고 우선시된 적이 없다. 이런 상황은 너무나 많은 면에서 우리 여성들에게 영향을 미쳤다. 그중 우리의 생활 방식이 이 호르몬 시스템의 정교한 디자인에 어떻게 영향을 미칠 수 있는지를 온전히 이해하지 못한 채로 살아오게 했다는 것이 가장 큰 문제다. 월경 주기에 대한 적절한 이해가 없으면 호르몬은 고통을 받는다. 이는 우리 여성들의 몸이 고통받는다는 뜻이다. 여성을 위한 단식 방법을 배우게 된다면 이 아름다운 신경 화학 물질들이 우리를 위해 열심히 일하게 만듦으로써 시너지 효과를 불러올 수 있다.

내가 여성을 위한 단식법을 잘 알고 있는 이유는 나 역시 브리짓처럼 고생 끝에 이 사실을 알아냈기 때문이다. 내가 마흔이 되자 호르몬들은 완경기를 향해 사나운 여정을 시작했다. 당시 나는 월경 주기 기제들을 정확히 이해하고 있으면서도 호르몬 기복이 어떻게 기분, 생산성, 수면, 심지어는 의욕에까지 영향을 주는지 완전히 파악하지 못한

여자 × 단식

상태였다. 내 생활 방식을 매달 변화하는 호르몬에 어떻게 맞추어야 하는지도 알지 못했다.

여성들 대부분은 어떻게 우리의 생활 습관을 호르몬과 맞춰야 하는지 배워본 적이 없다. 사실 대부분의 여성은 어떤 호르몬이 28일 주기로 오가는지도 모르고 있는데 이것은 큰 문제가 아닐 수 없다. 이로 인해 너무나 많은 호르몬 불균형 문제를 겪고 있기 때문이다. 음식, 운동, 사회적 활동, 단식 등의 시점을 정하는 방법을 둘러싼 교육은 사춘기에 시작되어야 한다. 왜 우리는 여자아이들에게 이런 교육을 하지 않을까? 월경 주기 동안 오가는 호르몬들을 이해하게 되면 호르몬의 기능을 극대화하도록 생활 방식을 조정함으로써 믿기 힘들 정도의 강한 활력과 의욕을 느낄 수 있음을 알게 될 것이다.

월경 주기와 관련해 첫 번째로 알아야 할 점은 모든 여성의 월경 주기가 다르다는 사실이다. 대다수 여성의 월경 주기는 약 28일이지만 그보다 짧은 사람도 있고 30일을 넘기는 사람도 있다. 월경 주기와 관련해 두 번째로 알아야 할 점은 그 주기 동안 호르몬들의 수치가 오르내린다는 사실이다. 호르몬은 한 달 내내 일정한 수준을 유지하지 않으며 기복이 있다. 이러한 사실을 알고 있어야 하는 중요한 이유는 호르몬 기복으로 인해 몸과 마음이 달리 느껴지기 때문이다. 호르몬에서 가장 난해한 부분은 그들이 계속 움직이는 표적이라는 점이다. 호르몬 체계를 설명할 때 알게 되겠지만 각 호르몬은 다음 호르몬의 성과에 큰 영향을 준다. 그래서 한 호르몬이 뒤처지면 팀 전체가 무너져

내릴 수 있다. 이 호르몬들 각각이 기분, 수면, 의욕, 에너지, 식욕, 단식 능력에 미치는 영향을 파악함으로써 우리 인생도 바꿀 수 있다.

여성을 위한 단식을 이야기할 때 재미있는 부분은 이런 호르몬들에 대해서 잘 알게 된다는 점이다. 앞으로 월경 주기와 관련된 주요 호르몬들과 그 호르몬들의 한 달간의 변화를 소개할 예정이다. 현재 생리를 하지 않는다고 해도 이 호르몬들이 삶에 미치는 영향을 꼭 알아야 하기 때문에 그냥 지나쳐서는 안 된다. 이번 장에서는 주기가 일정치 않거나 더 이상 생리를 하지 않더라도 이 호르몬들을 증폭시키는 방법을 이야기해 보겠다.

월경 주기와
여성의 몸

1기: 1~10일 차

월경 주기가 처음 시작되는 이때는 주요 성호르몬인 에스트로겐, 테스토스테론, 프로게스테론 수치가 최저 상태이다. 주기가 시작되고 며칠 뒤면 호르몬 생성을 조절하는 뇌 영역의 시상하부가 난소에 '난자를 배출하는 데 필요한 호르몬을 분비하라'는 명령을 내린다. 이 명령을 받으면 에스트로겐 수치가 서서히 높아지고 배란기 중반쯤인 약 13일 차에 정점에 도달한다. 에스트로겐이 늘어나면서 신체적, 정신적인 변화도 생긴다.

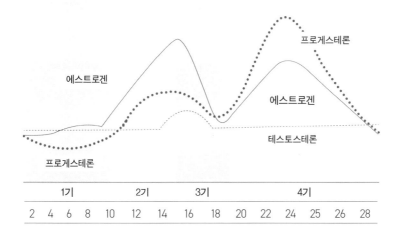

월경 주기

에스트로겐

프로게스테론

프로게스테론

에스트로겐

테스토스테론

1기	2기	3기	4기
2 4 6 8 10	12 14 16 18	20 22	24 25 26 28

첫째, 에스트로겐은 피부를 젊고 탄력 있게 유지하는 콜라겐 생성에 기여한다. 콜라겐이 증가하면 뼈가 튼튼해지고 인대의 탄력이 늘어나 부상 위험이 적어지기 때문에 운동 수준을 끌어올릴 수 있다.(이런 이유로 완경기에 에스트로겐 분비가 줄면 주름이 생기고 부상 위험도 커진다.)

둘째, 에스트로겐 수치가 높아지면 기분이 좋아지고, 머리가 맑아지며, 소통 기술이 향상되고, 삶을 보다 낙관적으로 살게 된다. 어떻게 이런 일이 생기는 것일까? 이는 에스트로겐이 사람을 진정시키고, 행복감과 만족감을 느끼게 하는 세로토닌, 도파민, 노르아드레날린의 전구체이기 때문이다. 또한 에스트로겐은 뇌의 공포 중추를 진정시킨다. 『생물정신의학 저널Biological Psychiarty Journal』이 발표한 연구에 따르면 여성은 에스트로겐 수치가 낮을 때 트라우마에 더 취약해지며 에스트로

겐 수치가 높을 때는 감정적 불안이 다소 완화될 수 있다고 한다.[1]

1~10일 차 월경 주기는 에스트로겐이 증가하는 기간이므로 삶을 긍정적으로 바라보게 되며 스트레스에도 좀 더 탄력적으로 대응할 수 있다. 호르몬이 정서에 미치는 영향력은 매우 크다. 예를 들어 평상시보다 에스트로겐 수치가 낮을 때 애인과 이별을 했다거나 안 좋은 일이 생긴다면 정서적으로 더 힘들게 느껴질 수 있다.

2기: 11~15일 차

이 시기를 배란기라고 한다. 배란기에는 세 가지 성호르몬이 모두 활동하지만 이 5일간 우리에게 가장 큰 영향을 주는 호르몬은 에스트로겐과 테스토스테론이다. 에스트로겐이 주는 신체적, 정신적 혜택이 계속 증가하는 가운데, 테스토스테론이 추가되면서 이 5일 동안 우리는 강한 활력을 느끼게 된다.

머리를 맑게 하고 기분을 끌어올리는 에스트로겐과 의욕, 추진력, 에너지를 주는 테스토스테론이 급증하는 이때는 새로운 프로젝트를 시작하거나, 어려운 과제를 준비하거나, 매일 해야 할 일 목록에 몇 가지를 더 추가하기에 가장 좋은 시기다. 임금 인상을 요구하거나, 미뤄왔던 곤란한 대화를 나누거나, 새로운 사업을 시작하기에도 적합한 타이밍이다. 테스토스테론은 근육을 키우는 데도 도움을 주기 때문에 이 기간에 근력 운동의 시간과 강도를 늘린다면 근육의 성장 반응을 더 많이 얻을 수도 있다.

모든 호르몬이 감소하는 시기다. 월경 주기가 시작되는 첫 주와 매우 흡사한 느낌을 받게 되는데, 다만 한 가지 중요한 예외가 있다. 이 시기에 우리 몸은 에스트로겐 대신 프로게스테론을 만들 준비에 집중한다. 그래서 배란기에 에너지가 충만한 느낌을 받다가 이 단계에 접어들면서 활력이 떨어지고 정신적으로 둔감해지는 경험을 하게 된다.

4기: 19일 차~생리

우리 몸을 진정시키고 건강에 이상이 없음을 확인시켜 주는 프로게스테론을 생성하는 순간이다. 이 시기에는 공격성이 낮아지고, 차분해지며, 밖에 나가서 사람들과 어울리기보다는 소파에 앉아 쉬고 싶어진다. 프로게스테론이 하는 일은 배란 후 수정된 난자의 착상을 위해 자궁 내벽을 준비하는 것이다. 프로게스테론 수치는 배란 6~8일 뒤에 최고조에 달한다. 난자가 월경 주기 14일째에 방출된다면(난자는 보통 배란 후 24~36시간 사이에 방출된다) 프로게스테론 수치는 19일 차 전후에 가장 높다는 의미다.

단식 생활을 시작하려 한다면 프로게스테론이 코르티솔의 영향을 많이 받는 이 단계를 특히 염두에 두어야 한다. 에스트로겐이 인슐린이 적을 때 증가한다면, 프로게스테론은 코르티솔이 적을 때 증가하기 때문이다. 프로게스테론을 만드는 DHEA라는 스테로이드 전구 호르몬이 있는데 월경 주기 중 이 기간(19일 차~생리) 동안 코르티솔이 지나치게 늘어나면 프로게스테론을 만들 충분한 DHEA를 얻지 못한다. 이런 상황은 흔하게 벌어지곤 하는데 이로 인해 생리가 없거나, 부정 출혈이 며칠간 이어지거나, 짜증이 늘거나, 수면에 문제가 생길 수 있다. 오랫동안 우리가 불평해 온 생리 전 증상들은 우리 몸이 프로게스테론을 생성하기 힘든 상태이기에 나타나는 결과인 것이다.

우리 삶에는 코르티솔 수치를 높여서 프로게스테론이 급격히 감소되는 많은 상황이 존재한다. 또한 평생에 걸쳐 결코 피할 수 없는 다양한 사건들도 일어난다. 이처럼 큰 스트레스 요인들은 예기치 않게 발생하는 경향이 있으며, 결국 우리가 할 수 있는 일은 이후에 궤도를 수정해서 코르티솔 수치를 끌어내리는 것뿐이다. 하지만 정기적으로 일어나는 사소한 스트레스 요인들을 사전에 잘 대비하면 프로게스테론이 심각하게 저하되지 않도록 할 수 있다. 운동, 단식 같은 좋은 스트레스 요인들이 대표적인 대비책이다.

이 두 방법은 궁극적으로는 우리 몸이 스트레스에 적응하고 더 강해지도록 만드는 건강한 습관인데, 일시적으로는 코르티솔이 약간 증가하도록 만드는 것도 사실이다. 코르티솔이 조금만 증가해도 프로게스테론을 압박할 수 있으니 생리가 시작되기 직전 주에는 단식하지 않는 것이 좋다. 이러한 대처는 완경기 여성들에게 특히 중요하다. 완경에 접어들지 않았더라도 나이에 따라 프로게스테론 수치가 떨어질 수 있기 때문이다.

단식 생활을 시작하기 전에 프로게스테론과 관련해 알고 있어야 할

한 가지가 더 있다. 포도당과 인슐린이 이 기적과 같은 진정 호르몬에 미치는 영향이다. 에스트로겐과 프로게스테론은 둘 다 성호르몬이지만 우리에게 전혀 다른 행동을 요구한다. 에스트로겐은 프로게스테론보다 코르티솔 변화에 덜 민감하지만, 포도당과 인슐린 수치가 높을 때는 큰 곤란을 겪게 된다. 반면 프로게스테론은 코르티솔에는 맥을 못 추지만, 생리를 시작하는 데 필요한 정도로 프로게스테론 수치를 높이려면 혈액 내 더 많은 포도당이 있어야 한다. 그래서 생리 시작 전에 단식을 하면 프로게스테론이 필요로 하는 연료를 공급하지 못하는 일이 벌어진다. 이와 관련해서는 뒤에 더 자세히 설명할 예정이다.

호르몬과
단식

여성, 즉 우리의 몸이 얼마나 복잡하고 멋지게 설계되어 있는지 알겠는가? 그래서 우리 여성의 단식은 달라야 한다. 남성 호르몬은 훨씬 단순하게 작동한다. 테스토스테론이라는 주된 호르몬 하나가 15분마다 몸 안팎을 들고 나는 24시간의 호르몬 주기를 갖고 있다. 남성들은 에스트로겐, 프로게스테론의 기복과 싸울 필요가 없다.

그러나 우리 여성은 월경 주기가 활성화되어 있든 아니든 매달, 그리고 완경의 여정 내내 수시로 오르내리는 이 세 가지 호르몬을 모두 고려해야 한다. 남성은 매일 비슷한 방식의 단식을 할 수 있지만 우리 여성은 월경 주기, 그러니까 앞서 구분한 네 시기마다 주의를 기울여 단식해야 한다. 게다가 단식할 때는 남성과 달리 여성만이 가지는 다음 세 가지 중요한 특성도 살펴야 한다.

호르몬 체계의 힘

단식할 때 살펴야 할 여성만의 중요한 특성 중 첫 번째는 '호르몬 체계'라고 불리는 원리다. 호르몬 체계는 다음과 같이 작동한다. 옥시토신 호르몬은 코르티솔을 진정시킨다. 그러나 코르티솔이 증가하게 되면 인슐린 분비가 촉진되고 이것이 성호르몬인 에스트로겐, 프로게스테론, 테스토스테론에 직접적인 영향을 미친다. 그래서 여성이 단식할 때는 이들 호르몬이 서로에게 어떤 영향을 미치는지 세심한 주의를 기울여야 한다. 이런 흐름은 어떻게 생기는 것일까?

우리 뇌에는 체내의 모든 호르몬 균형을 담당하는 두 개의 영역, 즉 시상하부와 뇌하수체가 있다. 시상하부는 내분비 기관으로부터 호르몬 관련 정보를 받은 뒤 어떤 호르몬을 만들어야 하는지 뇌하수체에 알려준다. 뇌하수체는 그 지시를 받아 다시 내분비 기관에 신호를 보냄으로써 필요한 호르몬이 무엇인지를 알려준다. 이 내용을 전달받은 내분비 기관이 필요한 호르몬을 생성하는 것이다. 이렇듯 시상하부는 활주로로 들어오는 수천 대의 비행기들을 확인해서 착륙을 조정하는 항공 교통 관제소의 역할을 한다. 비행기가 착륙하면 승강장 앞에 안전하게 도착했다는 신호가 다시 관제소로 보내진다.

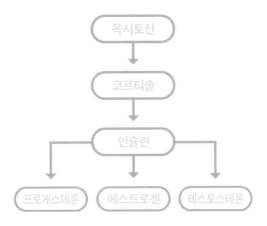

여기서 호르몬 체계가 작동하기 시작한다. 항공 교통 관제소가 착륙할 비행기의 순서를 결정하듯이 시상하부는 수천 개의 호르몬 신호를 받아서 관제소와 같은 일을 한다. 시상하부는 몸 상태에 맞춰 호르몬의 양을 조절한다. 만약 부신으로부터 코르티솔 신호를 받는다면 시상하부는 뇌하수체에 곧 위기가 닥칠 거라고 알려준다. 그러면 뇌하수체는 췌장에게 세포 조직에서 포도당이 방출될 테니 준비하라는 신호를 보내고, 이 신호를 받은 췌장은 인슐린을 분비해 포도당 대사를 조절한다.

✛ 인슐린

체내에 인슐린이 급증하면 그 신호는 다시 시상하부로 보내지고, 시상하부는 뇌하수체에 위기가 계속되고 있으니 에스트로겐과 프로게스테론의 생산을 중단하라고 지시한다. 진화적 관점에서 보면 위기 상황일 때는 자손을 만들 필요가 없기에 이들 성호르몬은 쓸모가 없어지는 것이다. 이제 호르몬 체계가 어떻게 작동하는지 이해되는가? 이 일련의 호르몬 반응이 코르티솔에서 시작된다. 앞으로 이 호르몬 체계와 관련해 보다 재미있는 내용이 등장할 것이다.

이제 스트레스를 많이 받으면 인슐린과 성호르몬의 균형이 깨진다는 사실을 알았으니 호르몬 사슬의 정점에 집중하자. 호르몬 사슬 맨 꼭대기에 뭐가 있는지 기억하는가? 바로 옥시토신이다. 옥시토신 신호를 받는 순간 우리 뇌는 코르티솔을 차단해 혈당을 관리하고, 인슐린 수치를 낮추며, 성호르몬의 균형을 잡는다. 시스템 전체의 균형을 되찾게 만드는 데 호르몬의 역할이 매우 중요하다.

인슐린 민감성을 높이고 코르티솔이 급등하지 않도록 관리해야 한다는 사실을 모른 채 성호르몬의 균형을 찾으려 애쓰는 여성들이 매우 많다. 만성 스트레스 환경에, 인슐린 저항성까지 있는 상태라면 성호르몬의 균형을 잡는 일은 실패로 돌아갈 수밖에 없다. 성호르몬 문제의 근본 원인을 파악하려면 이 체계 전체를 고려해야 한다.

나는 난임, 다낭성 난소 증후군, 다루기 힘든 각종 완경기 증상 등 전형적인 호르몬 불균형 문제를 겪고 있는 여성들을 만나왔다. 그런데 이런 문제를 극복하기 위해 선택하는 치료법은 이 체계 중 한 부분에만 집중하는 경우가 많았다. 그러나 스트레스, 인슐린, 성호르몬 균형 이 모두에 도움이 되는 도구를 찾아야 비로소 관련 질환의 치료를 시작할 수 있다.

+ 코르티솔

스트레스를 통제한다는 건 말처럼 쉬운 일이 아니다. 나는 지나치게 급등한 코르티솔이 몸과 마음에 미치는 영향 때문에 오랜 시간 고통을 겪었는데 그런 나에게 친구들은 마음을 느긋하게 먹고 자기 관리에 좀 더 신경 쓰라고 조언하곤 했다. 하지만 어디 말처럼 쉬운 일인가.

위버 박사가 코르티솔이 여성의 몸에 미치는 영향을 예리하고도 상세하게 설명한 『쫓기는 여성 증후군』을 읽은 뒤에 나는 비로소 코르티솔이 내 호르몬 건강에 미치는 부정적인 생리학적 영향들을 깊이 이해하기 시작했다. 그 책에서 동기를 얻은 나는 스트레스가 생활 방식에 많은 변화를 주고 있음을 알게 되었다. 누구나 코르티솔이 호르몬 건강을 앗아가는 순간이 있을 것이고 호르몬 체계가 그런 식으로 가동되는 경험을 해보았을 것이다.

여성들이 심각한 호르몬 기능 장애를 경험하는 때는 보통 만성적 스트레스를 경험하는 동안이나 그 직후다. 스트레스가 커지면 코르티솔 수치가 급등하고 신체에 혈당을 높이라는 신호를 보낸다. 이것이 전형적인 도피-투쟁 반응인데 이때 우리 몸은 호랑이를 피해 달릴 때처럼 긴박하게 준비를 시작한다. 위급한 상황에서 쓰기 위해 저장한 에너지를 재빨리 근육으로 보내고 췌장에 더 많은 인슐린을 만들라고 지시해 급등한 혈당에 적응할 대비를 해둔다.

만약 체중을 빼려고 노력하는 중이라면 이런 화학 반응은 다이어트에 대단히 불리하게 작용할 것이다. 코르티솔이 인슐린 상승에 미치는 영향은 고당분의 케이크 한 조각을 먹었을 때와 비슷하다. 그래서 스트레스가 많은 생활을 할 때는 살을 빼기 어렵다.

코르티솔 급등의 결과로 인슐린이 증가하면 우리가 시도하는 모든 다이어트, 단식, 식습관 변화 등을 실패하게 만든다. 그리고 코르티솔에 의한 피해는 여기서 그치지 않는다. 코르티솔이 계속 급등해 인슐린을 늘리라는 신호가 지속되면 성호르몬 생산이 감소한다. 만성적인 스트레스 속에서 고당분, 식품 첨가물이 다량 함유된 가공식품, 패스트푸드 등을 먹는 나쁜 식습관을 계속한다면 에스트로겐, 프로게스테론, 테스토스테론의 균형을 찾기는 더 어려워질 수밖에 없다.

스트레스가 많을 때 건강을 지키기 어려운 이유를 이제 파악했는가? 쉽게 말해 코르티솔은 다른 호르몬들이 뛰놀 수 없게 만드는 놀이터의 불량배다. 하지만 여성을 위한 단식은 코르티솔이 당신의 몸에 미치는 부정적인 영향을 무효화할 뿐 아니라, 당신을 진정시키는 신경전달 물질의 생산을 촉진한다. 이로 인해 좀 더 현명하고 우아하게 스트레스와 싸우는 데 도움을 준다. 또한 코르티솔의 활동을 멈추게 하고 이 만성적인 스트레스의 악순환을 깨뜨리는 핵심 호르몬이 존재한다는 사실을 명심하라. 호르몬 사슬의 가장 정점에는 그 아래 다른 모든 호르몬의 균형을 잡는 강력한 호르몬, 옥시토신이 있다.

✚ 옥시토신

옥시토신이 분비되면 코르티솔 수치가 떨어지고 인슐린 수치가 균형을 찾으면서 성호르몬 생성이 원활해진다. 옥시토신은 사랑 호르몬이라고 알려져 있는데 즐거운 경험을 할 때 많이 분비되기 때문이다. 실제로 포옹, 웃음, 반려동물 쓰다듬기, 아기를 안고 "사랑해"라고 말하기, 감사의 마음, 성교, 자위, 명상, 요가, 마사지, 좋은 사람들과의 깊고 의미 있는 대화를 통해 옥시토신을 얻을 수 있다. 이런 활동을 시간을 낭비하는 시시한 일이라고 치부해 버리지 말라. 우리 여성은 비슷한 조건의 남성들보다 훨씬 많은 옥시토신을 필요로 한다.

가장 중요한 점은 옥시토신이 호르몬 체계의 가장 정점에 있다는 사실이다. 이는 다른 모든 호르몬의 균형을 되찾아 줄 힘이 우리에게 있다는 뜻이기도 하다. 옥시토신은 뇌의 시상하부에 직접적인 영향을 미치는데 옥시토신이 분비되면 우리가 안전하고, 사랑받고 있으며, 위기가 끝났다는 신호가 뇌에게 전달된다. 그러면 뇌는 경계 태세를 만드는 코르티솔의 생성을 중단시킨다. 정말 대단하지 않은가? 옥시토신의 일일 권장량을 채우는 것만으로 당신은 훨씬 더 건강할 수 있다.

성호르몬의 변동

특별한 이유 없이 평소보다 허기지는 날이 있지 않은가? 갑자기 탄수화물이 당기는 경우라면? 나도 모르게 쿠키에 손을 뻗었다가 결국 한 상자를 다 먹어버린 적이 있는가? 여성들은 약 한 달을 주기로 식욕과 욕구의 변화를 겪는다. 그러나 이런 변화를 매달 경험하면서도 그것이 자신의 월별 호르몬 변화와 연관되어 있다는 것을 생각하지 못하는 경우가 많다. 이성적으로 먹으면 안 된다고 정해 놓은 음식을 결국 먹어버리고는 수치심을 느끼기도 한다. 그런데 음식을 선택하는 것이 이성의 통제 아래 있지 않고 호르몬에 의해 조정되는 것이라면 어떠한가? 그래도 수치심을 느껴야 할까?

여기서 중요한 것은 한 달의 월경 주기 동안 단식이 수월한 기간이 있고 어려운 기간도 있다는 점이다. 이런 일이 일어나는 이유는 우리에게 절제력이 없어서가 아니라 각각의 성호르몬이 두 가지 주요 호르몬, 즉 인슐린과 코르티솔에 다르게 반응하기 때문이다.

✚ 에스트로겐

에스트로겐은 단식을 반기며 단식이 길어질수록 더 좋아한다. 에스트로겐이 생성되는 월경 주기 초반에는 다양한 시간의 단식 모두가 에스트로겐 증가와 함께 큰 효과를 본다. 그 이유는 다음과 같다.

에스트로겐과 인슐린은 마치 함께 춤을 추는 관계와 같다. 인슐린이 증가하면 에스트로겐은 감소하고, 인슐린이 감소하면 에스트로겐은 증가한다. 완경기 여성에게 물어보라. 완경기를 지나는 동안에는 체중을 감량하기 쉽지 않다고들 말할 것이다. 완경 전후에는 에스트로겐 수치가 떨어지면서 인슐린 저항성이 심화되기 때문이다. 생리를 하는 여성의 경우도 인슐린 수치가 상승하면 에스트로겐 수치가 떨어지는 부정적 영향을 경험한다. 고인슐린 상태가 지속되면 난소에 에스트로겐을 방출하라는 신호를 보내는 뇌하수체의 기능이 떨어지고 배

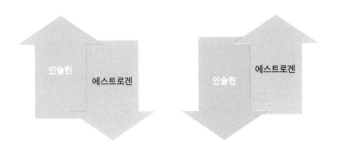

| 인슐린과 에스트로겐 수치의 관계 |

란에 필요한 만큼의 에스트로겐이 생성되지 않을 수 있다. 이는 난임 여성이 흔히 겪는 상황이다. 인슐린 수치가 높고 에스트로겐 수치가 낮으면 배란 장애로 이어지는 것이다. 단식은 인슐린을 감소시키므로 에스트로겐이 필요한 상황에서 긍정적인 효과를 발휘한다.

8장에서는 단식 사이클Fasting Cycle을 소개하면서 장시간 단식을 월경 주기 중 가장 효과 좋은 날에 맞추는 방법을 자세히 설명할 예정이다. 여기서는 에스트로겐 수치가 낮을 때 단식 과정이 훨씬 쉽게 느껴질 것이라는 점만 알아두면 된다. (에스트로겐 수치가 높을 때 식욕도 함께 증가하는 경향이 있다.)

✚ 테스토스테론

단식이 테스토스테론 생성에 미치는 영향은 상당히 흥미롭다. 매일 간헐적 단식을 하면 남성의 테스토스테론이 크게 증가한다는 것이 여러 연구를 통해 증명되었다. 그런데 여성과 관련된 연구는 이루어지지 않았다. 그래서 이런 경우에는 먼저 가정을 하고 그 가정을 임상 경험과 연결해야 한다. 내 임상 경험에 따르면 배란 기간 중 테스토스테론이 증가할 때는 15시간 이하의 간헐적 단식이 가장 효과적이다. 배란기에는 에스트로겐과 테스토스테론 둘 다 급증하고 프로게스테론은 약간 는다. 그래서 이 시기에는 15시간 단식을 하는 것이 좋고 그보다 장시간 단식은 바람직하지 않다. 월경 주기 중 배란기에는 세 가지 호르몬이 모두 나타나는 매우 극적인 때로, 우리는 평소와 다른 활력을 느낄 수 있다. 에스트로겐, 테스토스테론, 프로게스테론이 균형을 이루면서 기분이 최고조에 이르기 때문이다. 코르티솔이 테스토스테론과 프로게스테론 수치를 크게 줄일 수 있으므로 이 시기는 저항이 심한 3일 물 단식 같은 장시간 단식을 시작할 때가 아니다.

✚ 프로게스테론

월경 주기 중 단식을 피해야 하는 가장 중요한 시기는 생리 시작 일주일 전인데 이때는 프로게스테론이 가장 우세한 상태다. 이 시기에 단식을 하면 프로게스테론의 두 가지 특성 때문에 실패할 수 있다. 그 두 가지 특성은 코르티솔과 포도당 수치에 따른 것이다. 첫째, 코르티솔이 증가하면 프로게스테론은 감소한다. 코르티솔 수치를 높이는 모든 활동은 프로게스테론의 수치를 낮춘다. 둘째, 프로게스테론은 포도당 수치가 높은 상태를 선호한다. 키토제닉 다이어트와 같이 포도당을 낮게 유지하는 모든 다이어트는 프로게스테론 수치를 감소시킨다. 이 두 호르몬이 프로게스테론에 영향을 미치기 때문에 생리 전 일주일 동안에는 단식을 안 하는 편이 좋다.

갑상샘 호르몬

갑상샘 호르몬과 성호르몬 사이의 상호 작용은 매우 중요하다. 성호르몬이 감소하면 갑상샘 기능 저하를 유발해 체중 증가, 탈모, 피로, 우울증 같은 증상이 생길 수 있다. 여성은 남성보다 갑상샘 문제를 겪을 가능성이 10배나 더 높으니 갑상샘 호르몬의 여러 작용을 반드시 이해하고 있어야 한다.

첫째, 갑상샘 호르몬이 제대로 기능하려면 뇌, 갑상샘, 간, 장, 부신, 이렇게 다섯 장기가 필요하다. 뇌, 특히 뇌하수체는 TSH(갑상샘 자극 호르몬)를 분비한다. 이 호르몬은 갑상샘을 자극하여 T4(티록신)라는 호르몬을 생성한다. T4가 갑상샘 호르몬의 역할을 하려면 간과 장을 거치면서 T3(삼요오드티로닌)으로 전환되어야 한다. T3로 전환되어야 세포가 비로소 그 호르몬을 신진대사를 위해 사용하기 때문이다.

이런 일련의 갑상샘 호르몬 생성에서 꼭 알아야 할 점은 뇌, 간, 장이 최상의 상태여야 한다는 사실이다. 세포 역시 이들 호르몬을 받아들이려면 독소와 염증이 없는 상태여야 한다. 단식은 인슐린 수치를 떨어뜨리기 때문에 갑상샘 건강에 관련하는 모든 장기의 치유에 도움을 준다. <부록>에 소개할 갑상샘 기능 개선을 위한 단식 프로토콜을 참고하면 도움이 될 것이다.

갑생샘 호르몬은 인체의 에너지 대사, 성장, 발달, 심장 및 신경 기능 등에 광범위하게 관여하여 전반적인 건강 상태를 유지하는 데 중요한 역할을 한다.

독성 부하의
영향

독소는 두 가지 방식으로 호르몬에 영향을 준다.

첫째, 내분비 교란 물질Endocrine Disruptor로 알려진 환경 중에 존재하는 화학 물질에 노출되면 호르몬 생성이 큰 영향을 받는다. 세상에 존재하는 수십만 종의 인공 화학 물질 중 지금까지 1,000개 이상이 내분비 교란 물질로 입증되었는데 이는 유방암과 다낭성 난소 증후군 같은 만성 질환을 유발할 수 있다.

자주 거론되지 않는 두 번째 방법은 역방향으로 일어난다. 호르몬, 특히 에스트로겐과 프로게스테론에 큰 변동이 있을 때 다양한 조직 내에 저장되어 있던 독소가 방출될 수 있다. 뼈와 간, 폐에는 납이 저장되어 있고 신장과 간, 뇌에는 수은이 저장되어 있으며, 환경 오염 물질은 지방 조직에 저장되어 있다. 또 뇌의 전전두엽 피질에는 알루미늄이 있다. 그런데 에스트로겐과 프로게스테론 수치가 올라가면 이러한 독소들이 서서히 방출될 가능성이 있다. 여기에서 여성의 몸이 가진 세 번째 특징이 등장한다.

우리 몸에서 호르몬 수치가 급등하면 여러 조직에 저장된 독소들이 방출될 수 있는데 임신 중에 특히 그러하다. 미국 질병통제예방센터에 따르면 여성의 뼈에 저장된 납은 임신 중에 방출된다고 한다. 에스트로겐과 프로게스테론 수치 모두 최고조에 달하는 시기는 임신 중이며,

배란기에는 에스트로겐 수치가 급등하고 생리 전 주에는 프로게스테론 수치가 높아진다. 이 두 호르몬 수치가 높아지면 우리 몸속에 저장된 독소가 방출될 수 있음을 기억하자.

여기서 문제가 발생한다. 에스트로겐과 프로게스테론 수치가 급상승하는 동안 자가 포식을 촉진하는 긴 기간의 단식을 시작하면 평소보다 두 배나 많은 독소가 혈류로 방출될 수 있다는 점이다. 왜 그럴까? 세포의 자가 포식을 자극하면 때때로 세포 내의 지능은 '세포가 죽는 편이 더 낫다'는 결정을 내리는데 세포가 죽으면 그 안에 저장된 독소는 몸속으로, 가장 흔하게는 신경 조직과 지방으로 퍼진다. 배란기 동안에는 에스트로겐이 급증하면서 뼈에서 납과 같은 중금속이 방출될 수 있는데 이 시기에 자가 포식을 자극하는 긴 기간의 단식까지 하면 해독 증상이 더욱 심각하게 나타날 수 있는 것이다. 따라서 호르몬 수치가 높을 때는 단식 시간을 줄여야 한다.

커플이 함께 단식하기로 결정했다는 소식을 종종 듣는다. 그들은 곧 전혀 다른 결과를 만나게 될 텐데, 특히 여성은 탈모, 지방 축적, 브레인 포그, 발진 같은 해독 반응을 경험하는 경우가 많을 것이다. 호르몬 분비가 많은 시기에 여성이 단식을 해서 자가 포식을 자극하면 남성보다 훨씬 더 많은 부작용이 나타날 수 있기 때문이다. 반면 테스토스테론은 에스트로겐과 프로게스테론 같은 독소를 방출하지 않는다. 그러니 여성은 호르몬의 등락 순간이 있음을 이해하고 자신에게 맞는 단식 방법을 찾아야 한다.

몇 년 전 내 도움을 받았던 45세 여성 주드는 단식 라이프스타일을 스스로 구축하는 방법을 배우고 싶어 했다. 체중 감량 저항, 불안, 기력 저하로 힘겨워하던 그녀는 검사 결과 수은과 납 수치가 높다는 사실을 알게 되었다. 엄마에게서 아기로 전해지는 이 두 중금속은 그녀가 겪은 증상을 유발하는 원인이기도 했다. 그녀는 남편과 같은 강도와 빈도로 단식을 해나가고자 계속 노력했는데 남편은 단식하는 게 어렵지 않아 보였고 체중도 매우 빨리 줄어들었다. 하지만 주드는 단식하면서, 특히 17시간 이상 지속하는 단식을 할 때면 오히려 살이 찌고 심한 불안을 느꼈다. 나와 처음 만났을 때 그녀는 단식 루틴을 월경 주기에 맞춰야 한다는 사실을 전혀 알지 못하는 상태였다.

나는 주드의 단식 일정을 수정해 주었다. 배란기에 에스트로겐이 급증할 때와 생리를 시작하기 전 주에 프로게스테론 수치가 높아질 때는 단식 시간을 대폭 줄여서 자가 포식을 자극하지 않도록 조정한 것이다. 이 같은 조정의 효과는 바로 나타났다. 주드는 빠르게 체중이 줄었고, 불안 증세가 개선되었으며, 에너지가 상승하는 효과를 경험했다. (원래 단식할 때 이런 결과를 보이는 게 정상이다.)

단식의 적절한 시기를 찾고자 한다면 반드시 호르몬이 밀려드는 순간을 주목하고 그 시기에는 장시간 단식을 피해야 한다. 자신에게 맞는 단식 방법을 찾고자 할 때 앞서 말한 세 가지 원칙을 유념한다면 브리짓과 주드처럼 호르몬 부작용을 겪지 않고도 단식의 모든 긍정적인 결과만 얻을 수 있을 것이다.

여성의 신체와 정신 건강에 도움을 줄 수 있는 다양한 단식 방법이 있다. 그중에서 자신의 몸이 가장 적합한 방법을 찾아야 한다. 이제 호르몬의 엄청난 힘을 알게 되었으니 그 지식을 활용해 건강한 삶을 위한 자신만의 맞춤형 단식 라이프스타일을 만들어보자.

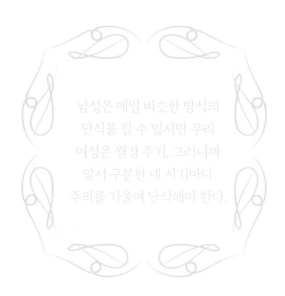

남성은 매일 비슷한 방식의
단식을 할 수 있지만 우리
여성은 월경 주기, 그러니까
앞서 구분한 네 시기마다
주의를 기울여 단식해야 한다.

2부

내 몸 살리는
단식의 기술

Chapter 6

당신만의
단식 방법을 찾아라

　일률적인 의료 시스템에 실망한 사람들이 많아지자 기능 의학이라는 개인 맞춤형 건강 관리 개념이 새롭게 등장했다. 여기서 핵심이 되는 단어는 '기능'이다. 어떻게 하면 우리가 최상의 건강 상태를 유지할 프로그램을 구축할 수 있을까? 사람이 어떤 질병에 걸리면 그 질환의 꼬리표가 달린 상자 안에 들어가게 된다. 고혈압이 그 가장 좋은 예다.

　같은 고혈압 진단을 받았더라도 사람마다 근본 원인은 각기 다를 것이다. 하지만 일반 병원에서는 고혈압인 모든 사람에게 같은 해법을 적용하고 똑같은 약을 처방한다. 개인차를 고려하지 않은 포괄적 접근법에 불만을 느낀 수백만의 사람들이 질환이 왜 시작되었는지, 자신에게 닥친 위기를 헤쳐나갈 자신만의 방법이 무엇인지 알기 위해 기능 의학 전문가를 찾는다.

　기능 의학은 결코 새로운 접근법이 아니다. 히포크라테스는 개인별 치료의 중요성을 강조했는데, 그가 질병의 개별성을 믿었음이 70개 이상의 논문에 기록되어 있다. 그는 사람의 체질, 연령, 체격, 심지어 약 처방 및 처방 시점 같은 요인까지 고려해 환자마다 다른 약을 처방해야 한다고 주장했다. 이제는 많은 사람이 이런 전인 치료에 눈을 뜨는 추세다. 증상이 같아도 치료는 개인마다 달라야 한다.

개인화된 기능적 접근법의 중심에는 주로 정신 요법 임상 실험에서 큰 성공을 거두고 있는 단일 대상 연구[n-of-1]가 있다. 단일 대상 연구에 참여한 환자들은 치료와 관련된 의사 결정에서 능동적 역할을 한다. 의사는 환자와 협력하여 그들에게 맞는 적절한 치유 경로를 찾아가는 것이다. 이러한 협력적 접근 방식은 만성 질환 환자들의 경과를 개선하는 것으로 나타났다.[1] 단일 대상 연구에 참여한 환자들은 자신의 상태에 대한 이해와 인식이 높아지며 건강에 관한 결정에 더 큰 자율성을 느낀다는 많은 증거가 있다.[2] 환자 개인에게 결정권을 부여하는 이 같은 접근법은 마음은 물론이고 몸을 치유하는 데서도 효과를 발휘한다. 당신도 단식을 앞두고 이러한 접근법을 취하길 바란다.

단식을 라이프스타일로 만드는 것은 '당신'에게 가장 잘 맞는 경로를 발견하는 개인적인 여정이다. 우리가 얼마나 바쁜 삶을 사는지는 문제가 되지 않는다. 매일 몇 시간 동안 단식을 하는 것이 내게 맞는

---

1. n-of-1은 N=1 연구라고도 하며 단일 대상 연구의 발전된 형태로 포괄적인 의미로 단일 대상 연구라고도 불린다. 개별 참가자를 대상으로 하여, 특정 변수나 개입이 그 개인에게 미치는 영향을 평가하는데 n-of-1 연구는 주로 의학, 심리학, 교육학 등에서 사용되며, 특히 개인 맞춤형 의료에서 큰 중요성을 갖는다.

단식 리듬인지 찾아가는 과정은 매우 중요하다.

단식 시간은 당신 몸의 니즈와 당신이 달성하고자 하는 바에 맞출 수 있다. 휴가, 사회적 제약, 업무 일정 같은 생활 속 사건들 때문에 부득이하게 식이 요법을 바꾸어야 할 때도 단식을 그런 요소들에 맞추면 된다. 대부분의 다이어트 방법들은 유연성이 적고 맞춤화하기가 어렵다. 당신의 생활에 새로운 건강 계획을 맞추는 것이 아니라 새로운 건강 계획에 맞춰 생활을 수정할 것을 강요하는 경우가 많기 때문이다. 이제부터 단식의 성과를 얻을 수 있도록 단식을 당신의 생활에 맞추는 방법을 알아보자.

단식 라이프스타일을 위한 네 가지 핵심 원칙

단식의 성공을 위해서는 단식을 생활 습관으로 삼아야 한다. 다음은 단식을 라이프스타일로 삼기 위한 네 가지 핵심 원칙이다. 이를 고려해 자신만의 단식 라이프스타일을 만들어 보자.

목표를 설정하라

우선 단식을 통해 달성하고자 하는 목표가 무엇인지가 중요하다. 나는 온라인 커뮤니티에서 "제게 가장 잘 맞는 단식은 어떤 것이죠?"라는 질문을 수없이 받곤 한다. 그렇게 간단히 알 수 있다면 얼마나 좋을까? 나에게 가장 잘 맞는 단식 방법은 단식을 통해 달성하려는 목표가 무엇인지에 따라 달라진다. 이 책에서 이야기한 여섯 가지 단식 방법 각각이 다른 치유 효과를 갖고 있기 때문에 우리가 달성하고자 하는 목표와 일치하는 단식 라이프스타일을 만들어 가는 것이 대단히 중요하다. 체중 감량이 목표인가? 기력을 북돋우고 싶은가?

내가 단식 시간에 따라 여섯 가지 단식을 설계해 둔 이유는 반드시 이 여섯 가지 단식 모두를 마스터해야 한다는 의미가 아니다. 보통 여성들이 단식을 선택하는 이유는 체중 감량, 호르몬 균형, 특정 질환의 완화, 이렇게 세 가지 중 하나로 볼 수 있다.

✛ 체중 감량

많은 다이어트 방법들과 마찬가지로 단식 라이프스타일을 구축하는 동안 여성들의 체중 감량 양상은 남성들과 큰 차이를 보인다. 예를 들어 남성들은 하루 15시간 단식을 시작하고 한 달 만에 약 13킬로그램을 감량할 수 있다. 반면 대다수 여성들은 그처럼 빨리 체중을 감량하지 못한다. 나는 커플이 함께 생활 방식의 변화를 시도하는 것을 환영한다. 파트너와 함께 한다면 훨씬 실천하기 쉽기 때문이다. 하지만 한 사람만 빠르게 감량될 경우 나머지 한 사람은 기가 꺾이기 마련이라는 점은 유의해야 한다.

여성이 단식할 때 유념할 두 번째 사항은 가끔 장시간 단식을 해야 할 수도 있다는 점이다. 앞서 언급했듯이 36시간의 단식 한 번으로 체중 감량의 속도를 크게 높일 수 있다. 여성의 경우는 특히 더 그런데 특정 월경 주기에 보다 강도 높은 호르메틱 스트레스를 만듦으로써 체중 감량의 스위치를 켤 수 있기 때문이다. 단, 장시간 하는 단식은 반드시 적절한 시기에 실행해야 한다.

✛ 호르몬 균형

단식이 다낭성 난소 증후군, 난임, 갱년기 증상과 같은 호르몬 질환을 조절하는 효과적인 도구라는 사실은 많은 여성이 깨닫고 있다. 여성을 위한 단식은 이러한 질환을 개선하는 데 정말 큰 활약을 한다. 단식으로 인슐린을 조절하기 시작하면 자연스럽게 성호르몬이 균형을 찾아가는 것을 느낄 수 있을 것이다. 하지만 호르몬은 '움직이는 과녁'이라는 사실을 염두에 두어야 한다.

당신에게 추천할 사항이 몇 가지 있다. 우선 가장 중요한 것은 앞서 4장에서 설명한 질환들과 관련된 프로토콜을 반드시 따라야 한다는 점이다. 두 번째는 호르몬의 균형을 목표로 단식할 때는 인내심이 필요하다는 사실을 잊지 말라는 것이다. 단식 리듬을 찾기 위해 90일 동안 단식을 실천해야 하는 경우도 본 적이 있다.

어떤 질환은 호르몬에 이로운 대사 전환을 따르면 빠르게 해결되는 반면, 시간이 필요한 경우도 있다. 나는 호르몬 불균형이 장기간 지속하여 왔을수록 해결하는 데 더 긴 시간이 필요함을 확인했다. 그렇더라도 여성을 위한 단식을 계속하는 한 결국 기적은 일어난다. 그러니 포기하지 말라. 꾸준히 실행한다면 단식은 당신에게 반드시 효과를 보여줄 것이다.

호르몬 불균형을 해결하려면 먼저 어떤 호르몬의 균형이 깨졌는지를 파악해야 한다. 그리고 호르몬 문제를 바로잡는 가장 좋은 단식 계획을 찾으려면 DUTCH 테스트(소변을 말려 호르몬 검사를 대신하는 테스트)를 받는 것도 한 방법이다. 예를 들어 에스트로겐 수치가 낮다면 월경 주기의 첫 15일 동안 더 긴 시간 단식을 해야 하고, 프로게스테론 수치가 낮으면 생리 전 일주일 동안은 단식을 하지 말아야 한다.

✚ 특정 질환의 완화

많은 여성이 자가 면역 질환, 암, 당뇨, 기분 장애, 치매나 알츠하이머병 같은 문제를 극복하고자 단식을 한다. 다시 강조하지만, 단식은 이런 질환들을 극적으로 개선할 수 있다. 다만 각각의 질환을 해결하기 위한 특별한 프로토콜이 있음을 유념해야 한다(관련 내용은 부록 참고). 이들 프로토콜을 찾아 단식 치료의 계획으로 삼아라. 나는 이를 임상에서 단식 환자를 돕는 첫 도구로 사용하곤 한다. 앞서 내가 제시한 질환을 갖고 있다면 반드시 관련 프로토콜을 따라야 한다.

단식 시간을 다양하게 조절하라

단식의 목표는 우리에게 효과가 있는 패턴, 다시 말해 지속적인 건강 생활 방식으로 쉽게 습관화할 수 있는 패턴을 찾는 일이다. 처음 단식을 시도할 때 가장 중요한 단계는 식사를 거르기에 가장 좋은 시간을 발견하는 것이다. 임상에서 관찰한 바에 따르면 대부분의 사람이 시도하는 첫 단식 리듬은 오전 11시부터 오후 7시까지 8시간 동안만 음식을 먹는 것이다.

이런 기본적인 단식 시간과 기간을 정했다면 다음 단계는 다양한 단식 방법을 어떻게 조합할지 생각하는 것이다. 우리는 이를 단식 변주Fasting Variation라고 부르는데 단식 결과에 정체기가 오지 않도록 하는 강력한 방법이다. 단식에 변화를 주는 이유는 정체기를 피하고, 호르몬 변화에 가장 잘 대응하며, 유연성을 부여하기 위해서다.

✚ 정체기

우리의 몸은 언제나 균형을 유지하도록 설계되어 있어서 같은 방식으로 단식하면 몸은 그 방식에 적응하기 시작한다. 그렇기 때문에 어떤 다이어트든 운동 프로그램이든 우리 몸이 그에 적응하면 정체기가 생기기 마련이다. 우리 몸은 작은 스트레스 요인에 적응하면서 스스로를 더 강하게 만들고자 하는데 스트레스 요인이 없다면 현실에 안주한다.

단식 시간을 달리하는 이유는 우리 몸을 계속 예상치 못한 상황에 대처하게 하여, 즉 호르메틱 스트레스(이상적인 정도의 스트레스 요인에 노출시키는 것)를 주어 최고의 성능을 발휘하도록 만들기 위해서다.

✛ 호르몬 급증

여성은 각자의 호르몬에 맞춰 단식 방법에 변화를 주어야 한다. 호르몬의 유입에 맞춰 단식에 변화를 주는 단식 사이클을 따른다면 단식을 하는 게 더 이상 힘들지 않고 자연스러운 리듬을 찾게 될 것이다. 우리 몸 안에는 천연의 변화 계획이 내재되어 있기 때문이다. 생리적 변화에 따라 단식을 하지 않으면 단식의 부작용이 발생하지만, 반대로 호르몬 급증에 부합하도록 단식에 변화를 주면 에스트로겐과 프로게스테론의 니즈에 적응하게 된다. 에스트로겐은 단식을 조금 길게 할 때 빛을 발하고, 프로게스테론은 장시간의 단식을 원치 않는다.

단식에 변화를 주어야 하는 중요한 두 시기가 있다. 배란 시 호르몬 수준이 최고점을 찍을 때와 월경 시작 전 주이다. 성호르몬이 절정에 있을 때, 기억해야 할 점은 성호르몬 수준이 가장 높은 시기인 배란과 월경 시작 전 주에는 단식을 짧게 해야 한다는 것이다. 반대로 호르몬 수치가 낮을 때, 즉 월경 주기가 시작될 때와 배란 후에는 단식을 더 길게 해도 된다. 8장에서 단식 사이클과 함께 이 모든 일이 어떻게 펼쳐지는지 보게 될 것이다.

여성들이 단식을 월경 주기와 연관시키지 않는다는 사실은 단식의 부정적인 결과들에서 확인할 수 있다. 체중이 불어나거나, 생리를 하지 않거나, 과거의 증상이 다시 나타나기도 한다. 나는 자연스러운 호르몬의 리듬에 반하는 단식으로 원치 않는 증상을 겪는 많은 여성을 목격했다. 우리 몸은 주기에 따라 변화한다는 점을 다시 한번 명심한다면 단식 라이프스타일을 구축하는 데 큰 도움이 될 것이다.

✛ 유연성

지나치게 엄격하고 따르기 힘든 생활 방식은 시간이 지나면 실패할 수밖에 없다. 하지만 단식 방법에 변화를 주는 것의 장점은 단식을 자연스러운 생활 속 루틴으로 안착시킬 수 있다는 점이다. 우리의 단식을 성공으로 이끄는 것은 바로 이 유연성이다.

휴가, 연휴 등으로 단식의 루틴이 깨질 때에는 단식의 시간을 변화시켜야 한다. 직장에서 빠질 수 없는 회식이 있다고 가정해 보자. 이런 경우에는 낮에는 종일 단식하고 저녁에는 맛있는 음식을 마음껏 즐기는 것이 좋다. 가족들이 유명 맛집에서 아침 식사를 하길 원한다면 그날 하루는 단식을 미루면 된다. 휴가 여행에서 맛있는 음식을 포기하고 싶은 사람이 있을까? 그럴 때도 마음껏 즐겨라. 다시 집으로 돌아와 일상적인 루틴으로 복귀하면 보다 체계적인 단식 계획을 바로 세울 수 있다. 이런 유연성을 갖는다면 단식 라이프스타일을 즐겁게 구축할 수 있다. 당신 앞에 놓인 삶의 경험에 가장 잘 맞는 계획을 만들 수 있는 것이다. 이것이 기존의 많은 다이어트 방법들과는 다른 큰 장점이다.

기존의 다이어트 방법들은 집에서 일상의 루틴대로 생활할 때라면 쉽게 따를 수 있다. 하지만 루틴이 변하거나 다이어트에 맞지 않는 음식이 가득한 모임에 참석해야 한다면, 참석 여부를 결정하기 힘든 것은 물론이고 무엇을 먹어야 할지 난감한 상황에 처하게 된다. 단식은 자유로워야 한다.

다양한 음식을 먹어라

"단식할 때 같은 음식만 계속 먹고 있지는 않은가?" 나는 여성들에게 오랫동안 이 질문을 던져왔고 대답은 한결같았다. 여성들은 대략 30여 가지의 똑같은 음식을 반복적으로 섭취하고 있었다. 여성의 몸은 새롭고, 독특하며, 다양한 음식을 섭취할 때 건강하다는 사실을 명심해야 한다. 매일 한 가지 음식만 먹어야 하는 다이어트를 경험해 본 적 있는가? 그런 다이어트는 호르몬이나 장 건강에 결코 좋지 않다. 3부에서는 우리 몸이 최적으로 작동하는 데 필요한 다양성을 제공해 줄, 여성을 위한 두 가지 식이 방식 변화(키토바이오틱과 호르몬 포식)를 설명할 예정이다.

단식 기간에 한 가지 음식만 선택하는 이유는 갈망 때문이다. 우리는 미각이 음식을 선택하도록 내버려두는 경우가 많다. 그래서 음식에 대한 갈망이 극복하기 어려운 장애물이 된다. 뇌에서 건강에 도움이 되지 않는 음식을 원한다는 신호를 계속 보내면 곧 장기적인 암시를 주게 되는데 그 암시가 우울증이라면 그냥 내버려둬서는 안 된다. 이때는 음식에 변화를 주는 것이 강한 갈망에 변화를 주는 방법이다.

새로운 음식을 시도할 때마다 새로운 미생물에게 먹이를 주는 것이며 그 미생물이 번성하면서 뇌에 새로운 음식을 갈망하라는 신호를 보내기 때문이다. 마이크로바이옴이 음식 기호에 강한 영향을 준다는 사실이 수많은 연구에서 입증되었다. 일례로 장에는 초콜릿을 갈망하게 만드는 미생물이 존재한다. 장에 사는 균류인 칸디다균에 감염된 사람들은 어이없을 정도로 단것이 먹고 싶다고 이야기한다. 칸디다 같은 균류는 살아남기 위해 뇌에 신호를 보내서 자신들이 필요로 하는 것을 기어이 충족시키고 만다. 음식에 대한 기호에 영향을 미치는 것이다. 이 미생물의 기호에 굴복해서 그들이 요구하는 음식을 계속 먹게 되면 그들은 점점 더 강해진다. 실로 미친 짓이 아닌가?

단식과 음식 변화를 이용하면 시간이 흐르면서 장내의 지형이 바뀌고 말썽꾼들은 사라지는 혜택을 얻게 될 것이다. 이런 미생물이 죽으면 특정 음식에 대한 우리의 갈망도 사라진다. 임상 실험에서 직접 관찰한 바에 따르면 단식 라이프스타일은 내가 본 다른 어떤 도구보다 음식 갈망을 바꾸는 데 유용하다. 이 역시 연구를 통해 입증된 사실이다.

커뮤니티와 함께하라

든든한 지원 시스템은 모든 다이어트 계획의 성공에 큰 몫을 담당한다. 당신이 발을 들여놓을 이 새로운 여정에 힘이 되는 사람들이 주위에 있다면 그 긍정성이 폭포와 같은 효과를 낸다. 여성들은 본래 공동체를 지향하는 성향을 가졌다는 사실을 기억하라.

우리의 모든 호르몬은 여왕 호르몬인 옥시토신의 큰 영향을 받는데 공동체에서 다른 사람들과 유대를 맺을 때 옥시토신이 솟구친다.

내가 운영하는 온라인 커뮤니티의 여성들이 놀라운 결과를 얻는 이유 중 하나가 여기에 있다고 생각한다. 나는 그들 주변에 그들의 단식을 응원하는 지원 팀과 긍정적인 커뮤니티를 마련해 준다. 옥시토신 호르몬만큼 좋은 기분을 느끼게 만드는 것이 없기 때문이다. 공동체가 치유의 열쇠라는 점은 아무리 강조해도 지나치지 않다. 고립은 우리를 해치지만 공동체는 우리를 결속시킨다.

단식 라이프스타일을 구축할 때는 여성들로 구성된 커뮤니티에 의지하라. 친구 몇 명과 함께 단식을 시작해서 함께 운동하고 서로를 응원하고 함께 실패도 경험해 보라. 이렇게 건강을 위해 새로운 시도를 경험하는 것을 즐기고 그 안에서 재미를 찾아라.

라이프스타일 점검하기

단식 라이프스타일을 새로운 생활 방식으로 자리 잡게 할 수 있는 방법 몇 가지를 공유하려 한다.

✚ 인간관계

이 고려 사항은 내 목록에서 가장 중요한 자리를 차지하고 있다. 왜일까? 인생을 살아가다 보면 우리의 건강을 결정지을 수많은 요인들이 생기곤 하는데 빼놓을 수 없는 한 가지가 바로 인간관계다. 긍정적이고 힘이 되는 인간관계는 건강한 삶을 이어가는 열쇠다. 사랑하는 사람들과 함께할 때 옥시토신이 솟구친다는 사실을 잊지 말고 단식의 기술을 익힐 때는 사랑하는 사람과 함께 식사하라. 단식 생활이 건강을 위하는 것은 물론이며 사랑하는 사람들과 공동체 안에서 함께할 수 있는 재미있고 유연한 방식이어야 함을 잊지 말라.

가족들이 각자 원하고 필요로 하는 것이 제각각인 상황에서는 어떻게 단식을 해나갈지 난감해하는 사람들이 많다. 아침에는 아이들의 도시락을 준비하고, 저녁에는 가족과 둘러앉아 서로가 좋아하는 음식으로 식사를 해야 한다. 이런 상황에서 단식 라이프스타일을 어떻게 구축해야 할까? 결론부터 말하자면 단식은 개개인의 상황에 맞춰 변화시킬 수 있다. 여성을 위한 단식을 하다 보면 이러한 모든 요구를 수용할 수 있다는 사실을 깨닫게 될 것이다. 유연성이야말로 여성을 위한 단식 라이프스타일의 근간이기 때문이다.

✚ 스케줄

이번엔 단식과 음식에 변화를 줌으로써 어떤 상황에서도 단식 라이프스타일을 이어갈 수 있음을 확인해 보자. 단식 라이프스타일을 구축하는 스케줄을 정하기 가장 어려웠던 사람은 배우 캣 그레이엄Kat Graham이었다. 그녀는 밤 촬영이 이어지는 영화를 찍던 도중 내게 도움을 청했다. 그녀는 야간 촬영 때문에 새벽 6시에 잠자리에 들었다가 정오에 일과를 시작했다. 이미 생활 리듬이 엉망이었다는 뜻이다. 힘겨운 일정과 불규칙한 스케줄로 인해 그녀의 체력은 이미 바닥을 치고 있어서 미토콘드리아에 동력을 공급할 단식 라이프스타일을 설계해야 했다. 그녀는 단식 경험이 없었기 때문에 우선 짧은 간헐적 단식으로 시작했다. 초저녁까지는 MCT 오일을 넣은 커피를 마신 뒤 촬영 직전에 단백질이 풍부한 채식 식단으로 단식을 깨는 방식이었다.

단식 라이프스타일에 이처럼 작은 변화를 주는 것만으로도 그녀는 활력을 되찾았고 고된 촬영 일정을 견뎌 낼 수 있었다.

✚ 활동 수준

단식 라이프스타일을 본인의 활동 수준에 맞추는 일도 중요하다. 고강도 운동을 해야 하든, 사무실에서의 고된 일과를 위해 좀 더 많은 연료를 필요로 하든 각자 필요한 에너지 출력에 맞게 단식과 섭식 시간대를 맞출 수 있다.

나는 활동량이 많은 여성들이 가장 많은 에너지를 소비하는 시간에 맞춰 단식을 하는 것을 자주 지켜봤다. 내 환자 중 수지는 37세의 마라톤 선수였다. 그리 멀지 않은 거리를 달리는 것이 그녀의 하루 운동 루틴이었지만, 거리를 늘려 정말 오랜 시간 달리는 날도 있었다. 우리는 운동 스케줄을 중심으로 단식 라이프스타일을 구축하되 호르몬의 변동도 함께 고려했다. 적게 뛰는 날에는 단식 시간을 늘리고 먼 거리를 뛰는 날에는 단식 시간을 줄이는 맞춤형 접근법을 통해 수지는 체력을 증진했을 뿐 아니라 기록도 단축할 수 있었다. 이처럼 신체적·정신적 활동에 맞춰 적절한 단식 라이프스타일을 구축함으로써 에너지가 모자를 일없이 단식의 성과를 높일 수 있다.

지금까지의 이야기에서 패턴을 발견했기를 바란다. 우리는 유일무이한 존재다. 따라서 자신만의 호르몬과 생활 방식에 적합한 단식 방식을 택하고 섭취하는 음식에 변화를 준다면 더 건강해질 수 있을 뿐만 아니라 노력하는 삶에서 즐거움 또한 느낄 수 있게 될 것이다.

앞서 말한 단식 라이프스타일의 기둥을 받아들임으로써 건강 상태를 완전히 뒤바꾼 사례가 있다. 캐시는 45세 완경기 여성이었다. 제2형 당뇨를 앓고 있었고 표준 체중보다 약 45킬로그램을 초과하는 비만으로 건강 문제를 겪을 가능성이 높은 상태였다. 그녀도 자신의 상태를 잘 알고 있었기에 병원을 찾아 답을 구했지만 의사의 조언은 미흡했고 불만만 쌓여갈 뿐이었다. 그저 "살을 빼고 탄수화물 섭취에 유의하라"고만 했기 때문이다. 수년간 여러 체중 감량 방법을 시도했건만 오히려 살이 더 쪘는데 도대체 어떻게 체중을 줄이란 말인가.

의사가 영양에 관련된 더 나은 조언을 해주지 못하자 그녀는 무력함을 느끼고 다른 곳에서 해법을 찾아야 했다. 혈당 조절 장애와 약물 의존에서 벗어나기를 정말 간절히 원했던 캐시는 어떤 것이든 할 각오가 되어 있었고, 직접 문제를 해결하기로 마음먹었다. 그리고 제2형 당뇨의 근본 원인을 알아보고자 유튜브를 뒤지기 시작했다.

소셜 미디어의 장점은 건강 관련 문제들을 해결할 방법을 혼자서도 충분히 익힐 수 있다는 것이고 이는 의료계에서 일어나고 있는 거대한 패러다임의 변화다. 여러 SNS 플랫폼을 통해 우리는 많은 의료진과 건강 전문가들의 믿음직스러운 조언을 접할 수 있게 되었다. 다만 자신에게 꼭 맞는 정확한 정보를 찾기 위해서는 끈기가 필요한데 다행히도 캐시는 자신이 궁금했던 정보를 잘 찾아내었다.

그렇게 찾은 정보에 의하면 그녀의 건강을 되찾기 위한 첫 단계는 간헐적 단식이었으며 몇 개월 만에 약 9킬로그램을 감량했다. 이 성과에 고무된 그녀는 자신의 식단에 문제가 없는지 평가하기 시작했고, 간헐적 단식과 홀 서티² 다이어트를 함께 진행하자 체중이 더 줄어들었다. 캐시는 체중이 줄어들 때마다 의욕이 샘솟았다. 약을 줄였고, 혈당치는 떨어졌으며, 정말 오랜만에 스스로 건강을 관리할 수 있다는 자신감이 생겼다.

몇 개월에 걸친 간헐적 단식 뒤에 캐시는 음식 선택에 더 신경 쓰기로 했다. 그녀는 키토제닉 다이어트를 배웠고 탄수화물 섭취를 줄임으로써 더 빠르게 감량할 수 있다는 사실을 알게 되었다. 단식이 건강을 되찾는 데 상당한 도움이 되었기에 그녀는 당시 1일 1식을 실천하고 있었는데, 여기에 탄수화물을 엄격히 제한하는 키토제닉 다이어트까지 겸하자 믿을 수 없는 결과가 나타났다. 여러 만성적 건강 문제를 해

2. 홀 서티(Whole30): 30일 동안 설탕, 곡물, 콩, 유제품, 알코올, 인공 첨가물 등 염증을 일으키는 식품 섭취를 배제하고 고기, 생선, 해산물, 신선한 과일과 채소, 견과류 등 건강한 식품을 섭취하는 식단으로 칼로리 제한은 하지 않는다.

여자 × 단식

결하고자 의사 앞에 앉았던 때로부터 불과 9개월 만에 캐시는 약 32킬로그램을 감량했다. 기적을 만드는 주체는 다이어트가 아닌 바로 우리 자신인 것이다.

단식하는 동안 항상 유념할 것이 있다. 여성, 즉 우리의 호르몬은 삶의 모든 측면을 주도하며 그러하기에 좋든 싫든 호르몬이 통제권을 갖고 있다는 사실이다. 여성들의 호르몬은 사춘기 이후 평생 변화무쌍하다. 이 때문에 우리의 단식 라이프스타일은 남편, 남자 형제, 아들, 혹은 이성 친구와 큰 차이를 보이는 것이다. 그러니 우리의 결과를 그들과 비교하지 말자. 남성들은 상대적으로 빠른 성과를 얻을 것이다. 반면 우리 여성들은 절대 그들과 같은 방식으로 성과를 얻을 수 없다. 긍정적인 태도를 유지하면서 호르몬을 염두에 두어야 한다.

단식 라이프스타일의 어느 순간에선가 좌절감을 느끼게 될 때는 '단식에는 실패가 존재하지 않는다'는 사실을 상기하라. 반복해서 실패한 것처럼 느껴져도 그것은 단순한 피드백일 뿐이다. 배움을 멈추지 말고 포기하지도 말라. 당신이 좌절하는 이 순간에도 당신의 뇌에서는 새로운 뉴런이 성장하고 있을 것이다. 실패는 성공을 위한 필요조건이다.

단식이 생활 습관이 되면 당신은 이전에 느끼지 못했던 새로운 경험을 할 것이다. 물론 주저앉는 순간도 생길 테지만, 지금까지 배운 지식은 다시 시작할 수 있는 원동력이 될 것이다. 단식 라이프스타일에서 실패하는 유일한 길은 '중단'임을 잊지 말라. 할 수 있다! 매 단계에서 내가 당신과 함께할 것이니 말이다.

Chapter 7

호르몬에 도움을 주는 음식

음식은 우리의 적이 아니다. 실제로 적절한 음식은 호르몬에 불을 붙여 놀라운 힘을 발휘하게 한다. 잘못된 것이 있다면 그건 음식을 향한 우리의 접근법이다. 우리는 여성을 위한 단식 방법을 배우지 못했던 것처럼 월경 주기의 각 단계에 맞춰 음식을 먹어야 한다는 것 또한 전혀 들어보지 못했다. 호르몬이 아닌 미각이 음식을 선택하도록 방관했던 것이다.

하지만 호르몬에 맞는 식사 원칙을 배우면 두 마리 토끼 모두를 잡을 수 있다. 집을 지으려면 기초 공사를 잘해야 하는 것처럼 호르몬을 뒷받침하는 식사 또한 성분, 혈당 부하 지수[1], 다양성, 순환이라는 4가

---

1. 혈당 부하 지수(GL, Glycemic Load): GL지수= GI지수×1회 섭취량에 함유된 순탄수화물 양 ÷ 100 결괏값에 따라 혈당에 미치는 영향은 다음과 같다. ▲ 1~10은 낮은 영향 ▲ 11~19는 중간 영향 ▲ 20 이상은 높은 영향을 미친다고 판단한다.

지 원칙 중심의 튼튼한 토대에서 시작된다. 이 원칙을 이해하고 나면 호르몬 요구에 맞게 먹는 일이 더 직관적으로 이해될 것이다.

식품 원칙 1
식품 성분 표시가 있는 것은 피할 것

어릴 때 종종 엄마와 식료품점에 가곤 했다. 다른 아이들과 마찬가지로 나 역시 엄마가 장을 볼 동안 간식을 사달라고 조르곤 했는데 그럴 때마다 원하는 간식을 하나 얻는 대신 엄마와 게임을 해야 했다. 내가 고른 간식의 성분 목록을 찾아 첫 네 줄의 성분이 무엇인지 엄마에게 읽어드리는 것이 그 게임의 규칙이었다.

성분의 목록 중 네 번째에 설탕이 들어 있다면 그 간식은 살 수 없었다. 한번은 돌돌 말려 있는 과일 젤리가 정말로 먹고 싶었다. 그 젤리는 학교에서 점심시간에 모든 친구들이 먹는 인기 간식이었는데, 다들 그 젤리를 손가락에 말아서 정말 맛있게 빨아 먹었고 나도 거기에 끼고 싶었다. '그래, 그렇게 몸에 나쁠 리 없어! 이름도 '과일' 젤리잖아.' 하지만 그 젤리의 성분 목록 첫 번째가 설탕이었기에 애당초 접근 금지였다. 젤리를 먹지 못해 정말 불만스럽긴 했지만 엄마는 내게 중요한 가르침을 주셨다. "중요한 것은 성분"이라고 말이다.

식품의 정보는 영양 정보와 식품 성분표로 나누어 표시되어 있다. 많은 사람들이 영양 정보에서 칼로리만 확인하는데 불행히도 칼로리를 따지는 일은 호르몬 건강에 아무런 도움도 되지 않는다. 식품 성분표에 들어 있는 정보가 호르몬에 큰 영향을 미치므로 이를 우선으로 확인하는 습관을 들이자. 건강에 좋은 오일, 유기농 과일과 채소, 목초를 먹인 고기 같은 몸에 좋은 성분은 호르몬 생성에 도움을 주는 반면, 화학 물질이 잔뜩 든 가공식품은 호르몬 생성에 해가 되며 대사 질환의 원인이 된다.

성분표를 보면서 스스로에게 이런 질문을 던져보아야 한다.

첫 번째 질문은 "목록이 얼마나 긴가?"이다. 보통 성분 목록이 길수록 그 식품에 화학 물질이 많이 들어 있을 가능성이 크다. 처음 보는 제품을 발견했을 때 얼마나 많은 재료가 들었는지 우리가 알 수 있을까? 다섯 가지? 여덟 가지? 요즘 식품 성분표는 굉장히 길 뿐만 아니라 이해하기 힘든 성분으로 가득하다. 결론부터 말하자면 우리가 기억해야 할 한 가지 규칙은 '제품 성분 목록에 다섯 가지 이상의 성분이 들어 있으면 선반으로 되돌려 놓아야 한다'는 것이다.

두 번째로 던져야 할 질문은 "알아볼 수 있는 성분인가?"이다. 식품의 질은 정말 중요하다. 구입하려던 제품의 성분 목록을 읽고 그 성분들이 식료품점 안에서도 판매되고 있는 것인지 생각해 보라. 만약 들어본 적 없거나 식료품점 안 어디에서도 찾아볼 수 없는 성분이 들어 있다면 그 제품에는 건강을 해치는 합성 성분이 포함되었을 가능성이 크다.

피해야 할 식품 성분

현실은 가혹하다. 식품의 모든 성분이 안전하던 시절은 지났다. 많은 식품 회사는 당신의 건강보다 유통 기한과 이윤을 우선시한다. 그렇기에 우리가 먹는 식품에는 많은 독성 성분이 추가되고 이들 중 몇몇은 이제 친숙하기까지 하다. 살충제, 방부제, 염료, 인공 향료는 아주 흔한 식품 성분이다. 이를 알아챌 수 있는 경험 법칙이 하나 있다. 성분의 명칭을 발음하기 어려우면 화학 물질일 가능성이 높다는 것이다.

애초에 건강에 해로울 수 있는 성분이 식품에 들어가도 된다는 사실 자체를 이해할 수 없다. 성분의 안전성에 대한 규제가 정립되어 있어야 하는 게 아닐까? 안타깝게도 과거에는 그러한 규제가 존재했으나, 식품 첨가물의 안전성과 관련된 규정들은 지난 몇십 년 동안 극적인 변화를 보였다. 새로운 성분이 나타나면 새로운 범주가 생겼는데 이것을 GRAS^{Generally Recognized As Safe}, 즉 '일반적으로 안전하다고 볼 수 있는 식품 원료'라고 부른다.

쉽게 말해 이 범주에 들어가는 성분의 유해성이 증명될 때까지는 안전한 것으로 간주된다는 뜻이다. 식품 회사들은 성분의 안전성을 입증하는 대신, 긴 시간과 수십만 달러의 돈을 들여 식품의약국^{Food and Drug Administration} 전문가들로 이루어진 합의체의 평가를 통해 빠르게 승인을 받아냈다. 장기적인 연구 결과가 없음에도 불구하고 피해의 명백한 증거가 없다면 GRAS 성분으로 분류될 수 있는 것이 현실이다. 지난 20년 동안 5만 개 이상의 성분들이 이 범주로 분류되었다.

식품에 첨가되는 것이 허용되었다가 나중에 해롭다는 사실이 밝혀진 GRAS 성분 가운데 '부분 경화유Partially Hydrogenated Oil'가 있다. 2015년, 오랫동안 GRAS 목록에 포함되었던 부분 경화유가 심혈관 질환을 유발한다는 사실이 입증되면서 식품 회사들은 제품에서 이 성분을 제외시켜야 했다.[1] 하지만 부분 경화유는 그 이전에 무려 60년 동안 아무런 제재 없이 사용됐다. 많은 소비자 보호 단체들이 이런 식품의약국 규제의 사각지대에 우려를 표하고 있다. 그러니 우리도 이 문제를 알아둘 필요가 있다. 만약 알아볼 수 없는 성분이 들어간 식품이라면 멀리하기를 권한다. 이해하기 힘든 성분일수록 의심스러운 성분이다. 참고로 GRAS 목록에 들어 있는 익숙한 성분으로는 소르비톨, 알루미늄인산나트륨, BHA와 BHT 방부제, 질산염, 아질산염 등이 있다.

천연 향료natural flavors 또한 문제가 되고 있다. '천연'이란 단어가 붙었으니 좋은 것이라 여겨지지만 실제로는 해로울 수 있는 성분이 포함되어 있기 때문이다. 여기서 말하는 천연natural이 무엇을 뜻하는지 깊이 들여다볼 필요가 있다. 식품의약국은 천연 향료를 "있는 그대로 또는 굽거나, 익히거나, 발효시킨 식물성 혹은 동물성 물질로부터 추출, 증류 혹은 그와 유사하게 파생된 물질로, 그 기능은 영양이 아닌 맛에 있다"고 정의했다.

이 정의에서 핵심은 이 모호한 성분의 목적이 영양이 아닌 맛에 있다는 사실이다. 미국 기준에서 천연 향료 범주에 속하는 식품 첨가물은 약 3,000종에 달한다. 환경워킹그룹Environmental Working Group에 따르면

이 조미료들의 대부분이 프로필렌글리콜, 폴리글리세롤지방산에스테르, 모노글리세리드와 디글리세리드, 벤조산, 폴리소베이트 80과 같은 화학 물질, 매개 용제, 방부제다.[2)]

우리가 잘 아는 향미 증진제 MSG[2]는 비만, 알츠하이머병 같은 신경 퇴행성 뇌질환이나 생식기 기형과 연관이 있다고 과학적으로 입증된 신경독이다.[3)] 이런 이야기를 들을 때 우리는 상당히 혼란스러워진다. 그래서 호르몬을 파괴하는 화학 물질로 가득한 식품을 먹지 않도록 스스로에게 던져야 할 질문 목록을 준비했다.

- 성분 목록이 얼마나 긴가?
- 맨 앞에 나열된 주성분들은 어떤 것인가?
- 당신이 알아볼 수 있는 성분인가?
- 화학 수업 시간을 떠오르게 하는 성분이 있는가?
- 어떤 종류의 기름, 당, 가루가 목록에 올라 있는가?
- 인공 색소, 향료, 염료가 목록에 있는가?

결론을 말하자면 호르몬을 위해서는 천연 식품, 땅에서 자란 식품이 가장 좋다. 예를 들어 감자를 집에서 요리하는 것이 해로운 기름에 튀겨 화학 물질을 뿌린 감자 칩[4)]보다 영양가가 높을 것은 자명하다.

---

2. MSG(글루타민산나트륨)도 토마토, 치즈, 전분, 사탕무 등 많은 식품에서 자연적으로 발생하는 글루타민산을 추출 또는 발효시켜 만들기 때문에 천연 조미료로 선전하기도 한다.

여자 × 단식

식품 원칙 2
신선 식품을 먹어라

해로운 성분들을 알아보고 피하기 시작하면 이제는 먹을 수 있는 것에 집중하게 된다. 좋은 품질의 식품은 여러 측면에서 건강에 유용하다. 내가 '성분'이 아니라 '식품'이라고 말했다는 사실을 알아차렸는가? 양질의 식품에는 식품 성분 표시가 없다. 신선 식품이 그 예다. 사과는 원래의 형태 그대로고 가공 및 변형을 하지 않았으니 라벨이 필요하지 않다. 양질의 식품이 우리 몸에 유익한 이유는 다음 세 가지다. 호르몬 생성을 돕고, 근육을 키우며, 장내 마이크로바이옴을 성장시킨다.

호르몬 생성을 돕는 식품

성호르몬인 에스트로겐, 프로게스테론, 테스토스테론은 먹거리에 큰 영향을 받는다. 만약 호르몬끼리 레스토랑에 간다면 각기 다른 음식을 주문할 것이다. 이처럼 각각의 호르몬이 무엇을 갈망하는지 이해한다면 음식을 이용해 호르몬의 혜택을 입을 열쇠를 가진 셈이다.

✛ 에스트로겐이 좋아하는 식품

에스트로겐은 포도당과 인슐린을 낮게 유지할 때 우세하기에 에스트로겐이 음식을 주문한다면 샌드위치보다는 샐러드를 선택할 것이다. 혈당을 급등시키는 빵은 에스트로겐이 좋아하는 음식이 아니다.

월경을 하는 여성은 몸이 에스트로겐 수치를 높이기 시작하면 배란 때까지 저탄수화물 식단으로 에스트로겐이 역량을 발휘할 기회를 주어야 한다. 에스트로겐 수치가 급격히 낮아지는 완경기 여성이라면 저탄수화물 식단이 체중 증가, 브레인 포그, 일과성 열감에서 자신을 구해 주는 구명조끼처럼 느껴질 것이다.

에스트로겐 부족으로 배란 문제가 생겼다면 키토제닉 식단으로 생식 능력을 회복할 수 있다. 내가 키토제닉 식단을 좋아하는 데는 많은 이유가 있지만 가장 큰 이유는 '에스트로겐 조절에 미치는 영향력'이다. 너무 많은 여성들이 에스트로겐 불균형 문제를 겪고 있다. 지나치게 많은 에스트로겐은 호르몬 민감성과 암 발병률을 높이며, 반대로 부족한 에스트로겐은 완경기 여성들을 호르몬 광란에 빠뜨린다. 에스트로겐 불균형은 인슐린 저항성에서 비롯된다. 하지만 이 사실을 모르고 있는 여성들이 아직도 많다.

탄수화물 부하를 낮게 유지하는 것 외에도 에스트로겐이 원하는 식품이 있다. 첫 번째는 좋은 지방, 특히 콜레스테롤이 많은 천연 식품이다. 콜레스테롤은 에스트로겐을 만들기 위해 꼭 필요한 에스트로겐의 원료다. 콜레스테롤 수치를 높인다는 생각에 겁부터 난다면 좋은 콜레스테롤과 나쁜 콜레스테롤이 있다는 사실을 기억하라. 에스트로겐을 만들기 위해서는 HDL[3]이라고 알려진 좋은 콜레스테롤이 많이 필

---

3. HDL(High-Density Lipoprotein): 고밀도 지단백 콜레스테롤의 약자로, 혈관 벽에 축적된 콜레스테롤을 간으로 이동시키는 역할을 한다.

여자 × 단식

에스트로겐 생성을 돕는 식품

좋은 지방

- 올리브유
- 아마씨유
- 참기름
- 아보카도

씨앗과 견과

- 브라질너트
- 아몬드
- 캐슈너트
- 잣
- 구워서 소금을 뿌린 땅콩
- 해바라기씨
- 호박씨
- 호두
- 참깨

콩과 식물

- 완두콩
- 병아리콩
- 대두
- 라이머콩
- 녹두
- 동부콩
- 렌틸
- 강낭콩

과일과 채소

- 새싹채소
- 양배추
- 시금치
- 양파
- 마늘
- 애호박
- 브로콜리
- 콜리플라워
- 딸기
- 블루베리
- 크랜베리

요하다. HDL은 에스트로겐에 너무나 중요하기 때문에 여성의 몸은 월경 주기에 콜레스테롤 수치를 변화시킨다. 월경 주기 중 더 많은 에스트로겐이 필요한 순간에 HDL를 늘리는 것이다.[5] 정말 멋지지 않은 가? 그러니 우리 몸에 좋은 콜레스테롤을 충분히 공급하는 음식은 그 자체로 에스트로겐을 효율적으로 생산하는 유용한 도구인 것이다.

에스트로겐은 몸에 좋은 파이토에스트로겐도 좋아한다. 파이토에스트로겐이란 에스트로겐을 모방하는 식물 기반 화합물을 말하는데 이 화합물이 몸에 들어와 에스트로겐 수용체 부위와 결합하면 우리 몸은 그것을 에스트로겐처럼 취급한다. 우리가 흔히 알고 있는 가장 인기 있는 파이토에스트로겐은 콩이다. 콩은 유방암, 난소암과 같은 호르몬 민감성 암의 원인이 된다는 오명을 얻었지만 연구 결과 유기농 콩이 방어형 에스트로겐의 생성을 지원할 수 있다는 사실이 입증되었다.[6]

몸에 좋은 에스트로겐 생성을 돕는 식품과 독성 에스트로겐의 급증을 유발하는 식품을 두고 많은 정보가 엇갈리고 있는데 소량의 유기농 콩을 두부나 풋콩 형태로 식단에 추가하면 몸에 좋은 에스트로겐 생성에 도움이 된다. 하지만 콩만이 파이토에스트로겐의 발전소는 아니다. 혈당을 낮게 유지하는 데 도움이 되는 유용한 파이토에스트로겐으로는 씨앗, 견과, 콩과 식물, 과일, 채소가 있다.

파이토에스트로겐 섭취는 골다공증, 심장병, 유방암, 갱년기 증상의 위험을 낮추는 등 여러 측면에서 건강에 도움을 준다. 건강한 에스트로겐을 생성하는 것은 정상적인 배란에도 중요하다. 월경 주기 중 배란이 가까워지는 시기에 가장 많은 에스트로겐이 필요하기 때문이다. 따라서 이 시기에는 식단에 반드시 좋은 지방과 많은 파이토에스트로겐을 추가해야 한다.

여자 × 단식

＋ 프로게스테론이 좋아하는 식품

프로게스테론 또한 식품 선택에 많은 영향을 받는 호르몬으로 프로게스테론과 에스트로겐은 자매라고 생각하면 된다. 그들은 한 가족이며 매우 비슷해 보이지만, 성격은 매우 다르다. 즉, 음식과 단식에 관한 그 둘을 다르게 대해야 한다는 뜻이다.

에스트로겐이 혈당이 낮은 것을 좋아하는 반면, 프로게스테론은 혈당을 조금 더 높게 유지하는 것을 선호한다. 이런 이유로 보통 생리 전

 프로게스테론 생성을 돕는 식품

채소

• 감자   • 회향   • 얌   • 비트   • 순무
• 고구마   • 늙은 호박   • 국수호박   • 버터넛 스쿼시
• 브로콜리   • 방울양배추   • 콜리플라워

과일

• 바나나   • 파파야   • 망고   • 오렌지   • 자몽
• 레몬   • 라임

씨앗

• 참깨   • 아마씨   • 해바라기씨

콩과 식물

• 병아리콩   • 강낭콩   • 검정콩

주에는 탄수화물을 갈망하게 된다. 만약 정기적으로 혈당을 관찰하는 사람이라면 생리 전 주에 혈당이 자연스럽게 상승한다는 사실을 알아차렸을 것이다. 이는 프로게스테론을 만드는 데 필요한 모든 요소를 갖추기 위한 신체의 정상적인 반응이다. 그래서 프로게스테론 생성을 돕는 식품은 당연히 혈당 지수가 높은 것들이다. 예를 들어 감자는 혈당이 급등하도록 만들어 프로게스테론의 필요를 충족시키는 데 도움을 준다.

그러나 몸에 좋지 않은 기름과 섞이면 감자는 순식간에 우리 몸에서 염증을 일으킬 수 있다는 점을 명심하라. 미안하지만 건강을 위해서 감자튀김은 NO!

근육을 키우는 식품

근력은 건강 전반에서 대단히 중요하다. 연구에 따르면 평생 근육을 키우는 데 집중한 여성들은 대사 건강을 유지할 뿐 아니라, 뼈가 튼튼하고, 우울증이 적으며, 더 오래 살 수 있다고 한다. 체육관에서만 근육을 키울 수 있는 것은 아니다. 근육을 키우려면 단백질이 많은 식품을 먹어야 한다. 단백질은 mTOR이라고 불리는 세포 치유 경로를 자극하는데, (골격근 증가를 촉진하고, 손상된 근육을 합성하는 것이 mTOR의 역할이다) 단식을 하면 자가 포식 경로를 자극하고 반대로 음식(단백질)을 먹을 때는 mTOR을 자극한다. 둘은 상반되는 세포 치유 메커니즘인 것이다. 따라서 날씬한 근육질 몸을 원한다면 단식은 당신을 날씬하게 만들어주는 도구가, 단백질 섭취는 근육을 더 강하게 만드는 도구가 되어줄 것이다. 정말 아름다운 조합이 아닌가!

하지만 우리의 몸에 맞는 단백질을 선택하는 일은 말처럼 쉽지 않다. 단백질에도 좋은 것과 나쁜 것이 있으므로 단백질을 선택할 때는 질과 양 이 둘을 고려해야 한다. 단백질은 또 동물성과 식물성이라는 두 형태로 존재하는데 각기 장단점이 있으니 어떤 단백질 공급원이 건강 목표를 이루는 데 가장 적합한지 알아두어야 한다.

단백질이 풍부한 식품을 구성하는 핵심 분자는 아미노산이다. 아미노산은 근육 생성은 물론이고 뇌와 면역 체계가 최상으로 작동하는 데도 필수 요소다. 아미노산 결핍은 면역력 저하, 소화 장애, 우울증, 생식력 문제, 브레인 포그로 이어질 수 있으니 부족하지 않게 챙겨야 한다.

아미노산은 총 스무 가지로 그중 아홉 가지는 필수 아미노산이다. 여기서 '필수'란 몸이 스스로 만들 수 없어서 외부로부터 얻어야 한다는 뜻이다. 동물성 단백질은 아홉 가지 필수 아미노산을 제공하는 아미노산의 주된 공급원인 반면, 식물성 단백질은 거기에 훨씬 못 미친다. 아홉 가지 필수 아미노산을 모두 가진 식물은 하나도 없다. 따라서 몸이 필요로 하는 모든 아미노산을 채우기 위해서는 다양한 식물성 식품을 먹을 수밖에 없다. 채식주의자들조차 아미노산 보충제의 도움을 받는데 다양한 식물을 통해서도 아홉 가지의 필수 아미노산을 확실히 섭취하는 것이 그만큼 어렵기 때문이다.

근육을 키우기 위해 신경 써야 할 아미노산으로 류신, 이소류신, 발린이 있는데 그중에서도 류신이 가장 중요하다. 류신이 많이 함유된 동물성 식품으로는 닭고기, 소고기, 돼지고기, 생선, 우유, 치즈, 달걀 등이 있다. 류신을 공급하는 식물성 단백질로는 호박씨, 흰 강낭콩, 두부가 있다. 근육을 만들고자 하는 채식주의자라면 류신이 풍부한 음식을 충분히 먹어야 한다. 그에 맞는 식품을 선택하기 어렵다면 아미노산 보충제를 추가하는 것이 좋다.

근육을 키우는 식품 (류신, 이소류신, 발린이 풍부한 식품)

- 닭고기
- 소고기
- 돼지고기
- 생선
- 우유
- 치즈
- 달걀
- 호박씨
- 두부
- 흰 강낭콩

동물성 식품이든 식물성 식품이든 내분비 교란 물질은 피해야 한다. 식물성 단백질에서는 호르몬에 부정적 영향을 줄 수 있는 살충제를 고려해야 하고, 동물성 단백질에서는 항생제와 성장 호르몬이 첨가될 수 있음을 유의해야 한다. 깨끗하고 몸에 좋은 음식을 얻는 가장 좋은 방법은 가능한 한 유기농 식품을 선택하고, 유전자 변형 식품을 피하며, 항생제나 호르몬이 포함되지 않은 식품을 선택하는 것이다.

단백질에서 두 번째로 집중해야 할 원칙은 양이다. 근육을 만들려면 단백질을 충분히 먹어야 한다. mTOR을 자극하고 근육을 강하게 만들기 위해서는 한 끼에 30그램의 단백질을 먹어야 한다.[7] 40세 이

후부터는 근육 내 아미노산 합성이 감소하므로 단백질 섭취량이 점점 더 중요해진다. 젊을 때는 수영복을 멋지게 소화하기 위해 근육이 필요하다고 생각하는 경우가 많지만, 나이가 들면 기능성이 더 중요하다. 나이와 상관없이 근육이 많을수록 더 강하다는 느낌을 얻게 되고 대사 전환 능력도 좋아진다.

마이크로바이옴을 구축하는 식품

우리 몸에는 인간의 세포보다 10배나 많은 박테리아 세포가 있고, 전체 박테리아의 90%가 장에 존재한다. 건강한 음식 섭취는 장 점막 내벽에 살고 있는 좋은 박테리아에게 동력을 공급하는 일이다. 박테리아는 에스트로겐을 분해해 배출하고, 뇌를 위해 신경 전달 물질을 만들며, 면역 체계의 균형을 맞추고, 수면을 돕는 멜라토닌을 제공한다.

반대로 나쁜 기름, 당, 화학 물질이 그득한 가공식품을 먹으면 유용한 박테리아는 죽고 해로운 박테리아가 번성하는 환경이 조성된다. 이로써 마이크로바이옴이 크게 부족해지면서 불안감이 생기고, 혈당 수치가 높아지며, 멜라토닌 생성이 저하되며, 에스트로겐이 분해되지 못하는 등의 문제가 나타난다. 당신 이야기처럼 들리는가? 하지만 겁에 질릴 필요는 없다. 적절한 먹이만 제공해 주면 좋은 박테리아들이 3일 만에 활기를 되찾을 것이다.

박테리아는 프로바이오틱스, 프리바이오틱스, 폴리페놀, 이 세 종류의 식품을 먹고 자란다. 프로바이오틱스 식품에는 신경 전달 물질 생성, 비타민 대사, 적절한 면역 기능, 염증 저하를 돕는 살아 있는 미생물이 있다. 프로바이오틱스 식품은 사우어크라우트나 요구르트 같은 발효 식품이 주를 이룬다. 프리바이오틱스 식품은 장내 유용한 미생물들의 먹이가 되어 증식을 유도한다. 섬유질이 많아 마이크로바이옴의 훌륭한 연료가 되기 때문이다. 폴리페놀은 주로 식물성 식품에서 발견되며 장내 미생물에 영양을 공급할 뿐 아니라 항산화제 역할도 한다.

나는 이들을 간단히 3P(Probiotics, Prebiotics, Polyphenol)라 부르는데 3P가 풍부한 식단은 호르몬 건강에 필수인 좋은 미생물이 성장하도록 도움을 준다. 앞서 언급한 호르몬 포식 식품이 호르몬 생성에 도움을 준다면, 3P는 호르몬들의 분해를 돕는 건강한 마이크로바이옴이 세포에 유용한 일을 하고 건강한 배설을 돕도록 한다. 마이크로바이옴을 위한 식이 방식의 장점은 선택지가 많다는 점이다.

프로바이오틱스가 풍부한 식품

첫 번째로 주목할 P는 프로바이오틱스가 풍부한 식품이다. 장에는 건강을 유지하기 위해 열심히 일하는 4,000종 이상의 박테리아가 있는 것으로 추정된다. 보통의 여성들이라면 항생제를 몇 차례 복용하고, 만성적 스트레스를 겪고, 몇 년간 피임약을 복용했을 가능성이 높다. 이런 과정에서 장내 환경은 악화된다.

장내 환경을 개선하는 가장 빠른 방법은 프로바이오틱스가 풍부한 식품을 섭취하는 것이다. 가장 강력한 것은 발효 식품으로 미생물은 발효 식품을 이용해 당을 분해해서 혈당 부하를 낮추고 프로바이오틱스의 효과를 높인다. 대개 신맛을 내는 수많은 발효 과정을 통해 식품 내부에서 유용한 박테리아가 자라는데, 장에 도움이 되는 박테리아 변종을 식품 섭취를 통해 추가하는 과정이라고 보면 되겠다.

발효 식품은 소화가 잘되며, 보통의 채소보다 비타민과 미네랄이 많고, 불안과 우울 증상을 개선하며, 면역 체계에 동력을 공급하는 등 여러 장점이 있다. 저마다 다른 치유 효과를 제공하는 것도 발효 식품의 장점이다. 예를 들어 김치에 들어가는 파는 발효되었을 때 바이러스 면역력을 강화하는 것으로 알려져 있다.[8] 유제품을 발효시킨 케피어kefir는 수조 마리의 유용한 박테리아를 공급해서 나쁜 콜레스테롤과 혈당을 낮추고 다량의 항산화제를 제공한다. 단, 이 저혈당 간식에 당이 첨가되어 있지 않은지 눈여겨봐야 하겠다.[9]

요즘 발효 식품의 인기가 상당히 높아져 각종 발효 채소나 유제품을 쉽게 구할 수 있으며 집에서도 쉽게 발효 식품을 만들 수 있다.

프로바이오틱스가 풍부한 발효 식품

- 사우어크라우트   • 김치   • 피클
- 요구르트   • 케피어

프리바이오틱스가 풍부한 식품

두 번째 P, 프리바이오틱스가 풍부한 식품을 이야기해 보자. 장 속의 좋은 박테리아를 반려동물이라고 생각하라. 행복감과 사랑받는 느낌을 주고 항상 미소 짓게 만드는 반려동물에게 먹이를 주지 않으면 어떻게 될까? 반드시 죽게 된다. 장 속의 박테리아도 마찬가지다. 건강을 위해 놀라운 묘기를 부리지만 그건 먹이를 제대로 공급했을 때의 얘기다. 장내 박테리아가 가장 좋아하는 식품은 프리바이오틱스다. 건강한 마이크로바이옴을 지지하는 프리바이오틱스 식품 중에는 호르몬을 위한 식품과 겹치는 것들이 많아 여성들에게 특히 유익하다. 우리가 먹을 수 있는 강력한 프리바이오틱스 식품을 소개한다.

프리바이오틱스가 풍부한 식품

- 치커리 뿌리
- 민들레 뿌리
- 우엉
- 생강
- 파
- 병아리콩
- 붉은 강낭콩
- 마늘
- 양파
- 아스파라거스
- 캐슈너트
- 피스타치오
- 버섯
- 후무스
- 곤약

폴리페놀 식품

식단에 포함해야 할 마지막 P는 폴리페놀 식품이다. 항산화제가 풍부한 식물성 폴리페놀 식품은 장 속에 다양한 미생물이 번성할 수 있는 환경을 만든다. 프리바이오틱스 식품이 장내 환경에 유익한 박테리아의 먹이라면, 폴리페놀 식품은 그들이 복제되는 둥지다.

폴리페놀이 가장 풍부한 두 가지 음식으로 레드 와인과 다크초콜릿을 꼽을 수 있다. 그러나 이 폴리페놀 식품들의 품질이 중요하다는 사실을 잊지말라. 다행히 해로운 화학 물질이 없고, 폴리페놀 함량이 높으며, 상업적인 레드 와인보다 건강한 '마이크로바이옴에 보다 유용한' 천연의 저알코올 와인의 인기가 급증하면서 이런 와인을 식료품점에서도 쉽게 구할 수 있게 되었다.

생체 역학Biodynamic, 유기농Organic, 지속 가능Sustainable 같은 핵심 단어를 기억하고 있으면 마이크로바이옴에 좋은 레드 와인을 쉽게 찾을 수 있을 것이다. 알코올 함량은 13퍼센트 미만이어야 하며 알코올 함량이 낮을수록 당 함량도 낮아진다.

초콜릿을 선택할 때도 레드 와인 고를 때 기억해 둔 단어가 도움이 될 텐데 이때도 품질이 중요하다. 카카오 함량이 70퍼센트 이상이고 당은 최소한만 첨가된 다크초콜릿은 많은 양의 당이 첨가된 대다수 초콜릿 간식들보다 마이크로바이옴에 풍부한 폴리페놀을 공급해 줄 것이다. 폴리페놀과 관련된 인상적인 연구 결과가 많다. 폴리페놀이 많이 함유된 음식은 혈압을 조절하고, 혈액 순환을 개선하고, 만성 염증을 줄이며, 신경 퇴행성 질환으로부터 우리를 보호하고, 혈당 수치를 낮출 수 있다.[10] 3P에 해당하는 많은 식품이 그렇듯 대부분의 폴리페놀 식품들은 식물성이다.

놀라운 성능을 자랑하는 폴리페놀 식품 중에 허브와 향신료가 있다. 흔히 향미 증진제로만 생각하는 향신료에는 맛을 돋우는 장점보다 더 큰 혜택이 있다. 예를 들어 정향Cloves은 풍미를 풍부하게 해줄 뿐 아니라 폴리페놀 함량이 높아 간 건강에 도움이 되며 혈당을 낮춘다는 사실이 증명되었다.[11] 다음의 폴리페놀 식품 목록을 눈여겨보자.

🌿 폴리페놀 식품

• 브로콜리	• 방울양배추	• 타임	• 사프란	• 오레가노
• 로즈메리	• 정향	• 바질	• 계피	• 커민
• 커리	• 다크초콜릿	• 올리브	• 파슬리	• 레드 와인

호르몬 구축을 돕든, 근육을 키우든, 마이크로바이옴에 먹이를 주든 핵심은 '음식을 먹을 때는 의도가 있어야 한다'는 것이다. 미각이 음식을 선택하도록 내버려 두는 때가 너무 많은데 단식이 라이프스타일로 자리 잡으면 입맛이 달라지고 식탐이 줄어드는 경험을 하게 된다. 나쁜 갈망이나 식탐이 사라지는 것을 나도 직접 경험했다.

나는 거의 평생을 탄수화물을 갈망하며 살았다. 또한 자주 '행그리' 상태에 빠졌다. 몇 시간 동안 음식을 먹지 않으면 옆에 두고 싶지 않을 정도로 사람이 돌변했다. 그러다가 호르몬의 요구에 단식을 맞추는 방법을 배우자 허기와 갈망이 사라졌다. 이 말이 믿기 힘들다는 걸 나도 잘 알고 있다. 하지만 여성을 위한 단식법을 배우게 된다면 당신 또한 식탐이 사라지는 경험을 하게 될 것이다. 단, 주의해야 할 점은 여성을 위한 단식에서는 호르몬 생산, 근육 성장, 마이크로바이옴 활성화를 위한 계획적인 식사 역시 더욱 중요해진다는 사실이다.

식품 원칙 3
혈당 부하가 중요하다

병원에 가면 으레 호흡, 체온, 심장 박동을 측정하는데 중요한 한 가지가 빠져 있다. 바로 혈당이다. 건강한 상태를 유지하고 있는지 이해하는 데 도움이 될 척도를 꼽으라면 첫째가 혈당이다. 정상 범위를 벗어난 혈당은 대사 질환이 일어나고 있음을 나타낸다. 심혈관 질환, 고혈압, 콜레스테롤 수치 상승, 허리둘레 증가, 당뇨병, 지방간은 혈당 수치의 추세를 잘 이해한다면 예방할 수 있는 경우가 많다.

혈당에 영향을 미치는 요인은 다양하지만 가장 큰 영향을 주는 것은 음식이다. 음식마다 혈당에 미치는 영향이 각기 다른데 음식이 혈당 수치에 미치는 영향을 보여주는 것이 혈당 지수^{GI}(Glycemic Index)다. 혈당 지수는 식품에 1에서 100까지 점수를 매긴 것인데 숫자가 높을수록 혈당을 많이 올린다고 생각하면 된다. 빵에 든 밀가루 같은 정제 탄수화물이 가장 높은 점수를 받는다. 참고로 통밀빵의 혈당 지수는 59이며, 아보카도처럼 섬유질과 지방이 많은 음식의 혈당 지수는 15다. 혈당 지수가 낮은 음식을 많이 먹을수록 필요로 하는 인슐린이 줄어든다. 그래서 혈당 지수가 낮은 음식을 선택하면 포도당과 인슐린이 모두 감소하면서 단식 라이프스타일을 쉽게 유지할 수 있다.

혈당 지수와 혈당 부하 지수의 차이

혈당 지수(GI)는 식품 자체의 혈당 상승 속도를 나타내는 반면, 혈당 부하(GL, Glycemic Load) 지수는 해당 식품을 실제로 얼마나 섭취하는지(즉, 양)를 고려하여 혈당에 미치는 전체적인 영향을 평가한다. 혈당 부하 지수는 식품의 섭취량을 고려하기 때문에 혈당 지수보다 실제 식사가 혈당에 미치는 영향을 평가하는 데 더 유용할 수 있다.

혈당은 칼로리의 영향을 받지 않는다. 많이 먹는다고 올라가는 것이 아니라는 말이다. 혈당에 영향을 미치는 것은 어떤 음식을 먹는가이다. 다량 영양소(탄수화물, 단백질, 지방)에 대해, 또 이들이 혈당에 미치는 영향에 대해 이해하고 있다면 대사 건강을 지키는 열쇠를 손에 쥔 셈이다. 다량 영양소 중 식사할 때 혈당의 급등을 막는 지방을 선택하면 지방 연소 에너지 시스템으로 빨리 전환하는 데 도움이 된다. 포도당 대사에서 지방 대사로 전환되면 에너지가 증가하고, 체중 감량이 빨라지고, 정신이 맑아지는 경험을 하게 될 것이다. 이것은 대단히 중요한 개념으로 모든 만성 질환의 뿌리에는 끊임없이 혈당을 올리는 음식이 존재하기 때문이다.

다량 영양소는 각기 호르몬에 다른 영향을 주며 자신만의 독특한 방법으로 혈당을 높인다. 탄수화물이 혈당을 가장 높이 끌어올리고,

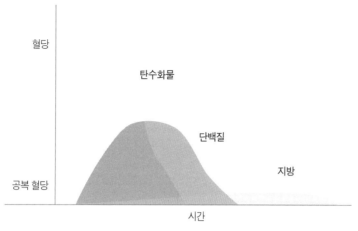

| 3대 영양소가 혈당에 미치는 영향 |

두 번째는 단백질이다. 반면 지방은 균일한 혈당 수치를 유지하며 심지어는 혈당을 낮추기도 한다. 대사를 원활하게 하고, 호르몬 균형을 맞추며, 몸이 지방을 연소하도록 만들려면 혈당을 가능한 한 안정적으로 유지해야 한다. 다량 영양소와 혈당의 관계를 이해하는 것이 중요한 이유다.

탄수화물

탄수화물은 음식 속의 당, 전분, 식이섬유를 가늠하는 지표라고 이해하는 것이 가장 빠르다. 탄수화물에는 단순한 것과 복잡한 것 두 가지 형태가 있다. 단순 탄수화물은 혈당을 빠르게 상승시키는데 심지어는 우리 몸이 효과적으로 대처할 수 없는 수준까지 올린다. 고탄수화물 식이로 혈당이 상승하면 우리 몸은 잉여 탄수화물을 간과 지방 세포에 저장한다.

겁이 나는가? 하지만 좋은 소식이 있다. 단식을 하면 우리 몸이 저장된 잉여 에너지를 찾아 소비한다. 결국 식단에서 가장 신경 쓸 부분은 단순 탄수화물을 적게 먹고 복합 탄수화물을 더 많이 먹어야 한다는 것이다. 복합 탄수화물은 단순 탄수화물보다 섬유질이 많아서 혈당을 덜 상승시키고 따라서 세포가 천천히 포도당을 흡수하도록 해 간과 지방 세포로의 저장을 줄여준다.

단순 탄수화물인지 복합 탄수화물인지 구분하는 가장 쉬운 방법은 그 식품이 자연적으로 만들어졌는지 인위적으로 만들어졌는지를 보는 것이다. 자연이 만든 식품은 복합 탄수화물로 섬유질이 많아 당이 혈류에 흡수되는 것을 늦춘다. 자연이 만든 탄수화물은 근육, 호르몬, 마이크로바이옴 활성화에 유용하다. 당신의 월경 주기 중 혈당을 높여야 할 때 복합 탄수화물을 섭취하면 건강을 증진하는 훌륭한 도구가 될 수 있다.

반면 단순 탄수화물 섭취는 비만, 면역 기능 저하, 에스트로겐 과다의 길로 이어진다. 이런 식품들은 대개 유통 기한이 길고 식료품점의 가장 눈에 띄는 중앙 통로를 차지하고 있어 손쉬운 구매를 유도한다. 또 대부분의 단순 탄수화물에는 당과 보존제가 가득해 주방 찬장에서도 오래 보관할 수 있다. 하지만 단순 탄수화물은 영양적 가치가 없어 건강에 전혀 도움이 안 된다. 이 범주에 속하는 식품은 쿠키, 크래커, 시리얼, 스낵, 빵, 파스타 그리고 거의 모든 가공식품이다.

여자 × 단식

단순 탄수화물은 섬유질이 들어 있지 않아 쉽게 혈당을 높인다. 혈당이 급등하면 인슐린이 대량 분비되는데 이처럼 포도당과 인슐린이 갑자기 증가하면 우리 몸은 초과분들을 저장할 장소를 찾는다. 만약 하루에 이런 일이 여러 번 일어나면 우리 몸은 과잉 포도당을 지방으로 저장해 버릴 것이다. 거울을 보며 군살을 원망하기 전에 그 잉여 지방들이 당신의 목숨을 구하느라 생긴 것임을 상기하길 바란다. 몸은 포도당을 장기에 저장할 수도, 지방에 저장할 수도 있는 갈림길에서 지방에 저장하기로 선택했을 뿐이다. 이것이 당신의 수명을 연장하기 위한 몸의 더 나은 선택이라는 데는 의심의 여지가 없다.

탄수화물 or 순탄수화물?

여성을 위한 단식에서는 총 탄수화물보다 순 탄수화물을 주의 깊게 살펴야 한다. 순 탄수화물은 음식의 총 탄수화물에서 식이섬유와 당 알코올을 제외한 양을 의미하며 혈당에 직접적인 영향을 미치는 탄수화물이다. 이를 '당질'이라고 부르기도 한다.

식이섬유는 포도당의 흡수를 지연하는 기능을 한다. 반면, 섬유질이 거의 없는 단순 탄수화물(예: 설탕, 흰 빵)은 혈당을 빠르게 상승시킨다. 복합 탄수화물에 포함된 섬유질은 혈당이 점진적으로 상승하도록 도와 인슐린 조절과 혈당 유지에 유리하다. 이러한 이유로 정제 탄수화물 대신 섬유질이 풍부한 복합 탄수화물을 섭취하는 것을 권장한다.

인체 대사와 혈당 조절 메커니즘을 이해하면 인간이 자연과 균형을 이루도록 설계되었다는 사실을 깨닫게 된다. 이 과정에서 자연의 지혜가 담긴 복합 탄수화물이 신뢰할 수 있는 에너지원이라는 것을 알 수 있을 것이다.

단백질

근육 형성에서 단백질이 가지는 가치는 이미 이야기했다. 거기에 더해 이 다량 영양소가 혈당에 미치는 영향도 알고 있어야 한다.

단백질은 세 가지 방법으로 혈당에 대단히 긍정적인 영향을 준다. 첫째, 단백질은 탄수화물보다 포도당으로 분해되는 속도가 느리다. 혈당을 빨리 높이지 않기에 급격한 인슐린 분비를 야기하지 않는다는 의미다. 둘째, 단백질은 탄수화물 흡수도 늦출 수 있다. 단백질과 복합 탄수화물을 모두 함유한 식사를 할 때 그러한데 이 둘이 어우러진 식사를 하면 포도당 반응이 훨씬 느려지는 것을 느끼게 된다. 이 조합의 좋은 예는 스테이크에 감자를 곁들여 먹는 것이다. 감자 자체는 혈당을 빠르게 상승시켜 인슐린 저항성과 염증으로 이어지는 경우가 많다. 하지만 감자에 약간의 버터, 스테이크, 샐러드를 곁들여 먹으면 포도당이 급증하는 상황이 덜 발생한다.

한 가지 더 말하자면 단백질은 허기를 잠재운다. 단백질은 소화하기까지 오랜 시간이 걸리기에 뇌에 여전히 배가 부르다는 신호가 전달된다. 많은 여성이 단백질이 풍부한 간식으로 단식을 깨뜨릴 때 허기가 채워지면서 정신이 맑아지고, 에너지가 샘솟는 것을 느끼면서 부드럽게 섭식 상태로 전환하는 경험을 한다. 혈당에 미치는 영향을 고려한다면 단순 탄수화물보다 단백질을 선택하는 것이 좋다. 하루 6끼 고탄수화물 저지방 식단에서 단식으로 전환하는 사람이라면 특히 더 그렇다. 식단에 단백질을 더 많이 포함하면 성공에 필요한 추진력을 얻을 수 있다.

한 가지 경고할 것이 있다. 지나친 단백질 섭취는 경계해야 한다. 조만간 논의할 키토바이오틱 다이어트에서 권장하는 단백질 섭취량은 하루 75그램이다. 이를 크게 상회할 경우 혈당이 지나치게 높아지면서 키토시스 상태에 진입하기가 힘들다. 몇 년 전 키토제닉 다이어트를 처음 시도한 친구가 있었는데 그녀는 한 달 동안 식단에서 정제 탄수화물을 완전히 배제하기로 결심했다. 다이어트 초기에 배가 고팠던 이 친구는 단백질이 음식에 대한 갈망과 허기를 없애는 유용한 식품임을 알게 되었다. 그런데 몇 개월 뒤부터 체중 감량이 멈추자 내게 연락을 해 도움을 청했다. 나는 그녀에게 매일 먹고 있는 단백질 양을 확인했는데 150~200그램 정도였다. 지나치게 많은 단백질을 먹고 있었던 것이다.

체중 감량이 목표라면 단백질은 하루 75그램 정도의 적정 범위로 유지해서 혈당과 인슐린이 급등하지 않도록 해야 한다. 이 친구는 단백질 섭취량이 너무 많아서 혈당이 높게 유지되는 바람에 포도당 연소 상태에서 지방 연소 상태로의 대사 전환이 힘든 상황이었는데 단백질 섭취량을 75그램으로 줄이자 대사 전환이 훨씬 쉬워졌고 다시 체중이 감소했다.

지방

지방은 의심할 여지없는 혈당 관리의 영웅이다. 지방은 혈당을 안정시킬 뿐 아니라 허기를 없애 준다. 그동안 지방이 건강을 해칠 것이라는 인식을 갖고 살았다면 마음을 열고 새로운 눈으로 지방을 바라보길 권한다. 지방은 적이 아니라 친구다.

지방 섭취를 이해하려면 가장 먼저 '모든 지방이 다 같은 것은 아니다'는 사실을 알아야 한다. 다른 어떤 것보다 많은 혼동을 일으키는 영양 개념이 있다면 바로 좋은 지방과 나쁜 지방의 구분일 것이다. 핵심은 이렇다. 좋은 지방은 세포에 영양을 공급하고 나쁜 지방은 염증을 일으킨다. 그러니 좋은 지방은 받아들이고, 나쁜 지방은 어떤 대가를 치르더라도 피해야 한다.

세포의 외부는 좋은 지방으로부터 영양분을 공급받는다. 세포막은 어떤 영양소가 세포 안에 남아야 하는지, 어떤 독소가 방출되어야 하는지를 결정한다. 나쁜 지방은 세포막에 염증을 일으켜 영양소가 들어가지도 못하고 독소가 나오지도 못하게 만든다. 반대로 좋은 지방은 이런 세포막을 복구해서 세포 조절이 건강에 유리하게 작동하도록 만든다. 이처럼 세포에서의 필요 때문에 건강한 지방이 다시 인기를 얻고, '무지방·저지방'이 득세하던 시대가 저물고 있다. 이제 영양학계가 지방이라는 다량 영양소의 중요성을 인식하기 시작했다. 좋은 지방의 치유력에 눈을 뜨면 좋은 지방으로 가득한 식품이 많다는 사실을 발견하게 될 것이다.

#식품 원칙 4
다양성이 중요하다

식품 선택의 다양성은 영양과 관련해 가장 많이 간과되는 부분이다. 앞서 설명했듯이 각각 다른 음식은 각각 다른 장내 박테리아의 먹이가 된다. 그래서 식품 선택을 제한하면 유용한 미생물의 성장을 방해할 수 있다. 자신이 먹고 있는 음식을 찬찬히 살피다 보면 같은 음식을 반복적으로 먹곤 한다는 사실을 발견하게 될 것이다. 나 역시도 처음으로 어떤 것을 먹는지 자세히 살핀 결과, 같은 음식을 반복적으로 먹는 타성에 빠져 있음을 발견하고 상당히 놀랐었다. 장 속에서 더 많은 좋은 미생물이 자라도록 돕고 싶다면 식품 선택을 다각화해야 한다.

음식을 다양하게 선택할수록 우리 몸속의 미생물들이 번성한다. 각기 다른 음식들은 각기 다른 박테리아의 먹이가 되는 각기 다른 영양소를 갖고 있기 때문이다. 미생물들은 생존하기 위해 특정 영양소를 필요로 한다. 예를 들어 프레보텔라 prevotella 종의 미생물은 탄수화물을 가장 좋아하며, 비피더스균은 식이섬유를 좋아한다. 또 의간균류는 기질적으로 특정 지방을 좋아한다.[12] 각종 대변 검사를 해보면 내 몸에 어떤 종의 미생물이 부족한지 알 수 있다. 이를 통해 미생물 건강을 위해 어떤 음식 섭취에 초점을 맞추어야 하는지 명확하게 파악할 수 있을 것이다.

생활하면서 무의식적으로 식품의 다양성을 제한하는 경우가 많다.

늘 같은 음식을 먹는 데는 여러 이유가 있겠지만 대개는 기호, 편의, 습관 같은 중요하지 않은 이유들이다. 식품을 다각화할 엄두가 나지 않는다면 좋은 방법이 하나 있다. '식품 다양성 점수(일반적으로 음식 밸런스 게임이라고 부름)'라고 불리는 게임을 참고하면 된다. 일주일 동안 자신이 먹은 식품의 종류를 살펴서 채소부터 과일, 고기, 향신료까지 모든 품목을 세야 한다. 목표는 한 달 동안 200가지 다른 유형의 식품을 식단에 넣는 것이다.

이때 식품은 탄수화물, 단백질, 지방 세 범주 중 하나로 분류한다. 탄수화물은 복합 탄수화물만을 계산에 넣고 쿠키 같은 단순 탄수화물은 제외하는 것이 원칙이다. 향신료도 포함시켜야 하는데 향신료는 음식을 쉽게 다각화하는 방법이다. 식사마다 각기 다른 향신료를 추가하면 점수가 올라간다. 이 게임은 식품 다양성의 궤도를 유지하고, 장 건강에 도움을 준다. 식단에 첨가해 식품 다양성을 개선할 수 있는 향신료로는 다음과 같은 것들이 있다.

 식품 다양성을 개선할 수 있는 향신료

- 카다멈
- 커민
- 겨자씨
- 양파 가루
- 마늘 가루
- 팔각
- 후추
- 강황
- 로즈메리
- 타임
- 바질
- 사프란
- 육두구
- 올스파이스
- 정향
- 시나몬
- 셀러리 시드

식품 원칙 5
순환이 중요하다

식품의 다양성이 미생물에게 먹이를 주는 일이라면, 식품의 순환은 호르몬에게 먹이를 주는 일이다. 여성으로 사는 것의 좋은 점은 식품을 순환시키기 좋은 호르몬 패턴이 있다는 점이다. 우리의 호르몬은 순환한다. 따라서 우리의 음식(섭식)과 단식도 순환해야 한다. 우리는 호르몬을 순환의 정확한 방법을 알려주는 길잡이로 삼아야 한다.

8장에 소개한 단식 사이클을 이용하면 자신의 식품 순환을 정확히 알 수 있을 것이다. 월경 주기의 초반에는 에스트로겐을 증가시켜야 하기 때문에 키토바이오틱 식이 방식이 유용하다. 이후 생리 전 주가 되면 프로게스테론이 복합 탄수화물을 더 많이 원하므로 혈당을 조금 올릴 수 있는 식이 방식으로 전환해야 한다. 완경기이거나 월경 주기가 일정치 않다면 3부에서 소개하는 30일 단식 리셋을 이용해 30일의 기간 동안 적절하게 섭식과 단식을 순환시켜야 한다.

순환 과정으로 인해 식품 선택이 한층 복잡해진다는 사실을 나도 잘 알고 있다. 여자의 몸에는 간단한 것이란 없다. 우리의 호르몬은 우리가 가진 초능력이며, 식품 선택을 호르몬의 기복에 맞춰 순환시킬 때 이 힘을 극대화시킬 수 있음을 늘 기억하라. 8장과 9장에서는 호르몬을 돕는 순환에 가장 좋은 식품과 가장 적절한 단식 시간을 쉽게 파악할 수 있는 방법을 소개할 예정이다. 호르몬 패턴을 이해하면 그 패턴에 맞춘 식품의 순환이 쉽고, 재미있고, 지칠 줄 모르는 힘을 느끼게 해준다는 사실을 알게 될 것이다.

이제 다섯 가지 식품 원칙을 배웠으니 그것들을 따르기 쉬운 하나의 체계로 종합해 보자.

호르몬에 가장 효과적인 두 가지 식이 방식이 있다. 하나는 혈당 조절을 도와 에스트로겐이 번성토록 하는 '키토바이오틱' 식이고, 다른 하나는 프로게스테론의 요구를 충족시키기 위해 의도적으로 혈당치를 올리는 '호르몬 포식' 식이다.

이 두 가지 식이 스타일은 네 가지 식품 원칙을 모두 포함하며 월경 주기 동안 따라야 할 체계를 제시한다. 월경 주기가 일정치 않거나 완경기 여성이더라도 이 식이 스타일은 유용하며, 단지 생리 주기에 맞춰 조절할 필요가 없을 뿐이다.

9장에서는 정확한 월경 주기에 맞추지 않아도 이런 식이 방식들을 최대한 활용할 수 있도록 해주는 '30일 단식 리셋'을 소개할 예정이다.

여성들을 위한 키토식
'키토바이오틱' 식이

여성의 단식이 달라야 하는 것처럼 여성의 키토제닉 다이어트도 달라야 한다. 남성은 탄수화물을 엄격히 제한하는 키토제닉 식단으로도 살아가는 데 문제가 없지만, 여성은 성호르몬을 만들기 위해 더 많은 탄수화물과 단백질을 필요로 한다. 키토제닉 다이어트가 처음 인기를 모으는 현상을 접했을 때 나는 몇 가지 걱정이 들었다. '늘 탄수화물을 제한하면 채소와 과일은 갈 곳이 없지 않은가?'

자연은 건강에 극적인 도움을 주는 놀라운 식물성 식품들을 제공해 왔다. 그런데 저탄수화물 식단이 혈당 관리에 큰 효과를 내고, 지방을 연소시키고, 건강한 에스트로겐의 생성을 촉진하는 놀라운 일을 하는 것 또한 사실이다. 그래서 이 모든 훌륭한 식품들의 효능을 한데 모으기 위해 나는 키토바이오틱이라는 키토제닉 다이어트의 변형된 버전을 만들었다. 이 버전에서는 다량 영양소(탄수화물, 지방, 단백질) 비율이 전형적인 키토제닉 다이어트와 조금 다르다. 키토바이오틱의 '바이오틱' 측면에서는 미생물의 건강을 향상시키고, 해독을 위해 해로운 에스트로겐 분해를 돕는 미생물들에게 필요한 식품을 섭취하는 일이 중요시되기 때문이다.

키토바이오틱 식이 방식을 간단하게 정의하면 '단백질과 다양한 채소, 과일을 먹고 좋은 지방은 양껏 먹는 식이 방식'이다. 키토바이오틱

식이 방식의 규칙은 다음과 같다.

키토바이오틱 식이 기간의 규칙

- 일일 순탄수화물 섭취는 50그램 이하로 한다.
- 채소와 같은 천연 탄수화물에 집중한다.
- 일일 단백질 섭취는 75그램 이하로 한다.
- 섭취하는 음식의 60퍼센트는 좋은 지방으로 채운다.

키토바이오틱 식이 방식에는 다양한 장점이 있다. 우선 포도당 수치를 낮게 유지해 지방 연소 에너지 시스템으로 훨씬 빨리 전환하도록 돕기에 체중 감량에 적합하다. 또 에스트로겐을 최적량만큼 생성할 수 있도록 돕는다. 간과 장은 채소를 통해 번성하는데 이 두 기관은 해로운 에스트로겐을 해독하는 데 필수적인 역할을 하기 때문에 영양소가 충분히 공급되어야 한다. 키토바이오틱은 한마디로 채소를 더 많이 필요로 하는 여성의 특성을 고려한 키토제닉 식이 방식인 것이다.

이 방식이 여성에게 잘 맞는 또 다른 이유는 케톤의 급증을 촉발하는 데 있다. 케톤은 놀라운 치유력을 가진 물질인데 특히 뇌의 호르몬 조절 중추인 시상하부와 뇌하수체를 치유한다. 키토바이오틱은 혈당을 낮게 유지하고 간과 장을 지원하며, 뇌에 케톤 연료를 충분히 공급할 수 있는 훌륭한 식이 방식이다.

프로게스테론 생성을 돕는
'호르몬 포식' 식이

키토제닉 다이어트가 유행하면서 한 가지 문제에 직면하게 됐다. 탄수화물을 제한함으로써 프로게스테론의 먹이가 부족해진 것이다. 특정 시기에는 프로게스테론을 위한 식품을 섭취하여 프로게스테론이 적절히 분비되도록 하면 기분도 좋아지고 인지력이 향상되며 밤에 더 잘 잘 수 있다.

호르몬을 위한 식품에는 탄수화물이 많다. 프로게스테론의 생성을 돕는 영양소를 의도적으로 더 많이 제공하는 것이다. 이렇게 하면 혈당 수치가 상승하여 키토시스 상태에서 벗어나게 될 가능성이 높지만, 프로게스테론 생성을 위해서는 중요한 일이다. 이 기간에는 베리류, 사과, 감귤, 열대 과일 등 더 많은 과일을 먹어 장내 미생물에게 키토바이오틱 기간에는 얻을 수 없는 새로운 연료를 제공해야 한다. 호르몬 포식 기간의 규칙은 다음과 같다.

호르몬 포식 기간의 규칙

- 일일 순탄수화물 섭취는 150그램 이하로 한다.
- 뿌리채소와 과일 같은 천연 탄수화물을 중심으로 먹는다.
- 일일 단백질 섭취는 50그램 이하로 한다.
- 몸에 좋은 지방을 원하는 만큼 섭취한다.

나는 40대 후반에서야 호르몬에 맞춰서 단식 시간과 음식의 종류를 바꿔야 한다는 것을 알게 되었다. 그때 내 프로게스테론 수치는 나이에 비해 빠르게 급락하고 있었다. 키토제닉 식이 방식과 단식이 체중 감량과 맑은 정신을 유지하는 데 무척 효과적이었기 때문에 나는 탄수화물 부하를 1년 내내 매우 낮게 유지했다. 하지만 이 때문에 월경 주기가 불규칙해졌고, 머리카락이 가늘어졌으며, 불안감이 커졌다. 프로게스테론 생성을 극대화시킬 수 있는 식이 교정 방법을 찾아야만 했다.

나는 단식을 치유의 도구로 사용하길 무척 좋아하지만 프로게스테론을 만드는 데 있어서는 음식을 먹는 것이 좋은 도구가 된다. 그리고 프로게스테론을 만드는 식품은 호박, 콩, 퀴노아, 감자, 목초 사육 소고기, 열대 과일 및 감귤류 등 대단히 맛이 좋은 것들이다. 자세한 내용은 이 책 부록에 소개한 호르몬에 좋은 식품의 더 상세한 목록을 참고하면 된다. 내 월경 주기에 맞춰 적절한 순간을 호르몬에 좋은 식품을 먹는 기간으로 설정하자 프로게스테론이 마법처럼 필요량까지 생성되면서 원치 않는 증상들이 금방 해결된 것이다.

호르몬 구축 기간에 많은 여성이 직면하는 가장 큰 정신적 장애물은 체중이 증가하지는 않을까 하는 걱정이다. 이와 관련해 우리가 꼭 알아야 할 중요한 개념이 있다.

호르몬의 요구에 맞춰서 먹고 단식하는 과정에 있다면 탄수화물을 많이 먹고 있다고 느껴질 때조차 체중은 감소한다. 이상하게 들리겠지만 그것이 단식 라이프스타일의 큰 장점이다. 호르몬과 반대되는 생활을 하면 체중이 늘어나는 경향이 있다.

반면 호르몬에 맞추는 키토바이오틱 식이와 호르몬을 먹이는 호르몬 포식 식이 는 모두 건강을 증진시킨다. 군살은 건강 상태가 좋지 못하다는 신호인데 호르몬 리듬에 맞춘 단식과 섭식 방법을 배운다면 군살은 자연스럽게 사라질 것이다.

이 두 가지 식이 방식에 접근하는 가장 쉬운 방법은 호르몬이 배란기 그리고 생리 일주일 전 최고조에 달했을 때 호르몬 포식 식이로 옮겨가는 것이다. 반대로 월경 주기의 첫 10일 동안과 배란 후 5일 동안은 호르몬 수치가 가장 낮은 때이므로 인슐린을 가장 낮게 유지하기 위해 키토바이오틱에 들어간다. 이 두 가지 식이 방식을 오감으로써 원시 조상들이 잘 해냈던 '섭식-기근의 순환'을 모방하는, 호르몬 요구에 완벽하게 맞춰진 식이 방식이 가능해진다.

이 모든 정보를 모아 당신에게 꼭 맞는 계획을 만들 준비가 되었는가? 다음 장에서는 단식 사이클이라는 도구를 배울 예정이다. 이 도구는 지금까지 배운 모든 개념을 통합해 단식과 섭식을 월경 주기에 맞추는 전략을 제공할 것이다.

Chapter 8

여성의
단식 사이클

여성의 몸은 복잡하다. 따라서 단순히 13시간 이상의 단식 그 이상의 장치가 필요하다. 남성들과 달리 우리 여성들에게는 고려해야 할여러 호르몬이 있으며 그 때문에 월경 주기에 맞춰 단식을 설계해야한다. 이렇게 복잡한 과정을 거치면 놀라운 결과를 만나게 된다. 시기를 적절히 조절하면 호르몬의 균형을 찾고, 에너지를 충전하고, 놀라울 만큼 지방이 연소되며, 질병을 피하는 경험을 할 수 있다.

나는 이를 단순화하기 위해 '단식 사이클'이라는 개념을 만들었다.이것을 지도처럼 생각해 주길 바란다. 모든 지도가 그렇듯 같은 목적지에 이르는 여러 경로가 있다. 우리에게는 여러 선택지가 있는 것이다. 단식 사이클은 3장에서 소개한 6가지 단식 방식으로 유연성을 선사할 텐데, 단식 사이클의 핵심 개념을 이해하고 나면 다음 장에서는30일 단식 리셋을 통해 실천에 옮기는 방법을 배우게 될 것이다.

단식 사이클의
작동 원리

무엇보다 먼저, 단식 사이클은 월경 주기를 ▲ 파워 ▲ 발현 ▲ 자양 세 단계로 나눈다. 각 단계마다 우리의 기분에 미치는 호르몬의 영향에서 따온 이름이다. 각 단계의 초점이 무엇인지 기억하는 데 도움이 되도록 고안한 것이다. 예를 들어 파워 단계 동안은 치유를 가속하는 긴 단식에 의지하는 것이 초점이 되는 반면, 자양 단계 동안에는 단식의 속도를 늦추고 몸에 좋은 음식을 섭취해 자신을 보살펴야 한다.

단식 사이클은 30일 전후를 기준으로 하지만, 여성의 월경 주기는 각자 다르다. 28일 주기라면 28일까지 이 단식 시스템을 사용하고 생리가 시작되면 1일 차로 이동한다. 32일 주기라면 마지막 단계인 자양 단계의 지침을 따르다가 생리를 시작하면 새로운 주기를 시작한다.

단식 사이클에 일률적인 접근법은 존재하지 않는다. 주기별로 단식과 섭식 방법을 제안하기는 하지만, 각 옵션을 테스트해서 어떤 것이 당신에게 가장 잘 맞는지 알아보도록 하라. 30일 단식 리셋을 이 단식 철학을 포괄하는 시작 계획으로 이용한다면 도움이 될 것이다. 단식이 처음이거나, 월경 주기가 규칙적이지 않거나, 완경 후라면 30일 단식 리셋이 실천에 필요한 구조적 지침을 제공할 것이다. 여성을 위한 단식이 어떤 느낌인지 파악했다면 단식 사이클을 안내자 삼아 더 긴 단식을 실험할 수 있다.

이전에 익숙해진 것보다 단식 기간을 늘리면 세포의 호르메틱 반응을 유발하게 된다. 이미 배웠듯이 우리 몸이 새로운 스트레스 요인에 적응하도록 격려하는 일은 치유 과정을 가속시키는 좋은 방법이다. 더 긴 단식 시도를 앞두고 겁을 먹을 필요는 없다. 월경 주기의 적절한 단계에서 시도해야 한다는 점만 주의하면 된다.

자신의 단식 리듬을 발견하면 엄청난 치유 효과를 볼 수 있다. 난임을 극복하는 데 도움을 주고자 단식 사이클 시스템을 시도해 보길 권했던 환자가 있었다. 35세의 에이미는 아기를 갖기를 간절히 원했지만, 산부인과 의사는 체중을 줄이기 전까지는 임신이 거의 불가능하다고 말했다. 그녀는 오랫동안 비만이었고 모든 다이어트를 다 해보다시피 했지만 성공한 적이 없었다. 수년간 시도했던 임신이 모두 실패하자 값비싼 체외 수정까지 고려하고 있었다.

임신에 성공하는 유일한 길은 체중 감량뿐이라는 의사의 말에 낙심한 에이미는 다른 접근법을 시도해 봐야겠다고 생각했다. 난임과 관련해 알아보던 중 그녀는 '단식으로 체중을 줄이고 난임 문제를 해결할 수 있지 않을까'라는 생각을 하게 되었다. 그녀는 단식을 월경 주기에 맞추는 것의 중요성을 깨닫지 못한 채 단식을 배우기 시작했고 곧 효과도 보았다. 평생 처음으로 체중이 줄기 시작하자 그녀는 단식 경험이 대단히 마음에 들었다. 다만 한 가지 예외가 생겼는데 생리를 하지 않게 된 것이다. 감량한 것은 기뻤지만 생리를 하지 않는 것은 임신을 원하는 여성에게 큰 문제가 아닐 수 없었다.

에이미는 전보다 더 낙담하던 중 친구의 조언을 듣고 내 유튜브 채널을 찾아와 여성을 위한 단식과 관련된 모든 영상을 시청했다. 단식을 호르몬에 맞춤으로써 감량과 임신에 모두 성공하기를 간절히 원했던 그녀는 최대한 빠른 결과를 얻고자 내 리셋 아카데미에 합류해 매주 실시하는 전화 통화에서 궁금한 점들을 물었다. 나는 그녀에게 자신에게 맞는 단식 시간을 찾고 단식 사이클을 이용해 호르몬을 조절하고 생리를 회복하는 방법을 설명했다.

자신의 월경 주기에 맞는 단식 리듬을 찾자 에이미의 생리가 다시 시작되었고 체중은 수년 만에 최저치를 기록했다. 이 새로운 단식 계획을 시작하고 4개월 뒤 에이미는 그토록 바라던 임신에도 성공했다. 단식이 여성의 호르몬에 가장 좋은 친구도 될 수 있고 가장 사악한 적도 될 수 있다는 말은 그저 가볍게 흘려들을 말이 아니다. 이 극단의 결과는 단식에 어떤 변화를 주느냐에 좌우된다.

단식 사이클
이해하기

세 가지 단계, 다섯 가지 호르몬, 단식 시간에 따른 6가지 단식, 2개의 핵심 식이 방식. 각 단계를 자세히 살펴보자.

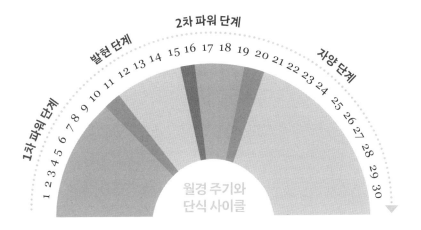

1~10일 차	11~15일 차	16~19일 차	20일 차~월경
파워 단계(월경)	발현 단계(배란)	파워 단계	자양 단계
단식(13~72시간)	단식(13~15시간)	단식(13~72시간)	단식 없음
키토바이오틱	호르몬 포식	키토바이오틱	호르몬 포식

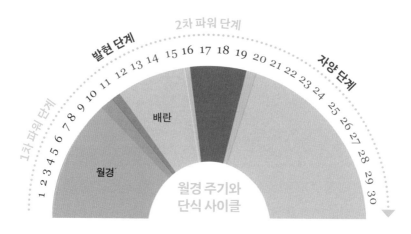

1~10일 차	11~15일 차	16~19일 차	20일 차~월경
1차 파워 단계(월경)	발현 단계(배란)	2차 파워 단계	자양 단계
단식(13~72시간)	단식(13~15시간)	단식(13~72시간)	단식 없음
키토바이오틱	호르몬 포식	키토바이오틱	호르몬 포식

파워 단계(1~10일 차/16~19일 차)

월경 주기 중에는 17시간 이상의 공격적인 단식이 환영받는 기간과 그렇지 못한 기간이 있다. 파워 단계는 단식의 모든 치유 효과를 극대화할 수 있는 기간이다.

이 시기에 성호르몬 수치가 가장 낮은 수준이라는 것이 큰 이유다. 월경 주기 중에는 호르몬 수치가 이렇게 낮은 시점이 두 번 나타나는데 한 번은 출혈이 시작될 때이고, 또 한 번은 배란 후다. 이 기간에는 정서적으로 보다 안정되어 있고, 활력을 느끼며, 허기를 덜 느끼기 때문에 긴 단식을 하기 좋다.

여자 × 단식

- 권장 단식 시간: 13~72시간
- 선택 가능한 식이 방식: 키토바이오틱
- 호르몬 목표: 인슐린, 에스트로겐
- 치유 목표: 자가 포식과 키토시스

첫 번째 파워 단계(1~10일 차)에 우리 몸은 에스트로겐 생산에 집중한다. 난소에 난자를 방출하라는 신호를 보내기 위해서는 에스트로겐이 필요하기 때문이다(에스트로겐이 없다면 배란이 일어날 수 없다).

이 단계 초반이라면 우리 몸은 서서히 에스트로겐을 만들 것이고 주기의 10일 차에 가까워지면 많은 양의 에스트로겐을 만든다. 하루 6번 탄수화물이 많은 식사를 하고 있다면 매우 높은 인슐린 수치를 유지하고 있을 것이므로 이는 에스트로겐에겐 맞지 않는 상황이다. 과도한 인슐린은 에스트로겐 생성을 막을 뿐 아니라 장기적으로는 테스토스테론의 과다 생성을 초래할 수 있어서다. 이것은 전형적인 다낭성 난소 증후군 발병의 원인이 될 수 있다. 완경기 여성에게는 반대 상황이 일어나게 되는데 완경기의 자연스러운 에스트로겐 감소는 인슐린 저항성 상태를 초래한다. 시소와 같아서 인슐린 수치가 올라가면 에스트로겐수치는 떨어진다. 반대의 경우도 마찬가지다.

두 번째 파워 단계(16~19일 차)는 다시금 호르몬 생성이 크게 줄어드는 때다. 이 시간에는 발현 단계에서 일어나는 호르몬 급등 현상이 사라진다. 성욕이 떨어지며 집중력과 의욕, 활력이 감소함을 느끼게 된다. 호르몬 수치가 낮은 이 4일간은 17시간 이상의 단식에 들어가서 자가 포식을 자극하고, 장을 복구하고, 지방을 더 태우고, 도파민 경로를 개선하고, 면역 시스템을 리셋할 수 있는 또 한 번의 좋은 기회다. 여기서 자극하고자 하는 치유는 자가 포식과 키토시스다. 17시간 미만의 짧은 단식은 지방 연소 역량을 개선하지만 긴 단식은 세포를 지속적으로 복구한다. 우리 몸의 특정 영역은 다른 곳보다 자가 포식 반응성이 높다. 뇌와 호르몬 조절 중추를 이루는 뉴런들과 난소 외부의 난포막 세포는 자가 포식을 통해 믿기 힘들 정도의 수준으로 복구된다. 호르몬에게 좋은 소식이 아닐 수 없다. 그렇니 건강하고 균형 잡힌 호르몬을 생성하기 위해서는 뇌와 난소가 건강해야 한다.

장기간 인슐린 수치가 높게 유지되고 독소에 반복적으로 노출되면 이 두 부분이 정체되면서 호르몬이 폭주하기 시작한다. 싱크대가 음식물 쓰레기로 막히면 물이 빠지지 않는 것처럼 독소와 높은 수치의 인슐린이 뇌와 난소의 세포를 꽉 막으면 결국 호르몬 생성에 문제가 생긴다. 이때 주기적으로 자가 포식을 자극하면 문제를 빠르게 해결할 수 있다. 이 일은 파워 단계에서 실행해야 한다.

자가 포식이 세포를 청소한다면, 키토시스 상태는 세포에 동력을 공급하는 케톤 연료를 제공한다. 케톤은 미토콘드리아의 로켓 연료다. 휴대 전화가 계속 작동하려면 충전시켜야 하듯이 미토콘드리아가 최고의 기능을 발휘하려면 주기적인 케톤 충전이 필요하다. 파워 단계의 자가 포식과 키토시스는 호르몬을 관리하는 장기에 선사하는 완벽한 치유의 조합이다. 긴 단식에 들어가 장기들을 완충시킴으로써 호르몬 생성의 다음 단계를 준비하는 것이다.

파워 단계에서 음식을 선택할 때는 포도당과 인슐린을 낮게 유지해 주는 것들을 강력히 권한다. 따라서 키토바이오틱 식이 방식이 이상적이다. 탄수화물 섭취는 줄이고 좋은 지방 섭취는 늘리고 단백질을 적당량 먹는 것이 단식과 짝을 이루는 완벽한 식단이다. 나는 보통 파워 단계에서 17시간 단식을 하고 나서 아보카도와 아마씨유를 뿌린 사우어크라우트로 단식을 깬 뒤에 저녁에는 목초육 스테이크와 많은 양의 샐러드를 먹는다. 고구마 같은 전분과 과일은 호르몬 포식 기간에 양보한다.

발현 단계(11~15일 차)

월경 주기 중 가장 좋아하는 단계를 꼽으라면 나는 에스트로겐과 테스토스테론이 최고조에 달하고 프로게스테론이 살짝 높아지는 발현 단계라고 말할 것이다. 이 모든 호르몬이 완벽한 시너지를 일으켜 최상의 기분을 느끼게 한다.

- 권장 단식 시간: 15시간보다 짧게
- 선택 가능한 식이 방식: 호르몬 포식 식품
- 호르몬 목표: 에스트로겐, 테스토스테론
- 치유 목표: 건강한 장과 간

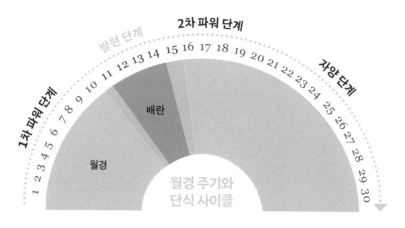

1~10일 차	11~15일 차	16~19일 차	20일 차~월경
1차 파워 단계(월경)	발현 단계(배란)	2차 파워 단계	자양 단계
단식(13~72시간)	단식(13~15시간)	단식(13~72시간)	단식 없음
키토바이오틱	호르몬 포식	키토바이오틱	호르몬 포식

5일이라는 이 짧은 기간 동안 우리 몸은 아기를 만들 준비를 하며, 에스트로겐 분비를 늘려 피부와 머리카락을 윤기 있게 만들고, 창의력을 높이고, 우리를 대화의 달인으로 만든다. 또한 에스트로겐 수치가 높을 때는 놀라운 멀티태스킹 능력이 나타난다. 또한 이 시기에는 테스토스테론의 양도 크게 늘어난다. 성욕에 불을 붙일 뿐만 아니라 활력도 높여주는 호르몬이어서 운동 등 신체 활동 시 평소보다 자신이 놀라울 정도로 강하게 느껴질 것이다.

누군가와 심도 있는 대화를 나눠야 하는가? 호르몬이 급등해서 커뮤니케이션 기술이 향상되는 이 기간에 미팅을 잡도록 하라. 마지막으

여자 × 단식

로 이 시기에는 프로게스테론도 약한 상승세를 보이면서 침착하고 평온한 느낌을 가질 수 있다. 호르몬의 설계에 따라 이 단계에서는 믿기 힘들 정도로 기분이 좋아진다.

발현 단계에서는 치유의 초점을 호르몬 대사로 전환해야 한다. 호르몬 대사란 호르몬을 사용 가능한 형태로 분해해서 세포가 쉽게 사용할 수 있게 하는 것과 그 호르몬의 배설을 준비하는 것, 두 가지를 의미한다. 호르몬 대사를 돕는 장기는 간과 장인데 이 둘이 최상의 기능을 해야 이 시기 동안 호르몬의 힘이 최고조에 달할 수 있다.

에스트로겐은 해독이 대단히 중요한 호르몬이다. 분해되고 배설되지 못한 에스트로겐은 조직에 달라붙게 되는데 대사가 되지 않은 에스트로겐은 유방암을 비롯한 여러 가지 호르몬 관련 암을 유발하거나 유방 압통, 식은땀, 저조한 기분, 체중 증가 등 다양한 생리 전 증후군의 원인이 된다. 그러니 발현 단계를 이용해서 에스트로겐의 분해와 배설을 도와야 한다.

이를 해결하는 가장 좋은 방법은 긴 단식에서 음식에 의존해 간과 장에 영양을 공급하는 방식으로 초점을 전환하는 것이다. 호르몬 포식 식품들은 지방 분해를 위한 담즙 생성을 촉진하고, 위산과 췌장 효소가 필요한 만큼 생성되도록 자극함으로써 소화를 촉진하고, 비타민 B_{12}나 철분 같은 핵심 비타민이 체내에 흡수되는 것을 돕는다.

호르몬 포식 식품은 다양하지만 건강한 호르몬 대사를 하는 데 가장 중요한 식품들은 다음과 같다.

건강한 호르몬 대사에 도움을 주는 식품

- 브로콜리, 방울양배추, 콜리플라워 같은 십자화과 채소
- 루콜라, 꽃상추, 케일, 미나리 같은 푸른 잎채소
- 적치커리, 쐐기풀, 엔다이브, 민들레 잎 같은 쓴맛 잎채소
- 참깨와 아마씨
- 연어
- 사우어크라우트, 김치, 요구르트 같은 발효 식품
- 블루베리, 라즈베리, 보이즌베리
- 녹차와 민들레차
- 강황, 커민, 사프란, 딜 같은 향신료

이 단계에서는 단식을 15시간 이하로 유지하는 것이 중요하다. 여성들의 단식이 달라야 하는 이유를 기억하는가? 그 이유 중 하나는 호르몬이 급증하면 독소가 분비되고 그것이 인체 각 조직에 저장될 수 있기 때문이다. 이 시기에 자가 포식을 자극하는 17시간의 긴 단식을 진행한다면 메스꺼움, 구토, 브레인 포그, 무기력, 불안, 근육통 같은 해독 반응이 더 심해질 수 있다. 단식의 길이를 줄이지 않고 호르몬 포식 식품에 의지하지 않는다면 활력과 생기를 느낄 수 있는 이 시기가 끔찍한 시기로 변할지 모른다.

이번에는 테스토스테론에 대해 생각해 보자. 발현 단계는 테스토스테론 수치가 가장 높아져야 하는 시기다. 테스토스테론은 여성에게 아

주 좋은 호르몬으로 의욕과 투지를 선사하며 성욕에도 불을 붙인다. 이 시기에 이런 경험하지 못한다면 테스토스테론 수치가 낮은 것이다. 음식과 단식은 테스토스테론 생성을 촉진하는 최고의 도구가 아니다. 삶에서 독소와 큰 스트레스 요인들을 제거하는 것이 테스토스테론 수치의 균형을 찾기 위한 가장 영향력 있는 방안이다.

프탈레이트는 테스토스테론 생성에 대단히 해롭다. 이 독소는 인공 버전의 테스토스테론처럼 작용하기 때문에 세포에도 들어갈 수 있지만, 인공 버전의 에스트로겐을 세포에서 사용할 수가 없는 것처럼 인공 테스토스테론 역시 쓸모가 없다. 불행하게도 프탈레이트는 플라스틱, 상업용 향수, 샴푸, 로션 등 향이 강한 미용·위생 용품에서 흔히 접할 수 있다. 프탈레이트를 피하는 것은 전반적인 호르몬 건강을 위한 현명한 조치이지만, 테스토스테론을 위해서는 더욱 그렇다. 테스토스테론 수치가 낮아지는 징후가 보인다면 플라스틱 제품 사용을 피하고 천연 재료로 만든 미용 제품 및 향수를 쓸 것을 강력히 권한다.

스트레스도 이 단계에서 프로게스테론과 테스토스테론의 생산을 억제하는 작용을 한다. 이 두 호르몬은 충분한 양의 DHEA를 필요로 하는데, 코르티솔 생성에도 이 DHEA가 필요하다. 스트레스 상태의 우리 몸은 프로게스테론과 테스토스테론보다 코르티솔을 우선 생성한다. 따라서 DHEA 저장소는 고갈되고 프로게스테론과 테스토스테론 수치는 낮아질 것이다. 발현 단계에서 이 상태는 성욕 및 의욕 상실, 높은 불안감으로 나타난다. 좋다고 할 수 없는 조합이다. 스트레스 수준이 우리에게 필요한 호르몬에 어떤 영향을 미치고 있는지 확실하게 파악하려면 호르몬 검사를 해서 DHEA 수치를 확인하면 된다.

자양 단계 (20일 차~월경)

월경 주기 중 이 단계는 우리 자신에게 집중해야 하는 시기다. 진지하게 말이다! 여성인 우리는 다른 사람들을 우선시하고 자신을 챙기는 것을 소홀히 하는 경우가 많은데 이런 태도는 호르몬에 좋지 않은 영향을 준다. 시간에 쫓기며, 수면 부족에 시달리면 가장 중요한 호르몬인 프로게스테론을 파괴하는 결과를 낳는다.

- 권장 단식 길이: 단식 없음
- 선택 가능한 식이 방식: 호르몬 포식 식품
- 호르몬 목표: 코르티솔, 프로게스테론
- 치유 목표: 코르티솔 감소

프로게스테론은 당신을 안정시키고 모든 일이 문제없이 잘 돌아가고 있다고 말해 준다. 이 시기에 프로게스테론을 돌보지 않으면 우리는 주변의 세상이 통제 불능 상태에 빠진 느낌을 받게 된다. 그래서 이 단계의 이름이 자양인 것이다. 이 한 주 동안은 스스로 몸을 돌보면서 프로게스테론이 힘을 발휘하는 것을 지켜보라.

자양 단계에서는 단식을 중단한다. 단식 때문에 코르티솔 수치가

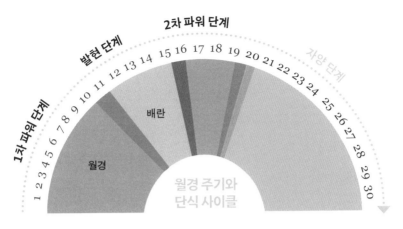

2차 파워 단계

발현 단계

1차 파워 단계

자양 단계

배란

월경

월경 주기와
단식 사이클

1~10일 차	11~15일 차	16~19일 차	20일 차~월경
1차 파워 단계(월경)	발현 단계(배란)	2차 파워 단계	자양 단계
단식(13~72시간)	단식(13~15시간)	단식(13~72시간)	단식 없음
키토바이오틱	호르몬 포식	키토바이오틱	호르몬 포식

조금 급등할 수 있기 때문이다. 코르티솔이 증가하면 프로게스테론의 생성을 지장을 주는데 코르티솔은 과도한 운동 중에도 증가한다. 따라서 생리 전 주에 우리 몸을 육체적으로 극단한까지 밀어붙이면 저장된 프로게스테론이 고갈된다. 따라서 이 시기에는 요가, 하이킹, 긴 산책처럼 가벼운 활동으로 전환하는 것이 좋다.

이 자양 단계 동안 선택하면 가장 좋은 식품은 호르몬 포식 식품이다. 발현 단계에서 간과 장 건강을 위해 먹었던 식품을 계속해서 먹고 거기에 감자, 콩, 호박 등 전분이 많은 식품(소울 푸드!)을 추가하라. 우리 몸은 대단히 훌륭하게 설계되어 있어서 자양 단계 동안 인슐린 저항성이 커진다. 우리 몸은 프로게스테론을 만들기 위해서 더 많은 포도당을 필요로 하기 때문에 자양 단계일 때는 키토시스에 들어가는 것이 힘들 뿐 아니라 프로게스테론에도 해롭다.

단식하는 여성들과 케토를 좋아하는 사람들에게서 자주 목격되는 장면이 있다. 단식과 저탄수화물식 생활에 너무 만족한 나머지 월경 주기 내내 단식을 계속하고자 하는 경우다. 하지만 우리 몸은 생리 전 일주일 동안 키토시스 상태에 머물도록 설계되지 않았다. 아마 이 주간 동안에는 우리 몸이 탄수화물을 갈망하는 것을 느낄 것이다. 이는 의도된 것으로 포도당을 다시 높여야 한다는 신호다.

그렇게 포도당이 올라가면 프로게스테론이 증가해서 마음은 차분해지고 몸은 자궁벽의 탈락을 준비한다. 그리고 프로게스테론이 최고조에 이르면 생리가 시작되면서 단식 사이클은 다시 첫 번째 파워 단계로 돌아간다. 이 시기에 포도당을 높여야 한다고 해서 그것을 아이스크림 통이나 피자 박스에 뛰어들기 위한 변명으로 삼지는 말라. 이 단계 동안 먹는 탄수화물은 전략적으로 선택해야 한다. 자양 단계 동안 내가 즐기는 프로게스테론 구축 식품을 참고하라.

나는 완경기에 들어서고 나서야 프로게스테론이 어떻게 작용하는지 온전히 이해하게 되었다. 성질이 급하고 경쟁심이 강했던 나는 꽉 짜인 스케줄 속에서 늘 바쁘게 사느라 스트레스를 관리하는 데 애를 먹었다. 긴 시간 단식도 계속했지만, 쫓기듯 사는 생활보다 프로게스테론에 해로운 것은 없다. 기억하라, 우리의 몸은 일에 치이는 직장 생활과 호랑이에게 쫓기는 상황을 구분하지 못한다.

프로게스테론 생성에 도움을 주는 식품

- 유콘, 자색 감자 등의 감자
- 다양한 고구마와 얌 품종
- 다양한 호박 품종
- 렌틸콩과 검은콩
- 레몬, 라임, 자몽, 오렌지와 같은 감귤류
- 바나나, 망고, 파파야와 같은 열대 과일
- 블루베리, 라즈베리, 보이즌베리
- 호박씨
- 흑미, 현미, 퀴노아

이는 우리 몸에 남은 선사 시대의 유물로, 호랑이로부터 도망치기 위해서는 모든 호르몬 자원을 이용해 코르티솔을 만듦으로써 전력 질주를 해야 하기에 생긴 반응이다. 이 단계에서는 하루를 헤쳐나가기 위해 코르티솔을 많이 끌어낼수록 프로게스테론을 만들 자원은 줄어든다. 프로게스테론이 없으면 생리 전 증후군은 최악으로 치닫고, 생리를 하지 않게 되며, 자궁은 수정란을 품을 수 없다. 이 단계에서 가장 중요한 일은 호랑이를 없애는 것이다.

단식 사이클을
라이프스타일로!

당신이 단식 여정의 어디에 있든 이 주기가 유용하길 기대한다. 단식의 시간을 적절하게 맞추는 데 도움이 될 이 단식 철학이 그동안 놓치고 있었던 것임을 깨닫게 되길 바란다. 나는 당신이 더 긴 단식을 시험해 볼 수 있도록 계속 격려할 것이며, 그 과정에서 당신은 치유의 세계를 만날 수 있을 것이다. 긴 단식에 의지할 때는 단식 사이클을 이용해 반드시 호르몬 주기에 맞춰야 한다는 점을 유념하라.

이제 여성을 위한 단식의 철학을 이해했으니 검증된 계획을 소개할 차례다. 30일 단식 리셋은 월경 주기에 맞춰 적절한 식품을 선택함과 동시에 단식 길이에 변화를 주는 단계별 계획이다. 생리를 하지 않거나 월경 주기가 규칙적이지 않더라도 걱정할 필요 없다. 이 30일 리셋은 인생의 어떤 시기에 있는 사람이라도 호르몬을 극대화할 수 있는 완벽한 방법이다.

거짓말은 하지 않겠다. 단식에는 중독성이 있다. 믿기지 않는 이야기겠지만 단식 라이프스타일을 구축하고 있는 수십만의 여성들을 봐 온 나는, 단식의 효과를 직접 경험하는 순간 당신도 점점 긴 단식을 원하게 될 것이라고 장담할 수 있다. 당신은 할 수 있다!

우리 몸은 스스로 치유하도록 설계되었다는 사실을 꼭 기억하라. 몸은 매일 당신을 복구하고 리셋하는 기적 같은 방법들을 갖고 있다.

건강이 힘겨운 싸움으로 느껴질 때는 단식 사이클로 돌아와서 이렇게 자문해 보라. "나는 호르몬에 맞는 삶을 살고 있는가, 아니면 호르몬을 거스르는 삶을 살고 있는가?"

이 모든 정보를 실천에 옮길 준비가 되었는가? 그럼 이제 단식 여정을 시작해 보자.

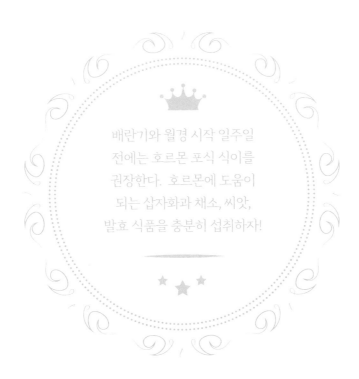

배란기와 월경 시작 일주일
전에는 호르몬 포식 식이를
권장한다. 호르몬에 도움이
되는 십자화과 채소, 씨앗,
발효 식품을 충분히 섭취하자!

3부

내 몸 살리는
30일 단식 리셋

Chapter 9

30일 단식 리셋의
모든 것

'30일 단식 리셋'에 온 것을 환영한다. 이 프로그램을 기획한 이유는 단식 사이클에 기초를 둔 명확한 정보를 제공하기 위해서다. 이 프로그램은 정보를 찾는 데 소비할 시간을 줄여줄 것이며 우리의 삶에 단식 사이클을 훨씬 빠르게 통합할 수 있는 길을 제시한다. 이 길을 안전하면서도 성공으로 가는 지름길로 생각하길 바란다.

30일 단식 리셋에는 세 가지 필수 기준이 있다. 첫째, 단식 시간의 변화를 주면서 충분한 호르메틱 스트레스를 유발해 우리 몸이 잘 적응할 수 있도록 대사의 유연성이 보장되도록 해야 한다. 둘째, 월경을 하는 여성이라면 자신의 주기에 맞춰 단식 시간을 조정해야 한다. 완경 여성이라면 호르몬을 번성시키는 데 필요한 모든 신경 화학적 니즈를 충족시켜야 한다. 마지막으로 이 리셋 방법은 공동체와 함께 수행할 때 최고의 효과를 낸다.

호르몬을 만족시키는
대사적 유연성

치유 효과를 내는 여섯 가지 다른 단식이 있지만, 30일 단식 리셋에서는 그중 세 가지 단식만을 사용한다. 의도적으로 가장 긴 단식을 제외했기 때문에 누구나 어렵지 않게 실행할 수 있을 것이다. 한동안 단식을 해왔고 좀 더 도전적인 리셋을 원하는 사람이라면 더 긴 24시간 단식을 포함하는 고급 버전도 준비해 두었다.

30일 리셋에서 이용할 세 가지 단식의 길이는 13시간~20시간 범위다. 이전에 단식을 해보지 않았다면 다음에 제시할 리셋 예비 작업을 2주간 반드시 시행해야 한다. 그렇게 하면 30일 리셋 경험이 훨씬 원활해질 것이다. 시작하기에 앞서 꼭 알아둬야 할 점이 있다. 30일 리셋 동안 더러 불편한 순간들을 맞닥뜨릴 수 있는데 그 순간이 바로 치유가 일어나는 때이니 기쁘게 받아들이면 된다. 호메시스[1]의 원리는 스트레스가 충분히 일정 강도 이상으로 주어질 때만 일어난다. 개인 트레이너가 쉽고 조금도 힘이 들지 않는 운동만을 시킨다면 어떻게 빠른 결과를 볼 수 있겠는가? 익숙한 자극을 넘어서는 순간이 반복될 때 비로소 치유의 속도가 빨라지기 시작한다. 우리 몸은 원래 그러한 스트레스에 대비하도록 설계되었기 때문에 불편한 순간은 빨리 왔다가

---

1. 호메시스(Hormesis): 독성이 있는 저용량의 스트레스 요인이 신체를 강화해 고용량의 같은 독소나 스트레스 요인에 대한 저항력을 높이는 현상.

또 빨리 사라질 것이다.

이런 순간을 잘 대비하려면 장애물이 나타났을 때 어떻게 대처할지 사전에 충분히 생각해 두는 것이 좋다. 목표 달성에 실패하는 가장 큰 이유는 장애물이 등장했을 때 어떻게 행동할지 계획을 세워두지 않아서이다. 단식 라이프스타일에 호르메틱 스트레스를 적용할 때 역시 장애물이 나타날 것이다. 가장 흔한 장애물은 허기, 지루함, 해독 증상, 지원의 부족이다. 먼저 그런 가능성들을 인정하라. 그렇게 함으로써 장애에 직면했을 때 훨씬 쉽게 헤쳐 나갈 수 있게 될 것이다. 11장에서는 그런 장애물을 원활하게 극복할 수 있는, 내가 직접 경험한 가장 효과적인 방법들을 제시할 것이다.

월경 주기에 맞춘 단식

이 리셋은 단식 사이클을 통해 배운 모든 단계를 익히도록 해줄 것이다. 앞으로 우리는 단식이 없는 상태, 간헐적 단식, 자가 포식 단식, 장 리셋 단식 사이를 오가게 된다. 모든 순간이 우리의 월경 주기와 완벽하게 맞아야 한다. 여성을 위한 리셋에서 가장 어려운 부분은 모든 여성의 월경 주기가 제각각 다른 단계에 있다는 점이다. 월경 주기가 불규칙적이거나 생리를 하지 않는 사람도 있다.

월경을 하는 여성의 경우 먼저 할 일은 주기를 추적하는 것이다. 이 리셋은 주기의 첫날에 시작해 다시 생리가 시작되는 순간까지 지속해야 하기에 당신의 월경 주기가 28일이라면 '28일 리셋'이 된다. 월경 주기가 불규칙적이거나 생리를 하지 않는 사람은 언제든 원하는 때 시작해서 30일 동안 지속할 수 있다.

이 리셋의 장점은 우리에게 일어날지도 모를 불균형을 해소하고 호르몬의 조화를 되찾을 수 있는 힘을 주는 것이다. 생리가 일시적으로 중단되어 주기를 되찾고 싶은 젊은 여성들뿐 아니라 갱년기 동안 폭주했던 호르몬의 균형을 찾고 싶은 완경 여성들에게도 큰 효과가 있다. 나는 약이나 보충 요법 같은 다른 주류 치료법은 사용하지 않고 이 리셋만을 한두 달 반복하고 난 뒤 이해하기 힘든 여러 호르몬 문제들이 해결되는 일을 끊임없이 목격하고 있다. 대부분의 가임 여성들은 이 리셋의 첫 한 달 안에 월경 주기가 다시 시작된다. 완경 여성들은 한두 달의 리셋이면 일과성 열감, 수면 장애, 체중 증가 같은 호르몬 문제가 해결된다.

 단식이 완화시키는 완경기 증상

- 고질적인 일과성 열감
- 수면 장애
- 지속적인 체중 증가
- 복부 비만
- 우울증, 불안감

여자 × 단식

공동체와 함께하는
리셋

건강을 위한 모든 노력은 응원단이 우리 주변에 있을 때 가장 성과를 본다고 생각한다. 여성에게는 유대감이 큰 의미를 갖는다. 건강과 행동에 관련된 역사 깊은 한 연구에서 긍정적인 인간관계가 건강에 대단히 중요하다는 사실이 입증되었다.

하버드 대학은 건강하고 행복한 삶을 이루는 인생의 추이를 확인하고자 1938년부터 2018년까지 80년에 걸쳐 268명의 하버드 졸업생과 1300명이 넘는 그들의 자손들을 추적 연구했다. 어떤 결론이 나왔을까? 건강의 가장 중요한 요인은 인간관계를 보살피는 일이었다!

연구진이 발견한 결과에 따르면 인간관계를 돌보는 일은 자기 관리의 한 형태여서 따뜻한 인간관계를 유지한 피실험자들은 더 행복하게 오래 살았고, 외로운 사람들은 빨리 사망했다. 연구 책임자인 하버드 의과대학 정신의학과 로버트 월딩어Robert Waldinger는 이렇게 말했다. "외로움은 사람을 죽인다. 외로움은 흡연이나 알코올 중독만큼이나 강력하다."

인간의 유대는 건강에 대단히 큰 힘을 발휘한다. 사람을 모으거나 리셋과 같은 그룹 활동에 참여함으로써 호르몬을 통해 큰 도취감을 얻을 수 있다. 주변에 공동체를 구축할 방법은 많다. 북클럽을 시작하거나, 친구에게 30일 리셋을 함께하자고 제안하거나, 내가 운영하는 온라인 커뮤니티에 참여하면 된다. 지금 외롭다는 생각이 든다면 결코 그렇지 않다는 사실을 상기하기 바란다. 당신과 같이 단식 라이프스타일을 구축하려는, 마음이 맞는 여성들이 당신을 응원하려고 기다리고 있다. 그들에게 의지하라.

<h2 style="text-align:center">누구를 위한
리셋인가?</h2>

솔직히 말하자면 30일 리셋은 모든 여성을 위한 것이다. 하지만 그렇다고 해도 30일 리셋의 체계를 고려하면 단식이 처음인 여성이나 월경 주기에 맞춘 단식 라이프스타일을 구축하려는 여성들에게 가장 좋다. 또 월경 주기가 불규칙적이거나 생리를 하지 않는 여성에게도 대단히 유익하다. 단식을 완벽하게 알고 싶고, 배우고 싶은 모든 연령의 여성에게 믿을 수 없을 정도로 효과적인 방법이다.

이 리셋으로 수많은 신체 질환을 예방하거나 완화할 수 있는데, 그중에서도 효과적으로 예방 및 완화할 수 있는 질병은 다음과 같다.

 30일 리셋으로 예방 및 완화할 수 있는 질병

- 체중 감량 저항
- 인슐린 저항성
- 당뇨병/당뇨병 전증
- 심혈관 질환
- 자가 면역 질환
- 기억력 저하

- 우울증, 불안감
- 호르몬 관련 암
- 장내 미생물 불균형
- 갱년기 증상
- 브레인 포그
- 기력 및 의욕 저하

- 무생리, 난임
- 피임약 해독
- 항생제로 인한 장내 환경 손상
- 탈모
- 갑상샘 문제
- 노화 가속

언제나 그렇듯이 단식에 앞서 의사에게 당신이 시작하려는 새로운 단식 라이프스타일이 어떤 것인지 알려주고 협조를 구하는 것이 가장 이상적이다.

예비 리셋 단계
(30일 단식 14일 전)

단식을 해본 적이 없더라도 걱정할 필요는 없다. 그런 사람을 위한 예비 리셋이 준비되어 있다. 이 과정을 앞으로의 단식 생활을 위해 몸을 준비시키는 시간이라고 생각하라. 당신이 하루에 대여섯 끼를 먹었거나 단것을 좋아한다는 사실을 나도 알고 있다. 그래서 식단을 바꾸고 17시간 단식을 하는 일이 너무나 끔찍한 스트레스로 다가올 수도 있을 것이다. 하지만 그렇기 때문에 예비 리셋 단계는 라이프스타일의 변화에 몸이 적응하도록 돕는 좋은 방법이다.

단식이 처음이라면 30일간의 단식을 시작하기 전에 약 2주의 준비 기간이 필요하다. 이 정도의 시간이면 서서히 혈당을 조절하여 쉽게 단식 상태로 들어갈 수 있다. 여유를 갖고 예비 리셋 단계에서 몸을 적응시켜 새로운 단식 라이프스타일에 성공하는 것이 핵심이다. 예비 리셋 단계에서는 피해야 할 식품, 추가해야 할 식품, 섭식 시간 줄이기를 알아보고 이를 실천해 본다.

피해야 할 식품

원하는 음식을 마음껏 먹으면서도 단식을 통해 좋은 결과를 얻을 수 있다는 과학적 증거들이 있기는 하지만, 나는 식품 선택에도 신경을 쓰라고 권하고 싶다. 앞으로 이야기할 세 가지 식품 그룹을 피한다면 30일 단식이 훨씬 쉬워질 것이고 우리 몸은 30일 동안 대사를 전환할 준비를 끝낼 것이다. 이 같은 준비는 원활한 체중 조절과 활력 증진, 맑은 정신과 같은 효과를 빠르게 얻게 하는 힘이 된다.

피해야 할 첫 번째 식품 범주는 세포의 염증과 인슐린 저항성을 유발하는 나쁜 기름이다. 나쁜 기름은 우리를 심하게 허기지게 만들기 때문에 단식을 실패하게 만들 위험성이 크다. 이런 기름을 피하려면 성분 목록을 읽어야 한다. 아래 열거한 기름들은 각 가정에서 흔히 볼 수 있는 것들이지만 가능하다면 모두 버리고 올리브유, 아보카도 오일, MCT 오일 같은 보다 건강한 기름으로 대체할 것을 권한다. 피해야 할 해로운 지방은 다음과 같다.

피해야 할 식품 – 나쁜 기름

- 부분 경화유
- 옥수수기름
- 면실유
- 카놀라유
- 콩기름
- 해바라기씨유
- 홍화유
- 기타 식물성 기름

두 번째는 정제당과 정제 곡물 가루다. 혈당 지수가 높은 이런 식품은 마치 롤러코스터를 탄 것처럼 혈당이 급격히 오르내리는 느낌을 주어서 단식을 힘들게 만든다. 이런 식품들을 피해야 염증성 식품을 몸에 좋은 식품으로 바꿀 때 밀려오는 갈망을 최소화할 수 있다. 정제당과 정제 곡물 가루가 많이 함유된 식품은 다음과 같다.

피해야 할 식품 – 정제당과 정제 곡물 가루

- 밥
- 파스타 등 면류
- 사탕 등 단것
- 빵
- 크래커 등 과자
- 케이크 등 디저트

정제 곡물 가루 이야기가 나오면 글루텐-프리 밀가루에 대해 묻는 여성들이 많다. 많은 여성들이 밀에서 발견되는 단백질인 글루텐이 몸에 잘 맞지 않는다는 사실을 느끼곤 한다. 일부 여성들에게는 글루텐이 브레인 포그, 체중 증가, 기력 저하, 다양한 소화 장애를 유발하기도 한다. 글루텐을 배제하면 장과 뇌에는 도움이 되지만 글루텐-프리 식품 중에도 혈당을 높이는 것들이 많으니 예비 리셋 및 30일 리셋 기간에는 피해야 한다. 감미료를 이야기할 때는 꿀이나 코코넛 슈거에 대한 질문을 종종 받는다. 비교적 나은 선택지이긴 하나 예비 리셋 및 30일 리셋 기간에는 피해야 한다.

피해야 할 세 번째 식품 그룹은 화학 물질이 많이 함유된 식품이다. 이들은 7장에서 언급한 것처럼 독성 성분이다. 화학 물질 대부분은 인슐린 저항성을 유발하며, 이는 궁극적으로 단식 경험을 정말 힘들게 만든다. 인슐린 저항성을 유발하는 이들 화학 물질을 오비소젠이라고 부르기도 한다.

쉽게 접할 수 있는 오비소젠에는 고과당 옥수수 시럽, 글루탐산모노나트륨, 뉴트라스위트NutraSweet 같은 설탕 대체제가 있다. 예를 들어 뉴트라스위트는 포도당과 인슐린의 급증을 불러오고 허기를 느끼는 뇌 중추를 자극한다. 따라서 단식 라이프스타일에서 좋지 못한 요건이다. 피해야 할 화학 첨가물은 다음과 같다.

📋 피해야 할 식품 – 화학 첨가물

- 인공 색소와 향료
- 사카린
- 스플렌다Splenda©
- 글루탐산모노나트륨
- 붉은색과 푸른색 염료
- 뉴트라스위트 NutraSweet©
- 고과당 옥수수 시럽
- 기타 인공 감미료

오랫동안 섭취해 온 해로운 식품들을 하나하나 제거하기 시작하다 보면 원치 않는 식탐이 조금씩 증가할 수도 있다. 이런 일이 일어나는 이유는 보통 두 가지다.

첫째, 가공식품은 우리의 식탐을 조장하는 장내 나쁜 미생물의 먹이가 된다. 따라서 가공식품을 먹지 않은 것이 좋다. 이런 식품을 식단에서 없애면 미생물들은 일단 먹이를 더 달라고 떼를 쓰는데 이들이 생떼를 멈추기까지는 3일이나 걸릴 수 있다.

둘째, 이들 염증성 식품은 혈당을 롤러코스터에 태운다. 혈당을 잠재우는 데 2~3일이 걸린다. 결국 원치 않는 식탐을 없애려면 혈당을 안정시키고 허기 호르몬을 낮춰야 하는데 좋은 지방과 단백질을 식단에 추가하는 것이 가장 좋은 방법이다.

먹어야 할 식품

지방

- 올리브유 • 아보카도 오일 • MCT 오일 • 아마씨유 • 호박씨유
- 목초유 버터 • 견과 버터 • 올리브 • 아보카도

단백질

- 소고기 목초유 • 버팔로 고기 • 칠면조 고기 • 닭고기
- 돼지고기 • 달걀 • 소시지, 살라미 등 가공육

리셋을 시작하는 시점을 정할 때는 월경 주기의 첫날 외에 사회생활에서의 일정도 고려해야 한다. 친구나 친지의 결혼식이나 휴가를 앞두고 있는가? 이런 때는 탈선하기 쉽다. 어디든 음식이 주변에 많은 환경은 유혹도 많기 마련이다. 하지만 이 리셋의 의미를 파악하게 되면 여성을 위한 단식이 대단히 바쁜 일상과도 조화될 수 있다는 사실을 깨닫게 될 것이다.

섭식 시간 단축 단계
(30일 단식 리셋 1~14일 차)

이 기간에는 몸을 단식에 적응시키는 훈련을 시작해야 한다. 우리는 이것을 '섭식 시간 단축'이라 부른다. 이 2주 동안에는 아침 식사를 한 시간 늦춘다. 보통 오전 7시에 아침 식사를 했다면 8시로 미루는 것이다. 그렇게 이틀마다 아침 식사 시간을 한 시간씩 미뤄 공복 시간을 13시간까지 연장한다. 이 과정을 성공하면 30일 단식 리셋을 할 준비가 된 것이다. 저녁 시간을 한 시간 당기고 13시간의 공복 시간이 확보되는 시점에 아침 식사를 해도 된다. 예를 들어, 보통 오후 8시에 저녁 식사를 마치고 오전 6시에 아침을 먹는다면 저녁 식사를 오후 7시에 마치고 오전 8시까지 아침을 먹지 않으면 된다.

단식 시간 동안 이 새로운 섭식 스케줄에 몸을 적응시키는 훈련을 하면서 마실 수 있는 건 뭐가 있는지 궁금할 텐데 이때 커피와 차가 좋은 효과를 낸다. MCT 오일과 생크림을 추가한 커피나 차는 허기를 줄이고 단식 시간을 연장하는 데 도움을 준다. 특히 MCT 오일은 우리 몸이 지방 연소 모드로 전환하는 데 도움을 주고 허기를 줄여준다. 커피에 생크림을 추가할 경우 생크림에 당분은 화학 물질이나 당분이 들어 있지 않은지 미리 확인해야 한다.

예비 리셋을 본격적인 단식을 위한 준비 운동으로 생각하라. 지방 연소 시스템의 첫 단계로 들어가면 즉시 30일 리셋으로 들어갈 것을 권장한다.

섭식 시간 단축 방법

아침 식사 시간 1시간씩 늦추기 ▶ 14일 동안 13시간 공복 시간 확보
저녁 식사 시간 1시간씩 당기기 ▶ 14일 동안 13시간 공복 시간 확보

리셋 성공을 위한 조언

위에서 언급했듯이 단식이 처음이라면 2주간의 예비 리셋을 실행하도록 한다. 30일의 리셋이 훨씬 쉬워질 것이다. 예비 리셋을 실행하는 것 외에 우리가 생각해 두면 좋을 몇 가지 고려 사항들이 있다. 첫째, 당신이 가장 강한 유혹을 느끼는 식품들, 당신을 궤도에서 탈선시킬 수 있는 식품들은 집과 사무실에서 치워야 한다. 내가 가장 좋아하는 식품은 말린 망고인데 참지 않으면 하루에 몇 봉지라도 먹을 수 있다. 하지만 말린 과일, 특히 열대 과일은 혈당 지수가 엄청나게 높기 때

문에 한 봉지를 전부 먹어 치우는 건 대사 건강에 좋지 않다. 아쉽긴 하지만 이제는 말린 망고를 아예 사지 않는다. 집에 말린 망고를 사다 놓는 건 안전하지 못한 일이기 때문이다.

두 번째 조언은 반대론자들을 없애라는 것이다. 물론 말처럼 쉬운 일은 아니지만 이 과정을 밟는 동안 당신의 기를 꺾는 사람들이 아니라 응원해 줄 사람들을 곁에 두어야 한다. 당신의 긍정적인 변화는 타성에 젖어 있는 사람들에게 위협으로 느껴질 수 있기 때문이다. 따라서 30일의 기간에는 그들을 무시하거나 교류를 줄이도록 노력해야 한다. 불행이 불행한 사람을 찾듯이 긍정성은 긍정적인 사람을 찾는다. 이 기간에 어울릴 긍정적인 사람들을 찾아라.

함께 음식을 먹곤 하는 친구들도 조심해야 한다. 음식과 함께 유대를 맺는 친구들 말이다. 내가 어떤 사람을 말하는지 당신도 알 것이다. 힘든 하루를 보낸 뒤 친구에게 전화를 걸어 하소연하면 피자와 아이스크림을 사 들고 위로하러 오는 친구들이 있다. 친구들과의 이런 시간이 즐거운 것은 말할 나위 없지만, 그 순간은 기분이 좋아도 결국 컨디션이 엉망인 날을 맞이하게 된다. 몇 년 전 다이어트의 여정을 시작한 직원이 있었다. 새로운 계획의 일환으로 그녀는 체육관에서 더 많은 시간을 보내는 한편, 친구들과 스타벅스에서 프라프치노를 마시며 보내는 시간을 줄이기 시작했다. 그러자 친구들은 언짢아하면서 불평을 터뜨렸다. 친구들이 공감해 주지 않은 탓에 결국 그녀는 궤도에서 이탈했고 체중은 다시 원래대로 돌아왔다.

여자 × 단식

이 이야기에서 느껴야 할 것은 다음과 같다. 친구들에게도 리셋을 권하거나, 친구들에게 다음 한 달 동안은 볼 수 없을 것이라고 확실히 얘기해 두어야 한다는 점이다.

30일 단식 리셋

건강을 위한 새로운 프로그램을 시작할 때마다 우선 내가 무슨 일을 하고 있는지 큰 그림, 30일 리셋의 전반적인 개요를 살핀 뒤 세부 사항으로 들어가 보자. 이 계획을 실행할 때 기억해야 할 세 가지 기본 규칙이 있다.

1. 피해야 할 식품

- 나쁜 기름 • 알코올 • 정제 곡물 가루와 정제당 • 독성 화학 성분

2. 권장하는 식이 방식

- 키토바이오틱 • 호르몬 포식

3. 권장하는 단식

- 간헐적 단식(13시간, 15시간) • 자가 포식 단식(17시간)

네 가지 주요 식품 범주를 피하고, 두 가지 식이 방식을 이용하며, 세 가지 단식을 경험하는 것이다. 30일 단식 리셋이 호르몬 생성을 극

대화하는 대사 전환을 돕도록 설계되었다는 사실을 기억하라. 단식 시간을 지키는 것은 30일 단식 리셋에서, 특히 파워 단계에서 가장 영향이 큰 부분이므로 매일 얼마나 오랫동안 단식해야 하는지에 주의를 기울여야 한다.

초보용 30일 단식 리셋

처음 30일 단식 리셋을 할 경우는 다음의 일정대로 따라한다. 간헐적 단식에 익숙해지도록 노력하라.

파워단계1 키토바이오틱

- 1~4일 차: 간헐적 단식(13시간)
- 5일 차: 간헐적 단식(25시간)
- 6~10일 차: 자가 포식 단식(17시간)

발현단계 호르몬 포식

- 11~15일 차: 간헐적 단식(13시간)

파워단계2 키토바이오틱

- 16~19일 차: 간헐적 단식(15시간)

자양 단계 호르몬 포식

- 20~30일 차: 단식 없음

여자 × 단식

고급형 30일 단식 리셋

한동안 단식을 해온 사람이라면 다음의 고급 30일 리셋을 해보자. 이 단계에는 당신 몸이 다음 단계의 건강한 상태로 도약하는 데 충분한 호르메틱 스트레스를 선사하는 더 긴 단식이 준비되어 있다. 또 생리 전 일주일 동안의 단식 옵션도 있다. 이 고급 버전은 당신 몸이 이 길이의 단식에 익숙해서 13시간 단식과 같은 짧은 단식으로는 코르티솔이 급증하지 않는다는 것을 전제로 한다.

파워 단계 1 키토바이오틱

- 1~5일 차: 간헐적 단식(15시간)
- 6일 차: 장 리셋 단식(24시간)
- 7~10일 차: 자가 포식 단식(17시간)

발현 단계 호르몬 포식

- 11~15일 차: 간헐적 단식(15시간)

파워 단계 2 키토바이오틱

- 16일 차: 장 리셋 단식(24시간)
- 16~19일 차: 자가 포식 단식(17시간)

자양 단계 호르몬 포식

- 20~30일 차: 간헐적 단식(13시간)

리셋을 도와줄 도구

이 리셋이 대단히 역동적이며 우리 몸에서 추적해 관찰할 것이 많다는 사실을 기억하라. 단식하는 동안 어떤 일이 벌어지는지 파악하는 데 도움을 주는, 성공하는 데 유용한 도구들이 있다. 현대 사회의 축복 중 하나는 자신의 생체 신호를 스스로 확인할 수 있는 능력이다. 생물 측정이란 신체의 핵심 기능을 통계적으로 분석하는 것을 말한다. 혈압 측정은 생물 측정의 가장 좋은 예이며 체온 측정도 또 다른 예다.

과거에는 생물 측정을 위해 항상 병원에 가야 했지만 맞춤 의학의 출현으로 이제는 간단한 도구들을 이용해 집에서도 우리 몸 안에서 벌어지는 일을 손쉽게 파악할 수 있게 됐다. 내가 가장 좋아하는 단식 보조 도구는 혈당과 케톤을 모니터링하는 기기들이다. 당뇨병 환자들은 오래전부터 이 두 지표를 스스로 측정해 왔다. 당신도 할 수 있으니 혈당 측정기를 알아보기를 권한다.

추천하는 것은 채혈 검사와 무채혈 연속 혈당 측정기 두 유형이다. 채혈 검사는 핀으로 손가락 끝을 찔러 검사용 스틱에 핏방울을 묻히는 방법으로 혈당과 케톤을 측정한다. 무채혈 연속 혈당 측정기는 상박 뒤쪽에 부착해서 혈당의 변화를 계속 알려주는 장치다. (각기 장단점이 있으며, 부록에 두 도구 중 내가 선호하는 제품들을 소개해 두었으니 참고하기 바란다.) 혈당과 케톤을 관찰하면 단식의 성공에 중요한 세 가지 판독값을 얻을 수 있다.

첫 번째는 공복 측정치다. 아침에 일어나면 커피를 마시기 전 공복 상태에서 바로 혈당과 케톤 수치를 측정한다. 정상 혈당 수치는 70~90mg/dL이다. 대부분의 경우 케톤은 아침에 가장 낮아 0.2mmol/L 정도인데 0.5mmol/L 이상이라면 키토시스 상태다.

주의를 기울여야 할 두 번째 측정치는 첫 식사를 하기 직전의 수치다. 혈당은 아침 수치보다 낮고 케톤은 높아야 한다. 이는 몸이 공복 상태에서 지방 연소 모드로 바뀌고 있음을 뜻한다. 케톤의 존재는 당신이 지방 연소 에너지 시스템에서 에너지를 얻고 있음을 보여준다. 예를 들어보자. 오전 7시에 일어나 측청해 보니 혈당이 98mg/dL, 케톤이 0.1mmol/L이라고 가정하자. 몇 시간 뒤 단식을 중단하기 직전, 혈당은 98mg/dL 이하로 떨어지고 케톤은 0.1mmol/L 이상으로 올라가야 한다. 이런 전환이 일어난다면 우리 몸이 지방에 적응하려고 노력하고 있다는 뜻이다. 두 번째 케톤 수치(첫 식사 전)가 0.5mmol/L을 넘지는 않더라도 그 수치에 가까워지고 있다면 몸이 지방 연소로 전환하려고 준비하는 중이다. 작은 승리는 큰 승리로 이어진다. 따라서 단식 라이프스타일을 유지하면 결국 케톤이 0.5mmol/L을 넘기게 될 것이다.

세 번째로 필요한 것은 식사 두 시간 뒤의 측정치다. 이때는 혈당 수치만을 측정하고 케톤 수치는 측정하지 않는다. 이 측정치는 식사가 혈당에 얼마나 효과가 있었는지 확인하는 데 도움을 준다. 정오에 단식을 깨뜨렸고 첫 식사 전 혈당 수치가 78mg/dL이었다면 식사 2시간 뒤에 혈당이 다시 78mg/dL 가까이 내려갔는지를 확인한다. 78mg/dL 가까이 떨어졌다면 인슐린 민감성 상태에 있는 것이다. 축하한다! 원래의 수치에 가까워지지 못했더라도 실망하지 말라. 각기 다른 길이의 단식 상태에 들어갔다 나오는 연습을 많이 할수록 우리 몸은 인슐린에 민감해질 것이다.

이 리셋 방식에 혈당과 케톤이 어떤 반응을 보이는지 파악하다 보면 집중력과 의욕이 생길 것이다. 이 방식은 지방을 얼마나 잘 태우고 있는지를 체중계보다 더 정확하게 측정할 수 있으므로 여유가 있다면 모니터링 기기를 구입해 사용할 것을 권한다.

30일 리셋을 시작할 준비가 되었다면 잊지 말아야 할 점이 있다. 자신에게 연민을 가져라. 실수했거나 하루쯤 해이해졌다고 지나치게 자책할 필요 없다. 그런 종류의 부정적 자기 암시는 의욕만 꺾을 뿐이다. 이 과정은 즐거워야 한다. 새로운 길이의 단식을 실행하는 동안 어떤 일이 벌어질지 호기심을 가져라. 두 가지 새로운 식이 방식을 익히는 과정을 즐기라. 당신이 좋아하는 식품으로 단식을 깨는 실험을 해보라. 여정에 대한 기대감과 즐거움으로 이 과정에 접근한다면 우리 몸은 더 빨리 치유될 것이다. 곤란에 처했을 때는 공동체에 의지하고, 주변에서 응원해 줄 사람을 찾고, 혼자가 아니라는 사실을 느껴보라. 파이팅!

자신을 사랑하라!
계획대로 행동하지 않았다고
지나치게 자책하며 자신을
몰아세우지 말자!

30일 단식 리셋은 자신을 위한
행복한 여정이어야 한다.

Chapter 10

단식 깨기

단식을 단순히 '먹지 않는 것'이라고 생각하는 사람들도 있다. 하지만 단식은 그냥 굶는 것과는 다르다. 단식으로 건강적인 효과를 얻으려면 자신에게 맞는 최적의 사이클을 찾아야 하고 단식을 깰 때는 무엇을 고려해야 하는지 여러모로 고민해야 할 내용이 많다. 특히 단식을 깨는 방법에서 고려해야 할 것이 많다.

많은 과학적 발견들이 그렇듯이 단식에 대한 생각도 진화해 왔다. 단식이 처음 인기를 얻었을 때는 단식으로 인한 치유 효과에 관심이 집중되었다. 그러나 단식을 깨고 다시 섭식 생활로 돌아갔을 때 치유 효과가 계속 유지될까 하는 궁금증에 대한 답은 없었다. 이상하게도 단식 이후 음식 섭취와 관련된 연구가 그리 활발하지 않았던 것이다. 이에 대해 근거로 삼을 만한 것이 많지 않았기 때문에 나는 직접 연구하기로 마음먹었다.

우선 공동체로 눈을 돌려 어떤 방법이 가장 효과가 좋은지 확인했다. 수천 명을 대상으로 단식을 깨는 다양한 방법을 시험한 결과, 사람들이 단식을 깬 뒤 처음 먹는 식품에 접근하는 네 가지 방법을 찾아냈다. 다음 스타일 중 어떤 방법이 자신에게 가장 잘 맞는지 결정하는 일은 당신의 건강 목표가 무엇인지에 달려 있다. 당신이 바라는 치유 효과를 중심으로 단식 길이를 선택하는 것처럼, 당신이 원하는 결과를 증폭시키려면 단식을 깰 때도 전략적이어야 한다.

마이크로바이옴 식품으로 단식 깨기

단식을 최고의 마이크로바이옴 복구 방법이라고 생각하라. 당신이 단식 상태에 있을 때 장내 박테리아는 번성할 기회를 얻게 된다. 7장에서 언급한 3P 중 하나를 택해 이 유용한 미생물이 계속 성장하도록 만들 수 있다.

첫 번째 P에는 '프로바이오틱스'가 풍부한 식품이 포함된다. 이런 식품들은 장에 좋은 박테리아를 늘리기 때문에 항생제를 여러 차례 복용했거나 오랫동안 피임약을 먹은 경우라면 단식을 깨는 음식으로 아주 좋은 선택이 될 것이다. 두 번째 P인 '프리바이오틱스' 식품은 좋은 미생물의 먹이가 된다. 따라서 면역 체계를 강화하고, 기분을 북돋우는 신경 전달 물질을 늘리고, 에스트로겐을 분해하고 싶다면 아침 식사에 추가해야 할 좋은 식품이다. 마지막 P '폴리페놀' 식품은 장의 점액질 내벽을 복구하는 데 대단히 유용하다. 장 누수 증후군으로 브레인 포그가 있거나, 만성 통증이 있거나, 기력이 떨어졌다면 반드시 이런 식품의 도움을 받도록 한다. 이 셋을 결합한다면 더없이 훌륭한, 단식을 깨는 첫 번째 식사가 될 것이다. 내가 가장 좋아하는 단식을 깨는 식사는 아보카도 반쪽과 호박씨와 아마씨유를 뿌린 사우어크라우트 한 컵이다. 이 식사에는 좋은 박테리아를 성장시키는 데 필요한 모든 요소가 들어 있다.

마이크로바이옴을 지원하면서 단식을 깨는 데 유용한 식품

- 코코넛과 다양한 유제품을 이용한 발효 요구르트
- 프리바이오틱스가 풍부한 단백질 파우더
- 사골 육수 • 사우어크라우트 • 콤부차 • 씨앗과 종자유

단백질 식품으로
단식 깨기

단식을 하면 근육이 손실된다고 오해하는 사람들이 많다. 나는 이 주장에 강력하게 반대한다. 단식하는 중에 근육에 저장된 당을 방출하기에 근육이 작아지는 것처럼 보이는데, 이는 일시적 영향일 뿐이

다. 이 반응은 대단히 좋은 현상인데 단식 후에 좋은 단백질을 섭취하면 근육을 전보다 더 튼튼하게 만들 수 있기 때문이다. 단식과 단백질 섭취를 바다의 파도처럼 생각하라. 단식하는 일은 파도가 추진력을 얻기 위해 물러나는 일과 같다. 섭식, 특히 단백질 섭취는 파도에게 앞으로 밀려드는 힘을 더해 준다.

단백질에 관련된 한 연구에 따르면 mTOR을 촉진하는 가장 효율적인 방법은 두 시간마다 단백질 25그램을 먹는 것이다.[1] 또 단백질 30그램이면 근육의 아미노산 반응을 자극해 더 강하게 성장하도록 만든다는 사실을 기억하라. 이 연구의 연구진은 하루에 걸쳐 주기적으로 30그램의 단백질을 섭취하는 일이 근육을 키우는 가장 효율적인 방법이라는 사실을 발견했다. 그렇기 때문에 단백질은 단식을 깨기에 좋은 다량 영양소다.

나와 함께 일하는 여성들 대부분은 40세가 넘었는데 40세 이후 여성은 완경기를 거치면서 근육을 유지하거나 키우는 데 어려움을 겪는 경우가 많다. 이런 여성들에게 유용한 전략은 단식 중에 운동 특히 근력 운동을 하고, 운동을 마친 뒤에는 단백질이 많은 식사를 하는 것이다. 이런 단식-영양 재개 방식은 근육을 키우려는 여성들에게 가장 좋은 방법이다. 단백질은 여러 형태를 띠는데 고기를 먹는 사람이라면 단식을 깨는 식품으로 사골 육수, 달걀, 소시지를 권한다. 채식 기반 식이 방식을 실천하는 사람이라면 단백질 셰이크가 단식을 깨는 가장 완벽한 식사가 될 것이다. 단백질을 함유한 식품은 대단히 많기 때문에 당신에게 가장 효과적인 것이 무엇인지 실험해야 할 것이다.

 근육 성장을 도우면서 단식을 깨는 데 유용한 식품

- 닭 가슴살   • 목초 방목 고기   • 육포   • 달걀
- 아질산염이 첨가되지 않은 가공육
- 병아리콩, 강낭콩, 리마콩 등 콩
- 브로콜리, 새싹, 버섯, 방울양배추 같은 고단백 채소
- 콩, 마, 유청 농축액이 든 단백질 셰이크
- 퀴노아   • 아보카도

지방 연소 시스템을 유지한다

모든 다량 영양소 중에서 혈당 안정화에 가장 효과적인 것은 지방이다. 나는 지방이 혈당을 낮추는 경우를 많이 보았다. 그렇기 때문에 더 많은 지방을 연소시키기 위해 단식을 연장하려고 노력하고 있다면 단식을 깰 때 사용할 완벽한 연료는 지방이라고 말해 주고 싶다. 내 코칭을 받으며 단식을 처음 시작하는 사람들에게 늘 이 방법을 사용한다. 13시간 동안 음식 없이 지내는 것이 두렵다면 단식 시간 동안 지방을 약간 섭취해 보라. 이 방법으로 단식 상태를 벗어나지 않고도 허기를 누를 수 있다.

가장 중요한 점은 어떤 지방을 먹어야 하는지 파악하고 있어야 한다는 것이다. 주로 지방을 이용해 만드는 팻 밤(Fat Bomb: 카카오 매스, 코코넛 오일, 코코넛 버터, 크림치즈, 아보카도, 견과 버터 등을 이용해 만드는 저탄수화물-무설탕 간식)은 키토제닉 다이어트를 하는 사람들이 많이 듣는 용어다. 팻 밤을 직접 만드는 일은 힘들 수 있는데 좋은 소식이 있다. 관심을 갖고 둘러보면 완벽한 팻 밤을 만드는 몇몇 회사를 찾을 수 있다는 사실이다. 내가 가장 좋아하는 팻 밤은 케토 컵Keto Cups인데 늘 이 제품을 구비해 뒀다가 간단하게 뭔가 먹고 싶기는 하지만 키토시스 상태에서 빠져나오고 싶지는 않을 때 이용한다. 앉아서 식사할 수 없을 정도로 바쁜 날이면 팻 밤 몇 개를 먹고 단식을 이어간다. 커피에 MCT 오일을 넣어 마시는 것도 단식 기간에 지방을 섭취하는 방법 중 하나다. 목축유로 만든 크림, 버터, MCT 오일을 넣어 커피를 스무디로 바꾸는 사람들도 있다. 거기에 프리바이오틱스 섬유질까지 조금 추가하면 단식이 유도하는 마이크로바이옴의 변화에 힘을 실어줄 수 있다.

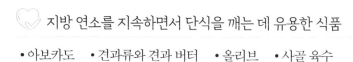

지방 연소를 지속하면서 단식을 깨는 데 유용한 식품

- 아보카도   • 견과류와 견과 버터   • 올리브   • 사골 육수

단식을 깨뜨릴 때 이용하는 지방이라고 소개했지만 기능적으로는 단식이 깨지지 않는다. 그래서 이런 식품들은 단식 시간을 연장하는 데 도움을 준다. 모든 식품이 그렇듯이 해당 식품이 어떤 영향을 미치

느지 알아보려면 혈당을 확인해야 한다. 지방이 허기를 없애주는 것을 대다수가 경험하지만, 혈당에 미치는 영향은 위에 언급한 변수에 따라 달라진다.

미각에 따르는 것은
단식을 망치는 일!

식품을 잘못 선택하면 어떤 일이 일어날까? 혹시 단식의 효과가 모두 사라질까? 대답은 "NO"다. 단식 초보자들은 단식의 보상으로 단식을 깰 때 먹고 싶은 대로 음식을 먹는 경우가 많다. 이것이 그간의 단식으로 발생한 치유 효과를 무효로 돌리지는 않는다. 하지만 단식을 여러 번 경험할수록 단식을 깨뜨리는 음식을 의식적으로 선택하는 것이 얼마나 중요한지 알게 될 것이다.

먹고 싶은 음식을 먹으면서 단식을 깨뜨리는 스타일을 나는 "미각을 따른다"고 부른다. 이런 접근법에는 장단점이 있는데 유일한 장점은 '즉각적인 만족'뿐이다. 단점은 (입에는 맞지만) 염증을 일으키는 일부 간식을 삼키는 순간, 이후 단식의 모든 치유 효과가 지속되지 않는다는 것이다.

건강을 위한 최선의 선택은 먼저 설명한 세 가지 방법으로 단식에서 벗어나는 것이다. 매일 14~16시간의 계획적인 단식은 나쁜 식습관으로 인한 손상된 대사를 회복시킨다. 따라서 위의 세 가지 방식으로 단식을 깨지 않았다고 해서 단식하는 동안 일어난 치유 효과를 잃어버리는 것은 아니다. 하지만 잘못된 방법으로 단식을 깨는 것은 체육관에서 몇 시간이나 운동을 하고는 집에 가서 아이스크림 한 통을 먹어치우는 일과 다를 바 없다. 아이스크림은 포도당과 인슐린을 높이지만 당신이 했던 운동 효과를 없던 일로 만들지는 않는다. 그러나 달성하고자 하는 구체적인 건강상의 목표가 있는 상황에서 이런 접근법을 취한다면 진전이 느릴 수밖에 없을 것이다. 단식에서도 마찬가지다. 정크 푸드로 단식을 깨뜨려도 단식했던 효과가 없어지지는 않는다. 하지만 당신이 원하는 만큼 빠르게 목적지에 도달하게 해주지는 못할 것이다.

내가 단식을 깨는 방법에 한 챕터 분량을 할애한 이유를 이제 알겠는가? 이는 "이건 맞고 저건 틀리고" 같은 간단한 문제가 아니다. 고려해야 할 점들이 대단히 많다. 내가 앞서 혈당 조절에 영향을 미치는 요인들을 길게 설명한 이유는 혈당에 대해서 잘 모른 탓에 단식에서 좌절감을 느끼는 수많은 여성들을 지켜봤기 때문이다. 그만큼 중요한 문제다.

단식의 성공 여부는
혈당 관리에 있다

여기에서부터는 개인적인 문제다. 단식 중에는 다음 몇 시간을 더 버티게 해줄 무언가가 필요해지는 때가 있다. 그것이 무엇이든 말이다. 단식을 유지할 수 있게 도움을 주는 음료가 있긴 하지만 그것도 사실은 우리의 몸, 정확하게는 우리의 혈당 반응에 좌우된다. 마지막 음식 섭취 후 약 8시간이 지나야 지방 연소 시스템이 작동하기 시작한다는 점을 기억하라. 이 시간 동안 혈당이 조금이라도 상승하면 우리 몸은 다시 포도당 연소 시스템으로 돌아가 버린다. 단식 상태를 유지하고 싶다면 혈당을 낮게 유지하는 일이 무엇보다 중요하다. 혈당 상승을 유발하는 모든 요인은 우리를 단식 상태에서 끌어낸다. 우리가 원하든 원하지 않든 말이다.

혈당을 자극하지 않아 단식 상태에서 벗어나지 않도록 해주는 음료가 있다. 보통 단식 시간에 허용하는 흔한 음료는 커피, 차, 미네랄워터다. 하지만 대부분 사람에게 혈당에 영향을 미치지 않는 음료라고 해도 당신의 경우에는 혈당을 자극하여 단식을 깨게 만들 수도 있다. 그러니 당신에게는 당신만의 n-of-1 테스트가 필요하다. 일반적으로 단식 상태에서 혈당 반응에 영향을 주는 변수는 마이크로바이옴의 다양성과 인슐린 저항성 이 두 가지 정도다. 차는 괜찮고 커피는 안 된다는 식으로 단언할 수 있으면 좋겠지만 우리는 생물학적으로 다른 개체이기 때문에 그렇게 간단치가 않다. 단식을 우리 몸에 맞추기 위해서는 내 몸에서 이 두 변수가 어떤 상태인가를 이해해는 것이 중요하다.

미생물 다양성이 부족한 경우

마이크로바이옴의 다양성은 혈당이 당신이 섭취하는 음식과 음료에 어떤 반응을 하는지에 큰 영향을 미친다. 건강하고 다양한 마이크로바이옴은 더 나은 혈당 관리로 이어진다. 나는 이것을 직접 경험했는데 처음 연속 혈당 측정기를 착용했을 때 내 혈당은 단백질이 풍부한 식사를 할 때마다 극적으로 상승하곤 했다. 다행히도 두 시간 후면 식사 전 수준으로 돌아와서 인슐린에 민감하다는 사실을 알 수 있었지만, 그렇다고 해도 그런 엄청난 급등은 놀라운 일이었다.

마이크로바이옴이 혈당 조절에 미치는 영향력을 알게 된 나는 몇 개월 동안 이 책에서 설명한 여러 단식법과 식이 방식을 이용해 장내 마이크로바이옴 개선에 집중했다. 3개월이 흐르고 나는 다시 연속 혈당 측정기를 착용했는데 이번에는 단백질을 먹었을 때 혈당이 떨어졌다. 단백질은 이전과 같은 종류의 것을 먹었지만 마이크로바이옴 다양성이 달라졌기 때문이다. 마이크로바이옴은 혈당 조절에 그만큼 큰 힘을 발휘한다.

이 미생물들이 혈당을 조절하는 기전은 무엇일까? 장내 미생물은 간문맥을 통해 간과 직접 연결되어 있는 것으로 밝혀졌다.[2] 단식 상태일 때 이 미생물들은 간에 '지방 연소 시스템으로 전환하라'는 신호를 보낸다. 그런데 이들 미생물이 충분하지 않다면 이 신호를 간에 보내지 못해 단식 상태를 유지하기 어려워진다. 그간의 항생제 과다 복용으로 장내 환경이 안 좋은 여성들에게서 이런 상태를 많이 발견할 수 있는데, 이들은 키토시스 상태로 진입하는 데 애를 먹는다. 미생물들이 사라져 간에 에너지 시스템 전환 신호를 못보내기 때문이다.

좋은 소식은 마이크로바이옴을 빠르게 복구할 수 있으며 일부 전문가들은 단 며칠 만에도 가능하다고 한다. 오늘은 커피가 혈당을 올렸지만 마이크로바이옴을 복구하면 그 반응은 바뀔 수 있다는 뜻이다.

인슐린 저항성이 심한 경우

세포의 인슐린 저항성이 심할 경우 가벼운 음료만 마셔도 혈당이 치솟는 것을 목격하게 된다. 인슐린 저항성이 너무 심한 나머지 물만 마셔도 혈당이 상승하는 사람을 본 적도 있다. 인슐린 저항성은 그 정도가 사람마다 다르며 꼭 당뇨병 진단을 받지 않아도 인슐린 저항성 상태일 수 있다. 대사 상태를 수치만으로 판단하기에는 무리가 있기 때문이다.

쉽게 키토시스 상태에 들어가지 못하거나 모든 조건이 당신을 단식 상태에 머무르는 것을 방해하는 것처럼 느껴진다면 생각보다 인슐린 저항성이 심한 상태일 수 있다. 만약 인슐린 저항성이 심하다면, 그리고 빠르게 이를 개선하고 싶다면 지속적인 단식 라이프스타일을 계획하라. 단식은 인슐린 저항성을 가장 빠르게 개선해 주는 방법이다.

장내 마이크로바이옴 상태와 인슐린 저항성이 어느 정도인지 알고 있다면 단식 중에 어떤 음료 혹은 소량의 식품이 가장 좋은지 결정하는 데 대단히 유용할 것이다. 혈당 테스트를 직접 해보는 것이 가장 정확하기 하지만 보편적으로 단식을 위해 피해야 할 음료와 허용되는 음료는 다음과 같다.

단식 중 허용되는 음료

- 블랙 커피 • 차 • 미네랄워터
- 버터 커피(지방 성분을 빼지 않은 우유나 버터를 넣은 커피)
- 아마씨유와 MCT를 비롯한 오일을 넣은 음료

단식 중 피해야 할 음료

- 크림이 든 커피 • 감미료가 든 음료 • 다이어트 음료
- 청량음료 • 스포츠 음료 • 알코올 • 뉴트라스위트NutraSweet©

단식용 간식

단식용 간식은 필요한 때, 특히 처음으로 단식을 배울 때 도움이 될 수 있다. 단식용 간식을 이용한 사람들은 단식 시간을 늘리고 체중 감량을 더 많이 할 수 있다는 사실이 연구를 통해 입증되었다.[3] 단식용 간식을 먹기에 앞서 어떤 것이 나와 가장 잘 맞는지 확인하는 것이 중

요하다. 이 역시 혈당으로 테스트해 보라.

일부 여성들에게 단식용 간식으로 효과가 있는 지방으로는 견과 버터, 사골 육수, 전유, 버터를 넣은 커피가 있다. 하지만 단식용 간식은 긴 단식에 익숙해질 때까지 사용하는 보조 수단 정도로 생각해야 한다. 크림 4분의 1컵(동물성 크림), 견과류가 들어간 버터 2큰술, MCT 오일 1작은술 정도를 단식 중 간식으로 이용하면 좋다.

혈당 테스트

무엇이 당신을 단식 상태에서 빠져나오게 하는지 테스트하는 매우 쉬운 방법이 있다. 혈당 측정기를 마련해서 혈당 수치만을 읽는 일이다. 그것을 기준으로 삼고 내게 맞는 게 무엇인지 궁금한 음료를 마신 뒤 30분이 지나서 다시 수치를 잰다. 두 측정치가 같거나 두 번째 측정치가 처음보다 낮다면 당신은 여전히 단식 상태에 있는 것이다. 반대로, 두 번째 측정치가 처음보다 높다면 그 음료는 당신을 단식 상태에서 빠져나오게 만들어 당 연소 상태로 되돌린 것이다.

나는 사람들에게 아침에 마시는 커피를 우선 테스트해 보라고 권한다. 커피가 모든 사람의 혈당에 각기 다른 영향을 주기 때문에 단식 상태에 어떤 영향을 미치는지 파악해 보자는 것이다. 이 테스트는 당신 몸이 크림, MCT 오일, 버터, 스테비아 같은 흔한 커피 첨가물에 어떻게 반응하는지를 판단하는 데도 도움이 된다.

긴 단식 깨기

48시간 미만의 짧은 단식을 할 때는 위에서 언급한 치료 전략에 의지할 수 있다. 하지만 48시간 이상 단식하기로 결정했다면 다음 공식을 따라야 한다. 그런데 왜 공식이 필요할까? 48시간 이상을 음식 없이 지내면 소화가 현저히 느려지기 때문이다. 이는 다시 말하면 음식을 다시 섭취할 때 전략이 필요하다는 의미다. 나는 처음 3일 물 단식을 깰 때 음식을 먹는다는 생각에 너무 신이 나서 스크램블드에그를 한 접시 먹었는데 곧 졸음이 쏟아졌다. 배 속에 커다란 혹이 있는 것 같았고 그 느낌이 사라지는 데 거의 24시간이 걸렸다. 그래서 이런 반응을 피하고자 긴 단식을 깰 때 따라야 할 4단계를 만들었다. 이 단계들은 미생물에게 적절한 먹이를 다시 공급하고 천천히 음식으로 돌아갈 수 있게 해줄 것이다.

1단계: 사골 육수를 마신다

어떤 유형의 육수든 마실 수 있다. 이미 사골 육수가 장에 도움을 주는 좋은 식품이라는 이야기를 한 바 있다. 사골 육수에는 아미노산의 하나인 글리신이 들어 있어 장 누수 증후군을 치료한다. 장 치유가 필요하다고 생각하는 사람이라면 사골 육수는 장 복구에 힘을 보태면서 단식을 깨는 좋은 식품이니 꼭 기억하자. 채식주의자라면 채소를 우린 물도 효과가 좋다.

한 잔의 육수를 마시는 일을 음식을 위해 몸을 준비시키는 과정으로 생각하라. 며칠 동안 소화 기능이 멈춰 있었기 때문에 단단한 음식을 먹는 일이 어려울 수 있다. 육수를 마신 뒤 한 시간을 기다렸다 2단계를 진행한다.

2단계: (지방을 곁들인) 프로바이오틱스가 풍부한 식사를 한다

3일의 물 단식 이후에는 좋은 박테리아에 다시 먹이를 공급할 기회를 얻게 된다. 프로바이오틱스 식품은 여기에 가장 걸맞은 처방이다. 위에서 했던 조언대로 육수를 마신 뒤에는 발효 요구르트나 사우어크라우트를 약간 섭취한다. 이 시점에는 콤부차 같은 액상 발효 음료가 좋은 효과를 낸다. 나는 지방을 추가하기 위해 폴리페놀이 풍부한 올리브를 한 그릇 먹는다. 이 단계 뒤에 한 시간을 더 기다렸다 3단계를 진행한다.

3단계: 익힌 채소를 먹는다

이제 섬유소를 시도할 준비가 되었다. 이 시점에서 마이크로바이옴에 관련된 식견을 얻게 될 것이다. 이 단계를 밟았을 때 배에 가스가 찬다면 장을 더 복구해야 한다는 사실을 알 수 있다. 그런 경우라면 단식 라이프스타일에 장 리셋 단식을 몇 번 추가한 뒤 3P로 단식을 깨면 된다. 이처럼 3단계는 자신의 상태를 진단할 기회가 되어 건강을 위해 초점을 맞춰야 할 부분이 어디인지 파악하는 데 도움을 준다.

이때 채소는 반드시 익혀 먹어야 한다. 생채소는 섬유질이 지나치게 많아서 소화기관이 분해하기 어렵기 때문이다. 살짝 데친 채소가 소화하기 좋으며 맛을 더하고 싶다면 몸에 좋은 오일과 소금을 뿌려도 좋다. 이 시점에 먹기 좋은 다른 식품은 고구마다. 고구마, 특히 자색 고구마는 하부 장관에 있는 좋은 박테리아의 먹이가 된다. 나는 이 단계에서 목초유로 만든 버터와 히말라야 소금을 첨가해 좋은 지방과 미네랄을 다시 섭취한다. 한 시간을 기다린 뒤에 4단계로 이동한다.

4단계: 동물성 단백질(고기)을 먹는다

이제 소화계는 고기를 먹을 준비가 갖춰졌다. 근육을 키우고 싶다면 이 첫 식사에 30그램 이상의 고기를 먹도록 하고, 자가 포식 상태를 유지하고 싶다면 20그램 미만을 섭취한다. 이 시점에 배부르게 식사를 해도 되는지 묻는 사람들이 많은데 그 답은 "YES"다. 이전 세 단계는 이 식사를 위한 준비이며(고기를 너무 일찍 먹으면 끔찍한 상태를 초래할 수 있다) 이 시점에 이르렀다면 대부분의 음식을 다시 먹을 준비가 되었다고 보면 된다.

여성들로부터 이런 긴 단식 뒤에 다시 몸에 좋지 않은 식품으로 돌아갈까 걱정된다는 이야기를 많이 듣는다. 당신도 그런 걱정이 든다면 이 4단계 과정은 단식을 깨는 좋은 도구가 되어줄 것이다. 단식의 치유 효과를 몇 개월간 유지하게 하는 느리고 체계적인 장기 단식 접근법이기 때문이다.

단식을 깨뜨릴 방법으로 어떤 것을 선택하든 중요한 점은 처음 입으로 들어가는 음식은 계획한 것, 의도적으로 선택한 것이어야 한다는 점이다. 단식을 깨뜨리는 방법에 전략적으로 접근할수록 당신이 목표로 한 건강 상태에 빨리 도달할 수 있다.

단식을 깨는 비법들을 소개했으니 이제는 단식 게임을 레벨-업 할 다른 일반적인 비법들을 살펴보기로 하자.

Chapter 11

단식을 쉽게 해주는
방법 몇 가지

나는 참을성이 없기로 유명해서 늘 결과를 가장 빨리 얻을 수 있는 방법을 찾는다. 또 공유하길 좋아해서 내가 속한 공동체에 새로운 비법을 전한다. 모두가 단식 여정에서 더 많은 것을 얻을 수 있도록 말이다. 하지만 한 가지 경고할 점이 있다. 이런 비법들은 치유 과정을 가속하고 원치 않게 길을 돌아가는 일을 막는 데 도움을 주지만, 치유의 목표가 늘 '속도'에 있는 것은 아니라는 사실이다. 이는 나 역시도 명심해야 할 가르침이다. 따라서 치유의 세 가지 원칙을 유념해야 한다.

첫째는 치유에 시간이 걸린다는 점이다. 단식은 빠른 결과를 주겠지만 만성 질환이 있는 경우라면 치유에 시간이 걸릴 수도 있다. 인내하라. 당신의 단식 과정에 믿음을 가지라. 단식 라이프스타일을 계속할수록 당신의 몸에 많은 치유의 기회를 주게 될 것이다.

두 번째 원칙은 연습이다. 새로운 악기를 배우기로 했는데 악기를 들자마자 완벽하게 연주할 수 있을까? 불가능한 일이다. 가치가 있는 모든 노력이 그렇듯이 방법을 익히고 이해하려면 연습이 필요하다. 단식도 다르지 않다. 단식은 새로운 도구다. 거기에 호기심을 가지라. 완벽하지 않은 날이 있을 수 있다. 자신에게 유예를 주도록 하라. 17시간 단식을 계획했으나 13시간밖에 하지 못했다고 자책할 필요 없다. 내가 우리 커뮤니티에 늘 하는 말이 있다. "실패한 단식이란 존재하지 않는다!" 단식할 때마다 당신은 자신의 몸을 치유 상태에 넣고 있는 셈이다. 그 과정을 계속한다면 시간이 흐르면서 변화를 보게 된다.

마지막 치유 원칙은 몸이 작동하는 방식에 대한 지식을 계속 넓히는 일이다. 단식이 왜 효과를 내는지 이해하고 몸이 대사 전환을 원하는 신비한 이유를 배워갈수록 단식을 생활에 보다 효과적으로 통합시킬 수 있다. 나는 유튜브 채널에서 "지식은 당신의 연료입니다"라고 말하곤 한다. 단식을 많이 공부할수록 당신에게 꼭 맞는 단식 라이프스타일을 만드는 것이 쉬워진다. 여기에는 의심의 여지가 없다.

이제 당신이 그 지식의 길로 나아가도록 할 생각이다. 다음은 우리 커뮤니티에서 단식 라이프스타일을 가속하기 위해 가장 흔히 사용하는 비법들이다. 이 비법들에는 수년 동안 내가 흔히 받아온 질문들에 대한 답이 적용되어 있다. 당신의 단식 여정 중 어느 시점엔가 장애에 직면했을 때 참고할 내용들이 여기 있다는 사실을 기억하고, 빠짐없이 읽도록 하라.

여자 × 단식

허기 달래기

허기는 단식이라는 방 안의 코끼리¹ 다. 단식을 하는 사람이라면 모두 허기에 대처하는 법을 배워야 한다. 사실 이 질문은 어떤 사람을 만나든 내가 가장 먼저 받는 질문이기도 하다.

허기의 정도는 당신의 대사가 얼마나 유연한지에 따라 달라지지만, 허기를 피할 수 있는 몇 가지 유용한 비법은 있다. 우선 자신에게 이렇게 질문해 보라. "배가 고픈 건가 아니면 심심한 건가?" 이 둘을 구분하기 어려울 때가 있다. 음식은 정서적인 상태에도 변화를 주는 것이니 심심함과 허기의 차이를 아는 것이 도움이 된다. 먼저 기분을 전환할 수 있는 행동을 취해 보라. 좋아하는 음악을 틀거나 주방에서 음악에 맞춰 몸을 흔들어보라. 친한 친구에게 전화를 걸어 옥시토신을 얻거나 재미있는 영화를 봐도 좋다. 낮잠을 자는 것도 도움이 될 수 있다. 음식이 아닌 다른 도구로 기분을 끌어올리는 시도를 하고 허기가 사라지는지 지켜보라.

심심한 것이 아니라 정말로 배가 고프다는 사실을 인지했다면 다음으로 시도할 방법은 미네랄을 섭취하는 일이다. 여러 원인이 허기로 이어질 수 있는데 때로는 미네랄 불균형이 허기를 유발하기도 하기 때문이다. 따라서 이럴 경우 나트륨, 칼륨, 마그네슘을 섭취해 보자. 내가 언급한 제품은 맛이 좋아서 미각을 만족시킬 뿐 아니라 물에 잘 녹

---

1. 방 안의 코끼리(elephant in the room): 누구나 알고 있지만 금기시되는 주제.

기 때문에 단식 시간 동안 마실 수 있는 좋은 음료가 되기도 한다. 혈압 상승을 유발할지 염려할 필요는 없다. 인슐린 수치가 낮을 때는 나트륨을 섭취해도 혈압이 상승하지 않는다. 단, 당신이 이용하는 제품이 무가당인지 확인해서 혈당 급등으로 단식 상태에서 벗어나지 않도록 해야 한다. 나는 긴 단식을 하는 날이면 이런 미네랄 제품 한 봉지를 물병에 넣고 아침 내내 마시곤 한다.

그래도, 아직도 배가 고픈가? 처음 두 방법이 효과가 없다면 단식용 간식에 의지해야 할 때일 수도 있다. 단식용 간식을 기억하는가? 단식을 15시간으로 연장하려는데 내 몸은 아직 13시간 단식에 익숙하다면 작은 팻 밤 하나가 두 시간을 견디는 데 도움을 줄 수 있다. 차나 커피에 전유 크림(지방을 제거하지 않은 크림)이나 MCT 오일을 첨가한 아침 음료처럼 간단한 것도 팻 밤의 역할을 할 수 있다. 단식을 하는 많은 사람이 이런 식의 팻 밤을 이용한다. 모든 사람의 몸이 팻 밤에 다르게 반응하기 때문에 10장에서 이야기한 것처럼 혈당 반응을 테스트해서 혈당에 영향이 있는지 먼저 확인해야 한다. 혈당에 영향을 주지 않는다면 지방을 곁들인 모닝커피 한 잔으로 단식을 깨뜨리지 않으면서도 점심까지 견디는 데 도움을 받을 수 있다.

마지막으로 단식 상태에서 마이크로바이옴에 먹이를 줄 수 있는, 잘 알려지지 않은 비법이 하나 있다. 이게 무슨 뜻일까? 인간의 세포만 음식을 요구하는 것이 아닐 때가 종종 있다. 장내 미생물이 떼를 쓰고 있을 때가 그렇다. 이때 미생물들에게 먹이를 주면 그들은 허기 신호

여자 × 단식

를 보내는 일을 멈춘다. 프리바이오틱스 파우더를 물, 커피, 차에 첨가하면 이들에게 먹이를 줄 수 있다. 프리바이오틱스가 장내 좋은 박테리아에게 먹이를 준다는 사실을 기억하라. 특히 프리바이오틱스 식이섬유가 이 작은 생물들에게 적절한 영양을 공급한다.

단식과 함께하는 커피, 차

단식하는 동안 커피나 차를 마시는 일은 극히 유용하다. 하지만 앞서 설명한 것처럼 마시기에 앞서 혈당에 영향을 주는지 반드시 시험해보길 권한다. 커피는 자가 포식을 촉진하는 장점이 있지만 이미 언급했듯이 사람마다 커피에 대한 반응이 다르다.

또한 꼭 염두에 두어야 할 점은 모든 커피가 똑같이 만들어지지는 않는다는 사실이다. 커피에 살충제와 곰팡이가 가득한 경우도 많은데 이런 화학 물질들은 혈당을 높이는 요인이 된다. 그러니 마시기 전에 커피에 곰팡이나 살충제가 없는지 확인하라. 이런 독소가 없는 커피는 포장에 '유기농' 혹은 '곰팡이가 없는Mold-Free'이라고 적혀 있다. 의심스러울 때는 커피 회사에 연락해 물어보는 것도 좋다. 많은 커피숍들이 질 좋은 커피를 자랑하고 있으니 그런 커피를 홍보하는 카페를 찾아보라. 화학 물질이 많은 커피를 마시면 인슐린 저항성이 지속되므로 화학 물질로 가득한 커피는 무슨 수를 써서라도 피해야 한다.

해독 과정에서 생긴 증상에
대처하는 방법

키토시스 상태에 처음 들어갈 때는 몇 차례의 키토 플루Keto Flu를 겪는 것이 보통이다. 키토 플루 증상에는 발진, 열, 근육통, 변비, 브레인 포그, 피로가 있는데 이런 증상은 불안감을 느끼게 만든다. 우리는 증상을 해석하기보다는 약으로 다스리라고 배워오다 보니 갑작스러운 증상을 유발한 원인인 단식을 악당으로 취급하기 쉽다.

하지만 단식으로 생성되는 케톤은 우리 몸을 치유하며, 증상은 우리 몸이 치유되는 증거라는 사실을 기억하라. 전형적인 독감을 생각해 보자. 염증을 태워 없애기 위해 우리 몸에서는 열이 난다. 바이러스에 달라붙어 그것들을 몸 밖으로 내보내기 위해 점액이 만들어지기도 한다. 피부를 통해 박테리아와 바이러스를 밀어낼 때는 발진이 나타날 수도 있다. 이 모두가 몸이 치유되고 있다는 긍정적인 신호다.

강한 해독 증상을 경험하고 싶다면 세 가지를 권한다. 첫째, 30일 단식 리셋에서 제안한 것과 같이 단식에 변화를 주고 있는지 확인하라. 나는 단식에 변화를 줄 때, 특히 하루나 이틀 정도 단식을 멈췄다가 다시 단식 라이프스타일로 돌아올 때는 해독 증상이 나타나지 않음을 자주 경험했다. 이런 방법으로 우리 몸은 갑자기 밀려들어 급등하는 독소를 따라잡을 기회를 얻는 것이다.

두 번째 방법은 해독 경로를 열어둠으로써 독소가 효과적으로 배출되게 만드는 것이다. 체중 증가는 해독 경로가 정체되어 있다는 신호일 수 있다. 간, 장, 신장, 림프, 피부가 이런 경로에 해당된다. 단식, 특히 17시간 이상의 단식이 해독 효과를 줄 수 있다는 사실을 기억하라. 해독을 시작한 몸은 위의 경로 중 하나를 통해 독소를 밀어내야 한다.

해독 경로를 여는 비법

해독 경로를 여는 몇 가지 방법이 있다. 아래에서 추천하는 간 해독 방법들도 함께 참고해 보길 바란다.

◈ 마른 빗질

매일 유기농 보디 브러시로 마른 빗질을 하면 피부 각질을 제거하고 모공을 열어 독소가 몸 밖으로 빠져나가게 할 수 있다.

◈ 땀 빼기

땀은 혈액 순환을 돕고 모공을 열어 독소가 몸 밖으로 나가도록 한다. 매일 땀을 흘리면 단식 해독 반응에 큰 도움이 된다.

◈ 림프 마사지

림프계는 장기에서 독소를 운반한다. 림프가 정체되면 필요 이상의 해독 반응이 생기게 된다. 림프 마사지는 림프가 제 기능을 찾는 데 도움을 준다.

✚ 트램펄린 운동

반동 점프 동작도 림프계를 움직일 수 있다. 매일 트램펄린에서 운동을 하면 림프의 흐름을 원활하게 할 수 있다.

✚ 목욕

마그네슘이 첨가된 따뜻한 물로 목욕을 하면 근육을 이완시키고 혈액 순환을 촉진하는 데 도움이 될 수 있다. 이는 발진, 두통, 관절통 등과 같은 증상을 완화하는 데 유용할 수 있다.

바인더를 활용하는 방법

해독을 위한 보충제를 활용하는 방법도 있다. 즉, 제올라이트나 활성탄과 같은 물질을 사용하는 것이다. 제올라이트는 주로 액상 형태, 활성탄은 캡슐 형태다. 내가 선호하는 제올라이트는 180° 솔루션의 '사이토디톡스CytoDetox'이고, 활성탄으로는 시스템 포뮬라스의 '바인드BIND'다. 자가 포식을 자극하면 건강하지 않은 세포들이 죽으면서 환경 독소와 중금속이 체내로 방출된다는 점을 기억하라. 몸은 이러한 독소들을 피부, 장, 신장을 통해 배출하려고 한다. 이때 이런 바인더[2]가 이 독소를 잡아 체외로 내보내는 데 도움을 준다.

---

2. 바인더(Binder): 특정 독소나 독극물을 생화학적으로 해독하는 해독제와 달리 독소를 흡착하여 체외로 배출하는 데 사용되는 해독제를 바인더라고 한다.

여자 × 단식

혈당과 케톤
측정하기

혈당과 케톤 측정은 전적으로 당신이 결정할 문제다. 이제는 당신도 혈당과 케톤 측정이 단식 라이프스타일에 어떤 효과가 있는지 이해하는 데 상당히 도움이 된다는 사실을 충분히 알고 있을 것이다. 혈당과 케톤을 확인하기로 결정했다면 가장 좋은 측정 시간은 아침에 일어난 직후, 그리고 첫 식사 직전이다. 혈당은 70~90mg/dL(리터당 4.0~5.0밀리몰)이어야 하고, 케톤은 0.5mmol/L 이상이어야 한다. 두 번째 측정 때는 혈당은 떨어지고 케톤은 올라가고 있어야 한다. 이것은 우리의 몸이 지방 연소 에너지원을 향해 움직이고 있다는 신호다.

혈당과 케톤을 측정하는 방법은 여러 가지다. 내가 좋아하는 측정 도구 두 가지와 멀리하기를 권하는 두 가지 도구가 있다. 피해야 할 두 가지는 소변을 이용하는 측정기와 숨을 불어 넣는 측정기이다. 이 두 방법 모두 부정확할 뿐만 아니라 수치를 파악하기도 어려운 것으로 입증되었다. 예를 들어, 소변은 몸에서 빠져나가는 케톤 부하만을 측정한다. 뇌에서 쉽게 이용할 수 있는 케톤이 어느 정도인지는 알 수가 없다. 호흡을 이용하는 측정기는 아직 사용하기 어렵고 항상 정확하지는 않은 것으로 알려진 상태다.

내가 권하는 측정 도구는 혈당·케톤 측정기와 연속 혈당 측정기다. 혈당·케톤 측정기는 값이 저렴하고 사용이 편리하다. 채혈침으로 손가락을 찔러 피 한 방울을 작은 막대에 묻혀서 기계에 삽입하면 바로 수치를 얻을 수 있다. 손가락을 바늘로 찌르는 일만 개의치 않는다면 사용하기 아주 쉬운 도구다.

연속 혈당 측정기는 혈당 측정을 완전히 새로운 수준으로 끌어올린 다. 혈당을 지속적으로 측정해서 측정치를 통해 어떤 식품이 당신에게 가장 좋은지 확인할 수 있다. 이 도구는 단식 상태에서 혈당이 어떻게 반응하는지 파악하는 데 유용할 뿐 아니라 식사가 혈당에 어떤 영향을 주는지 확인하는 데도 도움을 준다.

최근 나는 3일간 24시간 단식을 한 뒤에 단백질로만 구성된 식사를 했다. 온종일 단식을 한 뒤에 단백질이 풍부한 식사가 오히려 혈당을 떨어뜨리는 것을 보고 깜짝 놀랐다. 연속 혈당 측정기를 착용하고 있지 않았다면 그런 반응은 짐작조차 하지 못했을 것이다. 간이 한밤중에 포도당을 내다 버리는지 판단할 수 있는 것도 연속 혈당 측정기의 좋은 점이다. 시간에 따른 혈당 반응을 보여주는 그래프를 통해 어떤 음식과 단식이 나에게 가장 효과적인지 분별할 수 있게 된다.

키토시스 신호

키토시스 상태인지를 판별하는 몇 가지 방법이 있다. 첫 번째는 당신의 느낌을 이용하는 방법이고, 두 번째는 케톤 측정기를 이용하는 방법이다. 배고프지 않을 때는 키토시스 상태에 있다는 사실을 알 수 있다. 이때는 믿을 수 없을 정도로 머리가 맑고, 활력이 충만하며, 안정

여자 × 단식

적인 상태가 된다. 케톤 측정기를 사용한 경우 수치가 0.5mmol/L 이상이라면 키토시스 상태이다.

혈당을 낮추는 여섯 가지 노하우

단식 라이프스타일을 구축하는 초기에는 혈당이 잘 떨어지지 않는다는 사실을 자주 목격한다. 처음으로 지방 연소 시스템에 들어가도록 몸을 훈련시킬 때 이런 일이 종종 일어난다. 나는 새롭게 단식을 시작하는 모든 사람에게 이런 순간이 키토시스로 들어가는 첫 단계라고 설명한다. 그렇지만 모든 실천을 적절하게 했는데도 키토시스에 들어가지 못하고 있다면 어떻게 해야 할까? 다음의 여섯 가지 비법을 실천해 보면서 가장 잘 맞는 방법을 찾도록 하라.

단식 시간 연장하기

더 긴 단식이 필요한 때일 수 있다. 최근 한 친구가 체중 감량을 위해 단식하고 있는데 효과가 없다는 이야기를 전했다. 단식 시간이 얼마나 되는지 물었고 그 친구는 매일 15시간 단식을 한다고 답했다. 나는 한 차례 36시간 지방 연소 단식을 시도하고 효과가 있는지 살피라고 조언했다. 그러자 짐작했던 대로 효과가 나타났다. 그녀는 몇 년 만에 처음으로 체중이 감소하는 경험을 하기 시작했다. 호르메틱 스트레스를 조금 더 줌으로써 대사 스위치가 켜졌고 지방 연소 모드로 이동할 수 있었다. 키토제닉 지방 연소 경로로 가는 스위치를 만들기까지는 시간이 필요할 수 있다. 힘을 내서 버텨보라. 당신의 몸은 무엇을 해야 하는지 알고 있다.

단식에 변화 주기

변화로 인해 신경계는 혼란에 빠진다. 루틴과 습관에 매여 있으면 몸은 더 이상 긍정적인 방식으로 적응하지 않게 된다. 코로나19 팬데믹 초기, 강연 일정이 빽빽하게 잡혀 있던 모든 세미나가 단 몇 주 만에 모두 취소되고 나는 집에 갇히게 되었다. 이런저런 시도 끝에 오래지 않아 퍼즐을 맞추고 정원을 돌보는 단순한 일에 재미를 붙였다. 이웃의 가족들이 함께 자전거를 타는 모습을 바라보는 일도 정말 즐거웠다. 내가 살게 된 이 새롭고도 기이한 세상이 더없이 행복하게 느껴졌다. 하지만 6개월이 흐르자 대부분의 사람들처럼 이런 격리 생활 속에서 불안을 느끼게 되었다. 그 상황은 더 이상 기분을 북돋우지 못했고 과감한 변화가 필요했다.

단식을 고수하는 경우에도 그와 같은 경험을 하게 된다. 처음에는 기적처럼 느껴진다. 하지만 단식에 변화를 주지 않으면 우리 몸은 적응을 멈춘다. 키토시스에 들어가거나 혈당을 낮추는 데 문제가 생긴다. 이럴 때는 좋아하는 단식만 계속하는 틀에 갇혀서는 안 된다. 며칠간 단식하지 않는 시간도 필요할 수 있다. 그런 다음에 세포를 대사적으로 더 유연하게 만들기 위해 단식으로 돌아가면 된다.

가공식품 제한하기

가공식품은 우리를 인슐린 저항성 상태로 만든다. 식단에서 가공식품을 제외한다면 키토시스에 들어가는 능력에 극적인 영향을 줄 수 있다. 몸에 나쁜 기름, 정제당과 정제 곡물 가루, 화학 물질은 탄수화물 대사 상태에서 빠져나오는 일을 어렵게 만든다. 나는 단식을 올바르게 실천하면서도 섭식 시간에 가공식품을 먹어서 성과가 나지 않는 경우를 많이 목격했다. 통상적인 서구식 식단은 인슐린 저항성과 염증을 유발하고 인간의 타고난 지방 연소 능력을 방해한다는 사실을 기억하라. 건강에 가장 나쁜 세 가지는 나쁜 기름, 정제 탄수화물, 화학 물질이다. 그들을 조심하라.

간 보호하기

간은 우리 몸에서 가장 열심히 일하는 장기다. 키토시스 상태로 들어가려면 간에 애정을 쏟아주어야 한다. 간은 혈당의 하락을 감지하고 키토제닉 지방 연소 경로로 전환시켜 준다. 하지만 간에 울혈이 생겨서 최상의 기능을 발휘하지 못하면 이런 전환이 힘들어진다. 그러니 약물 복용이나 음주와 같이 간에 부담을 주는 습관을 최소화해야 한다.

종종 간이 키토시스 상태에 들어가는 것을 가로막는 원인을 제공하는 경우를 발견하기도 한다. 게다가 그동안 몸에 저장된 잉여 에너지의 많은 부분이 간에 존재한다는 사실도 기억해야 한다. 건강한 간은 단식 라이프스타일을 성공적으로 유지하는 데 필수적이다. 다음은 내가 선호하는 간 관리 비법이다.

✚ 피마자유 찜질

피마자유로 온찜질을 한다. (주 3회) 냉온 압착 피마자유를 천(부드러운 울이나 면)에 묻혀 간 위치(환부)에 대고 1시간 정도 온찜질한다. 이때 온열 찜질팩 등을 사용하여 온도가 뜨겁게 유지되도록 한다.

✚ 커피 관장

온라인 몰에서 커피 관장 키트를 구입할 수 있다. 커피 관장은 간과 총담관을 확장시켜 독소가 그 부위에서 더 잘 빠져나갈 수 있게 만든다. 일주일에 한 번이면 간 기능에 도움을 줄 수 있다.

✚ 적외선 사우나

세포에 열을 내는 효과를 유발해 세포를 방해하는 병원체나 독소를 태우도록 한다. 매일의 사우나가 독소 배출 경로를 여는 열쇠가 될 수 있다.

✚ 에센셜 오일

시트러스, 제라늄, 로즈메리 같은 에센셜 오일은 간 해독 경로를 여는 데 좋다. 온수 샤워나 적외선 사우나를 한 뒤에 간 부위 근처 피부에 몇 방울 떨어뜨린다.

+ 쓴맛 잎채소

쓴맛 잎채소는 간이 적절한 기능을 위해 필요한 영양소를 공급한다. 간 건강을 위해서 매일 먹는 채소에 쓴맛 잎채소를 추가하라.

+ 민들레차

매일 유기농 민들레차를 한 잔 마시면 정체된 간에 영양을 공급할 수 있다.

부신 강화하기

부신이 피로해지면 혈당을 조절하기 어렵다. 키토시스에 들어가는 데 어려움이 있다면 HPA(시상하부-뇌하수체-부신) 축에 문제가 생긴 것일 수 있다. 부신의 피로에 관해서 첫 번째로 알아야 할 점은 부신은 뇌와 한 팀으로 일한다는 점이다. 부신이 닳아서 못 쓰게 된다는 오해가 있지만, 사실은 그렇지가 않다. 장기는 닳지 않는다. 뇌에서 부신으로의 커뮤니케이션이 어려워지는 문제가 발생하는 것일 뿐이다.

뇌와 부신의 연결이 원활치 못하다는 몇 가지 명백한 징후들이 있다. 첫째, 앉았다 일어날 때 어지러운 증상이다. 부신은 혈압에 관여하기 때문에 이런 증상은 자세 변화와 관련해 부신의 반응이 느리다는 사실을 나타낸다. 부신이 어려움을 겪고 있다는 또 다른 신호는 소금을 갈망하는 것이다. DUTCH 호르몬 테스트[3]를 하면 부신에 어떤 일이 일어나고 있는지 정확히 확인할 수 있다. 보조제를 이용해 부신을 강화할 수 있다.

독소 제거하기

독소를 제거하라. 위의 모든 비법에서 효과를 보지 못했다면 중금속과 같이 오래 지속되는 독소의 부하를 살펴볼 때가 된 것이다. 중금속은 오랫동안 조직 내에 머물면서 간 기능을 둔화시키고, 세포의 미토콘드리아를 파괴하며, 인슐린 저항성을 만드는 원인이 된다. 키토시스가 쉽게 오지 않는다면 해독이 필요한 때다.

체중 감소를 가속화하는 해독 경로 열기

단식할 때 해독 경로를 열어두는 것은 체중 감량 속도를 높이는 데 중요하다. 단식을 처음 시작할 때 살이 찌면 뭔가 잘못하고 있다는 생각이 들 것이다. 하지만 걱정하지 말라. 단식하는 동안 살이 찔 수도

---

3. DUTCH 호르몬 테스트: 건조된 소변 샘플로 호르몬 대사를 측정하는 검사. 하루 네 번 검사지에 소량의 소변을 묻혀서 진행한다.

있는 생리적인 이유가 있다. 체중 증가는 하나 이상의 해독 경로, 즉 간, 내장, 신장, 림프, 피부 등에 울혈이 있다는 신호다.

단식, 특히 17시간 이상의 단식에 해독 효과가 있다는 사실을 기억하라. 우리 몸이 해독 상태에 들어가면 위의 경로 중 하나로 독소를 밀어내야 한다. 단식 중에 체중이 줄지 않는다면 이들 경로 중 하나 이상이 정체되었을 가능성이 높다. 매일 배변을 하고, 땀을 자주 흘리고, 물을 많이 마시고, 마른 빗질을 하거나 목욕용 수건으로 피부를 자극하고, 밤에 피마자유 묻힌 천을 간 부위에 얹어 두고, 매달 림프 배출 마사지를 받도록 하라. 해독 경로를 열어주어 몸이 지방에 독소를 저장하지 않도록 해야 한다.

월경 주기 정상화

월경 주기 중에 부정 출혈[4]이 있거나 생리를 하지 않는다면 프로게스테론이 부족하다는 뜻이다. 완경 후인데 갑자기 부정 출혈이 있다면 흔치 않은 증상이라고 생각해야 한다.

여성들은 환경적 스트레스 요인 때문에 일찍 완경이 되는 경우가 많다. 이런 여성들이 단식을 하면, 특히 자가 포식이 자극을 받으면 스

---

4. 부정 출혈(不定 出血): 생리와 관계없이 자궁에서 피가 나오는 증상. 출혈이 주기적이지 않고 때때로 발생한다.

트레스 때문에 손상된 부분이 회복된다. 완경 후 여성들이라면 이런 새로운 출혈은 보통 걱정해야 할 문제가 아닌 축하해야 할 일이다. 몸이 새로운 방식으로 치유되고 있다는 신호이기 때문이다.

"생리 사이의 간격이 길어지면 어떻게 하나요?" 특히 완경기 여성들에게서 이런 이야기를 많이 듣는데 평소와 같이 단식 사이클을 이어가면 된다. 리셋 30일 차가 되었는데도 생리가 시작되지 않는다면 1일 차부터 다시 리셋을 시작한다. 완경기 여성의 경우 생리가 불규칙적으로 변하는데 30일 단식 리셋을 두어 번 거치면 다시 월경 주기와 동기화될 것이다.

하지만 완경에 가까워지면 결국 월경 주기 간격이 더 멀어지고 생리 기간은 짧아진다. 심한 갱년기 증상을 경험하거나 신체 나이보다 이르게 완경기에 들어가고 있다면 30일 단식 리셋이 도움이 될 수 있다. 나 역시 40대 후반에 이 원칙을 적용하면서 직접 경험했다. 내 경우 47세쯤 완경기로 향하고 있다고 생각했지만, 단식 사이클의 원칙을 따른 뒤에는 52세에 월경 주기가 더 규칙적으로 변했다.

부록

A. 단식 관련 FAQ
B. 식품 정보
C. 질환별 단식 프로토콜
D. 단식 라이프스타일과 함께하는
민디의 레시피

단식 관련 FAQ

Q1 단식을 하면 탈모가 오나요?

탈모는 흔한 증상이지만 피할 수 있는 증상이기도 하다. 요즘의 세상은 우리 몸의 미네랄을 고갈시킨다. 머리카락이 풍성하게 유지되고 성장하려면 미네랄이 필요하다. 탈모에 대한 첫 번째 해법은 미네랄 보충제를 먹는 것이다. 그것이 도움이 되지 않는다면 17시간 이상의 단식을 피하면서 단식 길이에 변화를 주어야 한다. 유독성 폐기물 처리는 17시간째에 시작되니 말이다.

위의 두 가지 조언을 따랐지만 여전히 머리카락이 빠진다면 중금속 검사를 받아보도록 하라. 납, 수은, 탈륨 같은 중금속이 세포의 미네랄 수용체 부위에 자리를 잡으면 미네랄이 세포 안으로 들어가기 어려워진다. 특히 탈륨은 후쿠시마 원전 사고로 인해 대양에 넓게 퍼져 있다. 이 중금속은 우리가 먹는 많은 생선에 들어 있곤 하는데 수천 명의 여성을 대상으로 한 중금속 검사 결과 탈륨 수치가 높은 여성들에게서 탈모도 많다는 사실을 발견했다.

탈모에 영향을 주는 요인으로 추정되는 또 다른 독성 유입 경로는 유방 삽입물에 함유된 화학 물질이다. 유방 확대 수술을 고려하고 있다면 의사가 사용하려는 주입물이 어떤 유형인지 묻고 어떤 성분으로 만들어진 것인지 미리 확인하라. 이미 보형물을 삽입한 여성에겐 안타까운 소식이지만 많은 보형물에 중금속 성분이 있다. 당신이 선택한 보형물의 성분을 확인한 다음 결정을 내려야 한다. 심한 경우 제거가 필요할 때도 있다. 나는 건강에 심각한 문제가 있는 많은 여성들과 해독 과정을 함께한 경험이 있고 보형물을 제거한 여성들의 몸이 훨씬 나아지는 것을 목격했다. 그들은 그 결정을 후회하지 않았다.

Q2 단식을 하면 너무 피로해요

단식 라이프스타일은 미토콘드리아를 복구한다는 사실을 기억하라. 이는 단식을 처음 할 때는 다소 피로할 수 있다는 의미다. 그래서 우선 피로를 인정하라고 조언하고 싶다. 일찍 잠자리에 들거나, 20분가량 낮잠을 자거나, 잠깐 앉아서 휴식을 취하라. 당신은 치유의 여정을 밟고 있고 치유되기 위해서는 세포에서 나오는 에너지가 필요하다.

계속 기력이 없다면 미토콘드리아에 힘을 불어넣기 위해 바이오해킹biohacking(신체를 최적의 상태로 만드는 것) 도구들에 의지해야 할 때다.

첫째, 적색광 요법이 있다. 미토콘드리아에는 세포막 외부에 붉은 빛을 받아들이는 수용체가 있는데 이 요법은 그들에게 필요로 하는 빛 연료를 제공해서 그들이 당신에게 에너지를 공급하도록 만든다. 또 다른 바이오해킹은 고압 산소 요법이다. 세포는 정상 기능을 위해 산소를 필요로 하지만, 나이를 먹으면서 호흡으로 산소를 받아들이는 효율이 떨어진다. 고압 산소 요법은 세포에 산소를 밀어 넣어 미토콘드리아를 활성화시킨다.

단식으로 인한 피로가 몇 주간 지속된다면 해독이 필요한 순간이라고 생각하면 된다. 환경 독소는 미토콘드리아의 기능을 막는다. 단식이 세포의 발전소에 활력을 불어넣지 못한다면 세포에서 독소를 제거함으로써 미토콘드리아의 성능 향상에 도움을 줄 수 있다.

Q3 복용하는 약이 있다면 단식 기간에는 중단해야 하나요?

단식 기간 중 약 복용과 관련된 질문도 많이 받는다. 모든 약은 단식 중에 각기 다른 반응을 일으킨다. 따라서 지병이 있어 약을 복용 중이라면 단식을 결정하기 전 의사와 상담해야 한다. 나는 특히 갑상샘약이 단식하는 동안 특이하게 반응하는 것을 본 적이 있다. 심박수가 늘어나거나 갑상샘 독성 발작을 경험하는 것처럼 느껴질 수도 있다. 그러므로 단식을 실행하기 전에 반드시 의사와 상담하는 것이 좋다.

Q4 단식 하는 동안 보충제를 먹어도 되나요?

단식을 하는 도중에 보충제를 먹어도 될까? 일반적이라면 답은 "YES"다. 이것은 기호의 문제로 공복에 보충제를 먹을 수 있다면 그렇게 하라. 만약 공복에 보충제를 먹을 경우에 속이 메스껍다면 섭식 시

여자 × 단식

간 중에 먹길 권한다. 나는 단식 중에 비타민 B가 위장병을 유발하는 경우를 본 적이 있다. 비타민 B가 함유된 보충제를 먹었는데 메스껍다면 섭식 시간 중에 먹도록 하라.

이때 주의할 점이 있는데 3일의 물 단식 기간에는 보충제를 먹지 말기를 권한다. 우리 몸이 줄기세포를 만들려고 노력하고 있다면, 몸이 알아서 하도록 맡기는 편이 최선이다. 긴 단식 기간 동안 보충제를 복용하면 단식으로 인한 치유 반응에 변화가 일어날 수도 있다. 단식의 주된 목적 중 하나는 몸이 스스로를 치유할 수 있는 조건을 마련하는 것이므로, 보충제를 통해 외부에서 영양소를 공급받는 것은 이 과정을 방해할 수도 있다. 따라서 단식 중에는 몸이 자연스럽게 치유 과정을 진행할 수 있도록 하는 것이 중요하다.

Q5 단식 중 허기를 덜 느낄 방법은 없나요?

허기는 미네랄 균형의 변화와 마이크로바이옴의 변화에서 비롯되는 경우가 많다. 좋은 보충제로 미네랄을 채우자. 장내 박테리아가 허기도 통제한다는 사실은 아는가. 단식은 장내 나쁜 박테리아를 제거하고 좋은 박테리아가 성장하도록 돕는다는 사실을 기억하라.

나쁜 박테리아는 죽어가면서 초콜릿, 탄수화물, 설탕에 대한 갈망을 유발하는데, 특히 칸디다라는 곰팡이가 탄수화물을 갈망하게 만든다. 결국 단식으로 나쁜 박테리아를 굶기고 있어서 갈망이 커지는 것이므로 버텨야 한다. 단식을 많이 할수록 그런 갈망은 사라진다.

Q6 목표한 단식 시간을 채우지 못했어요!

첫째, 단식의 핵심 원칙은 '실패한 다이어트란 존재하지 않는다'임을 기억하라. 단식에서 어려움을 겪다가 결국 궤도에서 벗어났다면 자기비판을 멈추고 바로 복귀하면 된다. 결코 다음 날까지 죄책감을 이어가지 말라. 기대에서 어긋나 단식 목표에서 멀어졌을 때 필요한 일은 자신을 용서하는 것이다. 물론 쉽지 않은 일이지만 지난 일은 잊고 다음 날 새롭게 시작하도록 하라.

단식을 시도할 때마다 점점 더 쉬워진다는 사실도 기억하라. 마라톤 훈련처럼 조금씩 달리는 거리를 늘려가면서 몸을 더 강하게 만들고 있는 것이다. 단식에 '실패'하고 다시 시작할 때마다 단식이 점점 더 쉽게 느껴질 것이다. 단식 라이프스타일을 구축하는 데 또 한 걸음 가까워진 것이다.

Q7 단식을 시작하고 나서 잠이 오지 않아요!

단식을 하는 사람들에게서 많이 듣는 두 가지 질문이 있다. "왜 이전만큼 많이 잘 수 없는가?"와 "왜 잘 때 통증이 느껴지는가?"이다. 단식, 특히 24시간 이상의 단식을 하면 잠을 자는 시간이 전보다 줄어드는 경험을 하는 여성들이 있다. 처음에는 이 증상이 약간 불안하게 느껴질 수 있지만, 잘 때 그리고 단식을 할 때 어떤 일이 일어나는지를 보면 두 경우 모두 치유 상태라는 점을 알 수 있다.

우리 몸은 잠을 자면서 회복되며 이는 24시간 주기로 살 때 중요한

여자 × 단식

메커니즘이다. 그런데 24시간 주기에 단식을 추가하면 깨어 있는 동안에도 회복 상태에 있게 된다. 그래서 우리 몸이 잠이 덜 필요하다고 판단할 수 있다. 이런 현상은 3일 물 단식 같은 긴 단식 때 나타나는 경향이 있는데, 그저 일어나는 대로 받아들이고 그것을 이용하는 것 외에 달리 방법이 없다. 아침에 더 일찍 깨어난다면 일기를 쓰거나, 명상을 하거나, 책을 읽어보라. 금식할 때는 통찰력이 커지는데 이른 아침 시간을 마음공부의 연료로 사용하라.

단식, 특히 3일 물 단식을 하는 사람들에게서 더 흔하게 관찰되는 증상은 야간에 나타나는 통증이다. 여성들은 골반과 허리의 통증을 호소하곤 한다. 긴 단식을 하는 동안 생성되는 줄기세포가 임신과 출산으로 손상된 흉터 조직을 복구하고 있을 수도 있다. 우리는 임신이 남긴 신체적 영향을 잊어버리는 경우가 많지만, 우리 몸은 그렇지 않다. 줄기세포는 복구가 가장 필요한 부위로 간다.

이럴 경우 통증을 완화하는 몇 가지 방법이 있는데 첫째, 잠자리에 들기 전에 마그네슘을 복용해 근육을 이완시키는 것이다. 마그네슘은 숙면에도 도움을 준다. 둘째, 로션이나 팅크^{tincture}(알코올에 혼합해 약제로 쓰는 물질) 형태의 CBD 보충제¹를 통증 부위에 바르는 것이다. CBD가 통증 수용체를 차단할 수 있다는 과학적 증거가 있으며 천연 성분이므로 부작용이 없다.

---

1. CBD 보충제: CBD는 칸나비디올(Cannabidiol)의 약자로 대마 식물에서 추출한 화합물이 들어간 보충제다. 한국에서는 현재 불법이다.

Q8 단식하는 동안 운동을 해도 되나요?

짧은 단식 시간 동안 하는 운동은 체중 감량에 유용한 도구가 될 수 있다. 우리의 몸은 운동을 하는 데 필요한 신체적 여건을 만들기 위해 혈당을 높인다. 우리 몸이 여분의 에너지를 우선 저장하는 세 장소가 간, 근육, 지방 세포라는 점을 기억하라. 그래서 단식 중에 운동을 하면 대사가 빨리 진행되기 때문에 지방을 태워 혈액으로 보낸다. 그리고 운동 후 단백질로 단식을 깨면 날씬한 근육질 몸매를 만들 수 있다.

하지만 3일 동안의 물 단식 중에는 운동을 권하지 않는다. 이 단식을 할 때는 우리 몸이 전체적인 치유을 하고 있는 상태이기 때문이다. 열이 있을 때 운동을 하지 않듯이 치유 상태에서도 마찬가지다. 그러니 장시간 단식을 할 때는 운동을 중단하는 것이 좋다. 이 시기에는 우리 몸이 전면적인 복구를 할 수 있는 기회를 주자.

Q9 자궁 절제술을 받았는데 단식할 때 주의해야 할 점이 있나요?

월경 주기를 갑자기 변화시키거나 중단시키는 수술을 받은 사람들도 30일 단식 리셋으로 큰 혜택을 볼 수 있다. 자궁 절제술 같은 수술 후에도 우리 몸은 여전히 성호르몬을 만든다. 부신은 이 호르몬을 만드는 데 도움을 주는 부위 중 하나다. 30일 리셋의 목표는 성호르몬 생성을 극대화하는 것이기 때문에 리셋의 단계를 따른다면 남은 조직을 지원하는 데 도움을 줄 수 있다.

갑상샘이 적절하게 작동하려면 뇌, 갑상샘, 간, 장, 부신 이렇게 다섯 장기가 필요하다. 우리 몸의 모든 세포에는 갑상샘 호르몬을 받아들이는 수용체가 있다. 그렇기 때문에 갑상샘이 원활하게 기능하려면 독소와 염증이 없는 세포가 필요하다. 모든 장기가 갑상샘 질환에 관련된다는 사실은 단식에 유용하다.

우리 몸이 갑상샘 호르몬을 만들고 사용하는 방법을 간략하게 알아보자. 우리의 뇌, 특히 두개골 바닥에 위치한 뇌하수체는 갑상샘 자극 호르몬을 분비한다. 이 호르몬은 갑상샘으로 흘러가 그곳을 활성화시켜 T4^{Thyroxine}라는 호르몬을 생성한다. 이후 이 호르몬은 간과 장으로 가서 T3^{Triiodothyronine}라는 또 다른 종류의 갑상샘 호르몬으로 전환된다. T4가 T3로 전환되어야만 갑상샘 호르몬으로서의 제 기능을 할 수 있는데 T4에서 T3로 전환되는 상황이 부신이 피로한 사람들에게 문제가 되는 부분이다. 부신이 제대로 기능하지 못하고 코르티솔 수치가 올라가면 우리 몸은 T3가 아닌 rT3$^{Reverse\ T3}$를 만드는데 rT3는 생리 활성(생물이 생명을 유지하고자 생체의 기능을 증진하는 성질이나 작용) 물질이 아니어서 세포에게 쓸모가 없다.

이 내용을 이해했다면 단식이 어떤 도움이 될지 알아보자. 우리는 자가 포식 단식이 뇌의 뉴런을 복구한다는 사실을 알고 있다. 이 기능이 정상적으로 작동하려면 갑상샘 자극 호르몬, TSH$^{thyroid\ stimulating\ hormone}$ 생성이 원활해야 한다. TSH는 뇌가 갑상샘에 T3와 T4를 적절하게 생산하고 분비하도록 전달하는 역할을 하기 때문이다. 우리는 24시간 단식이 장을 치유하며 이것이 T4와 T3의 전환에 필수적이라는 사실도 알고 있다. 단식을 비롯해 포도당 수치를 낮게 유지하는 조치는 간에 저장된 당을 배출시켜 T4에서 T3로의 전환을 보다 쉽게 만든다. 또한 모든 단식은 세포 염증을 줄여 T3가 세포에 쉽게 들어가게 해준다. 이제 단식이 갑상샘 기능과 갑상샘 호르몬의 활용에 얼마나 유용한지 깨달았는가?

오랫동안 이어져 온 잘못된 믿음이 있다. 바로 단식이 갑상샘 호르몬 분비를 저하시킨다는 것이다. 나는 그 주장이 맞는지 조사해 보았다. 조사 결과는 이렇다. 단식할 때는 T3가 일시적으로 하락한다. 하지만 미묘한 차이가 있다는 사실을 알아야 한다. 학술지 『대사^{Metabolism}』에 소개된 한 연구는 그 영향이 일시적일 뿐이라는 사실을 보여주었다. 연구 대상자가 다시 음식을 먹자 T3 수치는 치솟았고 일부 경우에는 이전보다 더 높아지기도 했다.[1]

Q11 단식이 부신에 피로감을 주진 않나요?

단식에서 부신 피로 문제를 해결하는 열쇠는 단식 라이프스타일로 서서히 되돌아가는 것이다. 단식 시간에 작은 변화를 주어서 몇 주, 몇 달에 걸쳐 시간을 조금씩 늘려나가면 된다. 약한 호르메틱 스트레스가 부신을 회복하는 데 도움을 준다는 사실을 기억하라. 부신을 조금 밀어붙여도 좋다. 단, 지나쳐서는 안 된다. 단식을 통해서 부신을 돕는 또 다른 열쇠는 다량의 좋은 지방을 섭취함으로써 혈당을 안정시키는 것이다. 혈당이 극단을 오가지 않고 보다 안정적이라면 부신은 단식을 보다 편하게 받아들일 수 있다.

마지막으로 강조해 둘 것은 부신 피로는 부신 기능이 떨어지는 것에 그치지 않고 몸에 전반적인 영향을 끼친다는 것이다. 부신이 제대로 기능하지 않는 상태라면 단식 과정을 도울 수 있는 기능 의학 전문가와 상의하는 것이 좋다.

Q12 임신 중 단식을 해도 될까요?

임신 중에는 절대 단식하지 말라. 여기에는 두 가지 이유가 있다. 첫째, 임신 중에는 당신은 물론이고 아기에게까지 영양을 공급해야 한다. 이 시기에 약이 되는 것은 단식이 아닌 음식이다. 장내 마이크로바이옴을 강화하고 아기에게 장내 마이크로바이옴을 전달할 수 있는 식품에 의지해야 한다. 둘째, 임신 기간에는 해독을 피해야 하기 때문이다. 단식으로 해독 작용이 이뤄지면 독소가 혈류로 방출되어 아기에게 전달될 수 있다. 이는 결코 당신이 원하는 결과가 아닐 것이다.

Q13 수유 중 단식을 해도 될까요?

여기에도 똑같은 해독 문제를 고려해야 한다. 수유 중에는 지나친 해독이 진행되면 안 된다. 독소가 모유로 들어가 아기에게 전달되기 때문이다. 13시간의 간헐적 단식과 같은 짧은 단식이 좋은 경우도 있지만 그 이상 길어져서는 안 된다. 수유 중 단식을 결정할 때는 반드시 의사와 상담해야 한다.

Q14 당뇨병을 앓고 있는데 단식을 해도 되나요?

제1형 당뇨와 제2형 당뇨 모두 단식으로 큰 혜택을 볼 수 있다. 하지만 상태가 심각한 경우라면 의사와 먼저 상담하길 권한다. 단식으로 당뇨병 환자에게 기적과 같은 일이 일어난 것을 보아왔지만, 나는 당신이 안전하기를 바란다. 따라서 반드시 혈당을 계속 관찰하고 의사의 감독 아래 단식하길 바란다.

Q15 섭식 장애가 있는 사람이 단식을 해도 될까요?

강력히 경고할 이야기가 있다. 섭식 장애가 있는 사람이라면 단식 라이프스타일을 시작하기 전에 의사와 의논해야 한다. 당신의 안전은 다른 무엇보다 중요하다. 섭식 장애 병력이 있는 사람도 마찬가지다. 의사와 함께 안전하게 단식 라이프스타일을 구축해야 한다.

단식 라이프스타일이 정신적으로 위험한 경로에 이르고 있다는 사실을 나타내는 몇 가지 경고 신호가 있다.

첫째, 칼로리 제한에 집중하기 시작하는 때이다. 단식은 칼로리를 제한하기 위해 하는 것이 아니다. 섭식 시간이 시작되면 양질의 음식을 충분히 먹어야 한다.

둘째, 단식을 끼니를 거르기 위한 변명으로 사용하는 때이다. 이 부분에서 의사가 관여해야 한다. 단식은 신체의 치유를 가속화하는 치료 도구다. 하지만 얼마나 긴 시간 동안 단식을 하고, 어떤 식사를 거를지는 전략에 따라야 한다.

셋째, 지나치게 일찍 단식을 깨는 것에 수치심을 느끼거나 실패했다는 감정을 느끼기 시작하는 때이다. 이때는 단식 라이프스타일에서 한발 물러서야 한다.

실패한 단식이라는 건 존재하지 않는다. 단식 라이프스타일을 힘으로 몰아붙이는 융통성 없는 과정이 아니라, 정신적으로 더 건강한 곳에 이르는 연민 어린 여정으로 여겨야 한다. 단식이 긍정적인 경험이 아니라면 바로 중단하기를 강력히 권한다.

단식을 하면서 더 많은 질문이 떠오를 것이다. 이 책의 답변만으로 부족하다면 내 무료 페이스북 그룹이나 리세터 컬래버레이티브^{Resetter} ^{Collaborative} 같은 온라인 커뮤니티를 찾아오길 바란다. 나의 유튜브 채널에는 수백 개의 동영상이 준비되어 있고 위와 같은 질문에 답을 제시하고 있다.

식품 정보

계획과 의도를 가지고 호르몬 건강에 도움이 되는 음식을 먹는 일이 처음에는 까다롭고 힘들게 느껴질 것이다. 문화의 영향으로 우리는 미각을 중심으로 음식을 선택하는 데 길들여졌다. 가능한 한 최선의 음식으로 몸에 영양을 공급하는 데 집중할 수 있도록 호르몬 건강에 도움을 주는 식품, 마이크로바이옴 건강에 도움을 주는 식품, 간 건강에 도움을 주는 식품, 근육 형성에 도움을 주는 식품으로 분류해 식품 목록을 만들어두었다.

이 목록을 읽을 때 염두에 두어야 할 것이 몇 가지 있다. 첫째, 이 목록은 건강의 여러 측면에 도움을 받고자 할 때 의지할 수 있는 식품이 어떤 것인지 파악하는 출발점일 뿐이다. 당신만의 단식 라이프스타일을 만들어가면서 많은 것을 배우다 보면 이런 범주에 속하지만 목록에 포함되지 않은 새로운 음식들을 발견하게 될 것이다. 이 목록은 당신을 경기장에 들여보내기 위한 것일 뿐이다.

둘째, 여러 범주에 중복되는 식품을 발견하게 될 것이다. 이는 그것이 호르몬을 위한 초강력 식품이라는 의미다. 방울양배추나 브로콜리 같은 십자화과 채소는 에스트로겐, 프로게스테론, 장, 간 건강에 대단히 좋다. 이런 채소들은 일 년 내내 마음껏 먹어도 좋다.

셋째, 살충제는 호르몬의 대혼란을 초래하는 내분비 교란 물질이므로 가능한 한 유전자가 변형이 없고 항생제가 들어 있지 않은, 유기농 식품을 선택하도록 하라.

마지막으로 각각의 식품 목록이 30일 단식 리셋의 두 가지 식이 방식에서 큰 몫을 한다는 사실을 말하고 싶다. 각 목록에서 그 식품들이 어떤 식이 방식에 포함되는지 언급해 두었다. 이 모든 맛있는 식품을 실험하면서 재미를 느끼길 바란다. 호르몬에 연료를 공급하는 즐거운 시간이 되길 바란다!

| 3대 영양소 섭취 방법 |

키토바이오틱 식이 방식	호르몬 포식 식이 방식
순탄수화물: 50그램	순탄수화물: 100~150그램
단백질: 75그램	단백질: 50그램
지방: 섭취하는 음식의 60퍼센트 이상	지방: 원하는 만큼

에스트로겐 구축 식품

이 식품들은 키토바이오틱 식이 방식에도 효과가 좋다. 두 번의 파워 단계(월경 주기의 1~10일 차, 16~19일 차)에는 이런 식품을 중점적으로 섭취해야 한다.

씨앗과 견과

- 브라질너트
- 아몬드
- 캐슈너트
- 구운 땅콩(소금 간)
- 잣
- 호박씨
- 해바라기씨
- 호두   · 참깨

콩과 식물

- 완두콩
- 병아리콩
- 대두
- 강낭콩
- 녹두
- 핀토빈
- 동부콩
- 렌틸콩

과일과 채소

- 양배추
- 시금치
- 새싹채소
- 양파
- 마늘
- 애호박
- 브로콜리
- 콜리플라워
- 딸기
- 블루베리
- 크랜베리

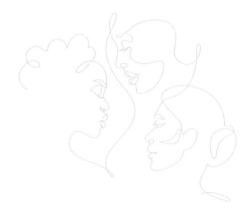

이 식품들은 호르몬 포식 식이에도 좋다. 발현 단계(11~15일 차)와 자양 단계(20~30일 차)에는 섭취하도록 한다. 체중 감량이 목표라면 이 기간 동안에는 순탄수화물 섭취가 100그램이 넘지 않도록 주의한다.

뿌리채소

- 감자
- 자색 감자
- 고구마
- 참마
- 비트
- 순무
- 회향
- 늙은 호박
- 국수 호박
- 버터너트 스쿼시

십자화과 채소

- 방울양배추
- 콜리플라워
- 브로콜리

열대 과일과 감귤류

- 바나나
- 망고
- 파파야
- 오렌지
- 자몽
- 레몬
- 라임

씨앗

- 해바라기씨
- 아마씨
- 참깨

콩과 식물

- 병아리콩
- 강낭콩
- 검정콩
- 3P 식품과 간 건강에 좋은 식품

3P(프로바이오틱스, 프리바이오틱스, 폴리페놀) 식품과 간 건강에 좋은 식품은 특정 주기와 상관없이 내내 먹어도 좋지만, 발현 단계(주기의 11~15일 차)에서 특히 중요하다.

프로바이오틱스가 풍부한 식품

• 김치   • 피클   • 요구르트   • 케피어   • 사우어크라우트

폴리페놀 식품

• 브로콜리   • 샬럿   • 적양파   • 방울양배추
• 파슬리   • 올리브   • 레드 와인   • 다크초콜릿

프리바이오틱스가 풍부한 식품

• 치커리 뿌리   • 민들레 뿌리   • 곤약 뿌리   • 돼지감자
• 우엉   • 양파   • 생강   • 대파 또는 리크
• 아스파라거스   • 붉은 강낭콩   • 후무스   • 병아리콩
• 완두콩   • 캐슈너트   • 피스타치오

간 건강에 좋은 식품

• 루콜라   • 커피   • 딜
• 민들레 잎   • 생강   • 방울양배추
• 가지   • 강황   • 케일
• 참깨   • 생강   • 녹차
• 페퍼민트   • 레몬   • 라임
• 자몽

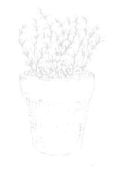

몸에 좋은 지방

몸에 좋은 지방은 월경 주기 내내 중요하기 때문에 한 달 내내 마음껏 먹어도 좋다. 탄수화물을 줄이면 허기지기 때문에 몸에 좋은 지방은 키토바이오틱 기간에 특히 유용하다. 좋은 지방이 허기를 없앤다는 사실을 기억하고 뇌가 음식을 더 원할 때는 맛있는 지방을 섭취하도록 하라.

- 올리브유
- 참기름
- 아보카도
- 목축유 유제품
- 아보카도 오일
- 아마씨유
- 올리브
- 목축유 버터
- 코코넛 오일
- 블랙 커민 오일
- 코코넛
- MCT 오일
- 고수 기름
- 생견과 버터

근육을 키우는 식품

한 달 내내 다음 단백질을 식단에 포함한다면 근육을 키우는 데 도움이 될 것이다. 나이가 들면서 근육 속 아미노산 영양소 감지기의 효율이 떨어진다는 사실을 기억하라. 근육을 더 키우고 싶다면 한 끼에 25그램 이상의 단백질을 섭취해서 이 감지기를 자극하도록 하라.

- 퀴노아
- 코티지 치즈
- 두부
- 달걀
- 버섯
- 치아 시드
- 칠면조
- 생선
- 소고기, 양고기, 돼지고기 등 붉은색 고기
- 닭고기
- 조개

질환별 단식
프로토콜

수년 동안 내 환자들은 다양한 단식 라이프스타일을 통해 건강의 측면에서 큰 성공을 거뒀다. 그들을 통해 유효성이 입증된 질환별 단식 프로토콜을 소개한다. 아래에 나열된 건강상의 문제가 있는 사람이라면 우선 30일 단식 리셋을 실천해서 여성을 위한 단식이 어떤 것인지 기본적인 경험을 쌓아야 한다. 그런 뒤에야 프로토콜로 이동할수 있다. 어떤 프로토콜을 선택하든 단식 여정에는 의사를 참여시키는 것이 최선이다.

난임

여성의 난임에는 여러 원인이 있다. 사실 현대 여성 8명 가운데 1명이 난임이다. 이런 충격적인 통계치만으로도 난임의 근본 원인에 대한 통찰을 얻을 수 있다. 현대 사회를 사는 모든 여성은 대개 비슷한 생활 습관을 갖고 있다. 하루 종일 음식을 섭취하고, 쉽고 간편하게 섭취할 수 있는 독소로 가득한 가공식품을 선택하며, 수면이나 스트레스에 크게 주의를 기울이지 않는 데다, 몸이 설계된 의도에 비해 훨씬 적게 움직이고, 호르몬의 신호를 무시한다. 이런 습관들은 한 가지 질환으로 귀결된다. 바로 인슐린 저항성이다.

성호르몬이 정상적인 기능을 하려면 몸이 인슐린에 민감해야 한다. 인슐린 저항성 상태에 있게 되면 성호르몬 문제를 겪기 때문이다. 이 문제를 여러 번 언급했음을 나도 잘 안다. 그만큼 당신이 꼭 알아야 할 핵심적인 지식임을 명심하자.

나는 여성들이 체외 수정에 수천 달러를 쓰는 것을 목격하곤 한다. 돈이 들지 않는 첫 번째 단계를 밟아보지도 않은 채로 말이다. 그 첫 번째 단계란 생활 방식을 바꾸는 것이다. 단식 라이프스타일만큼 효과적으로 인슐린 저항성을 고칠 수 있는 치료법은 없다.

이 단식 프로토콜은 필요에 의해 만들어졌다. 내 환자 여럿이 난임 문제로 고생하고 있었기 때문에 나는 인슐린의 균형을 찾고 성호르몬이 더 많이 생성되도록 하는 단식 라이프스타일을 만들고 싶었다. 나는 몇 개월간 여러 기간의 단식을 실천하고 다양한 식품을 섭취한다면 도움이 되리라는 것을 파악하고 있었다. 그래서 난임에 매우 효과가 좋은 이 변형 단식이 난임 문제를 해결해 줄 생활 방식을 찾는 여성들에게 항상 권하는 방법으로 자리를 잡았다.

첫째 달		
1~3일 차	15시간 간헐적 단식	키토바이오틱
4~10일 차	17시간 자가 포식 단식	키토바이오틱
11~15일 차	13시간 간헐적 단식	호르몬 포식
16~19일 차	13시간 간헐적 단식	키토바이오틱
20일 차~생리	단식 없음	호르몬 포식

둘째 달		
1~5일 차	17시간 자가 포식 단식	키토바이오틱
6일 차	24시간 장 리셋 단식	키토바이오틱
7~10일 차	17시간 자가 포식 단식	키토바이오틱
11~15일 차	13시간 간헐적 단식	호르몬 포식
16일 차~생리	단식 없음	호르몬 포식

자가 면역 질환

가장 흔하게 발생하는 자가 면역 질환으로는 류머티즘 관절염, 루푸스, 하시모토병, 다낭성 난소 증후군이 있다. 자가 면역 질환에 대해서라면 건강의 두 가지 측면을 생각해야 한다. 장과 독성 부하다. 이두 가지가 당신의 컨디션이 좋지 못한 핵심 이유이기 때문이다. 다행히 이 두 가지 불균형 모두를 단식 라이프스타일로 해결할 수 있다. 독소와 장내 불균형이 자가 면역 질환의 뿌리에 있기 때문에 장 리셋(24시간)과 자가 포식(17시간) 단식이 큰 도움이 될 것이다.

이런 식의 단식을 한 달 내내 해야 한다는 의미가 아니다. 월간 단식 계획 내에서 규칙적으로 단식을 반복하면 된다. 여기 자가 면역 질환 개선에 도움이 되는 한 달간의 단식 프로토콜 사례를 소개한다. 긴 단식이 부담스럽게 느껴진다면 30일 단식 리셋을 두 달간 실천한 이후 고급 자가 면역 프로토콜로 이동하면 된다.

자가 면역을 회복하는 단식 프로토콜		
1~5일 차	17시간 자가 포식 단식	키토바이오틱
6~7일 차	24시간 장 리셋 단식	키토바이오틱
8~10일 차	17시간 자가 포식 단식	키토바이오틱
11~15일 차	15시간 간헐적 단식	호르몬 포식
16~17일 차	24시간 장 리셋 단식	키토바이오틱
18~19일 차	17시간 자가 포식 단식	키토바이오틱
20일 차~생리	13시간 간헐적 단식	호르몬 포식

갑상샘 질환

갑상샘 문제 해결에 도움이 될 단식 라이프스타일을 구축할 때는 갑상샘이 제 기능을 하기 위해 건강해야 하는 모든 장기를 고려해야 한다. 갑상샘과 같은 내분비샘에는 그들이 맡은 일을 잘하도록 생산, 대사, 호르몬을 지원하는 한 팀의 장기들이 있기 때문이다. 갑상샘의 경우 뇌, 간, 장이 적절히 작동해야 한다. 내가 '뇌'라고 말하면 당신은 '자가 포식'을 떠올려야 한다. 모든 갑상샘 질환의 경우 자가 포식 도구를 가능한 한 많이 사용해야 한다. 알다시피 자가 포식 단식은 파워 단계에서 하는 것이 가장 좋다. 장 건강을 증진시키려면 십자화과 채소와 쓴맛 잎채소를 넉넉히 곁들인 호르몬 포식 식품을 통합시켜야 한다.

갑상샘 질환을 개선하는 단식 프로토콜		
1~5일 차	15시간 간헐적 단식	키토바이오틱
6~7일 차	17시간 자가 포식 단식	키토바이오틱
8~10일 차	24시간 장 리셋 단식	키토바이오틱
11~15일 차	15시간 간헐적 단식	호르몬 포식
16~19일 차	17시간 자가 포식 단식	키토바이오틱
20일 차~생리	13시간 간헐적 단식	호르몬 포식

만성 피로

이 책에서 언급한 많은 질환들이 그렇듯 만성 피로에는 다양한 원인이 있지만 가장 흔한 세 가지 원인은 세포 미토콘드리아의 고갈, 부신의 탈진, 엡스타인-바 바이러스다. 나의 만성 피로는 마지막 원인 때문이었다. 만성 피로의 근본 원인을 알면 큰 도움이 되지만, 원인을 확실히 알지 못하더라도 걱정할 필요는 없다. 아래에 제시하는 프로토콜을 따른다면 도움이 될 것이다.

미토콘드리아는 당신에게 에너지를 주는 세포의 일부다. 미토콘드리아는 여러 원인으로 고갈되지만 주된 원인은 지나치게 많은 독소, 나쁜 기름 섭취, 정제 탄수화물 식단이다. 많이 들어본 이야기 같은가? 그렇다, 서구식 기본 식단이 그렇다. 만성적으로 피로하고 하루 종일 식욕이 사라지지 않는다면 미토콘드리아가 고갈되었을 가능성이 높다. 좋은 소식은 케톤이 미토콘드리아를 치유한다는 사실이다. 다음에 소개하는 프로토콜이 만성 피로에 큰 도움이 될 것이다.

만성 피로를 해소하는 단식 프로토콜		
1~3일 차	13시간 간헐적 단식	키토바이오틱
4~6일 차	15시간 간헐적 단식	키토바이오틱
7일 차	17시간 자가 포식 단식	키토바이오틱
8~9일 차	15시간 간헐적 단식	키토바이오틱
10~15일 차	13시간 간헐적 단식	호르몬 포식
16~19일 차	15시간 자가 포식 단식	키토바이오틱
20일 차~생리	단식 없음	호르몬 포식

마지막으로 엡스타인-바 바이러스 검사를 했고 해당 바이러스의 양이 많다는 사실이 확인되었다면 알아야 할 단식의 핵심 원칙이 있다. 바로 바이러스 복제를 중단시키는 한 가지 방법이 대부분의 시간 동안 세포가 지방 연소 에너지 경로로 작동하게 한다는 점이다. 긴 단식을 할 때는 탄수화물이 적은 식단이 가장 좋다. 이 프로토콜에 저탄수화물 식이 방식이 많이 포함되어 있음을 확인할 수 있을 것이다.

제2형 당뇨

당뇨 환자로서 단식 라이프스타일을 구축하고 있는 사람에게 강조하고 싶은 첫 번째 사항은 반드시 의사와 상담해야 한다는 것이다. '의사가 간헐적 단식을 추천해야 하는 이유'라는 제목의 좋은 동영상이 있다. 이 영상은 『뉴잉글랜드 저널 오브 메디슨』에 발표된 단식에 대한 논문의 대규모 메타 분석 중 하나로 연결된다. 당신이 건강한 삶을 살기 위해서는 단식을 돕는 사람들 중에 의사가 반드시 포함되어 있어야 한다.

알다시피 제2형 당뇨의 근본 원인은 인슐린 저항성이다. 그렇기 때문에 단식 라이프스타일을 구축하는 것이 상당히 간단해진다. 대사 전환은 언제나 단식의 중요한 목표이지만 특히 당신은 지방 연소 상태에서 많은 시간을 보내야 한다. 이는 곧 혈당과 인슐린 수치를 측정하는 것이 중요하다는 의미다.

당신도 알아차렸겠지만 이 단식 프로토콜에는 호르몬을 구축하는 날이 포함되어 있지 않다. 당신의 경우에는 탄수화물이 많은 호르몬 포식을 멀리해야 하기 때문이다. 혈당이 안정되면 단백질 부하의 날을 호르몬을 구축하는 날로 전환시킬 수 있다. 하지만 그렇게 하기 전에 반드시 몇 개월 연속으로 안정적인 혈당 수치를 유지해야만 한다는 점을 명심하라. 다시 강조하지만 단식을 진행할 때는 반드시 의사와 상담해야 한다.

제 2형 당뇨병을 극복하는 단식 프로토콜		
1~5일 차	13시간 간헐적 단식	키토바이오틱
6~10일 차	15시간 간헐적 단식	키토바이오틱
11~15일 차	13시간 간헐적 단식	호르몬 포식
11~15일 차	17시간 자가 포식 단식	키토바이오틱
16~19일 차	13시간 간헐적 단식	키토바이오틱
20일 차~생리	단식 없음	호르몬 포식

뇌 건강: 기억력 저하, 우울증, 불안

알츠하이머병에 걸릴 요인을 가지고 있든 없든 단어를 잘 생각하지 못하거나, 집중하는 데 문제가 있거나, 특정 부분의 기억이 사라지는 등 기억에 공백이 있는 경우에 단식 라이프스타일이 도움이 될 수 있다. '알츠하이머병은 뇌에 생긴 당뇨병'이라는 말이 있다. 이 말에 주목해 주었으면 한다. 인슐린 저항성은 오늘날 인간을 괴롭히는 많은 질병의 근원이기 때문이다. 이것이 우리가 인슐린을 더 잘 관리하는 방법을 배워야 하는 가장 중요한 이유다. 이 부분에서 단식은 우리에게 큰 도움을 준다.

기억력 문제의 다른 부분에는 독소, 특히 중금속이 관여한다. 중금속은 뉴런 말단의 수용체 부위를 차단해 뇌 뉴런의 정보 전달 속도를 늦춘다. 여기서 정보의 공백이 생기는 것이다. 중금속은 토양, 공기, 물, 음식, 미용 제품, 위생 제품, 심지어는 우리가 먹는 생선에도 들어

뇌 건강을 위한 단식 프로토콜		
1~5일 차	17시간 자가 포식 단식	호르몬 포식
6~7일 차	48시간 도파민 단식	고 미네랄 섭취
8~10일 차	15시간 간헐적 단식	키토바이오틱
11~15일 차	13시간 간헐적 단식	키토바이오틱
16~19일 차	17시간 간헐적 단식	키토바이오틱
20일 차~생리	13시간 간헐적 단식	키토바이오틱

있다. 알츠하이머병이 급속히 확산되고 있다는 글을 읽고 50대, 60대라는 이른 나이에 알츠하이머병에 걸리는 사람들의 이야기를 들으면서 나는 단식 라이프스타일이 극적인 도움을 줄 것이란 확신을 굳히게 되었다.

많은 기억력 문제의 근원에 독소, 잘못 관리된 혈당, 인슐린이 있다는 사실을 알았다면 단식 원칙에 의지해야 한다. 인슐린이 잘못 관리된 경우에는 가능한 한 지방 연소 모드에 오래 머무르는 한편, 자가 포식 원칙을 이용해서 뇌에서 제 기능을 하지 못하는 뉴런을 걷어내야 한다. 케톤이 뇌를 치유한다는 사실을 기억하라. 따라서 뇌를 정상 궤도로 되돌리는 치유를 가속하기 위해 케톤을 많이 만들어야 한다.

우울증이나 불안 같은 기분 장애를 경험하고 있다면 케톤이 증가함에 따라 GABA, 세로토닌, 도파민과 같은 신경 전달 물질도 증가한다는 사실을 기억하라. 단식을 오래 할수록 몸은 더 많은 케톤을 만든다. 이 프로토콜에는 48시간의 도파민 단식을 포함시켜 두었다. 미네랄이 우울증과 같은 기분 장애를 해소하는 열쇠라는 점을 유념하라. 따라서 미네랄 섭취를 늘리는 일이 중요하다. 뇌 건강에 좋은 프로토콜은 왼쪽 표를 참고하라.

부신 피로

부신이 피로하다면 단식에 천천히 들어가야 한다는 사실을 기억하기 바란다. 이 프로토콜에서는 단식 타이밍에 약간의 수정을 가했다. 따라서 다음의 각 단식 방식에 배정된 기간에 각별히 주의를 기울여야 한다.

부신 피로를 해소하는 단식 프로토콜		
1~10일 차	10시간 자가 포식 단식	예비 리셋
6~7일 차	단식 없음	호르몬 포식
16~19일 차	13시간 간헐적 단식	예비 리셋
20~28일 차	단식 없음	호르몬 포식

부신 탈진을 경험하고 있는 사람들을 위한 단식 라이프스타일 구축에서 중요한 또 한 가지는 좋은 지방의 섭취를 늘려야 한다는 점이다. 단식을 보다 쉽게 만들려면 혈당을 안정시켜야 하는데, 부신 탈진인 사람의 단식에서 가장 나쁜 것은 고탄수화물 저지방 식단이다. 이런 식단은 단식을 불가능하게 만들지는 않더라도 매우 힘들게 한다.

또 다른 중요한 사항은 단식에 서서히 들어가야 한다는 점이다. 아래에 제시하는 프로토콜은 몸을 지방 연소 상태로 서서히 움직이면서 6개월에 걸쳐 실행해야 할 수도 있다. 당신의 경우에는 호르메틱 스트레스가 필요하지만 지나쳐서는 안 된다는 점을 기억하라. 앞서 언급한 식품과 단식 유형 중 일부를 배제하는 것도 그 때문이다. 따라서 당신에게 필요한 특별한 조정에 각별히 주의해야 한다.

면역 체계

심각한 면역 체계 리셋이 필요한 경우라면 3일 물 단식에 의지해야 한다. 면역 체계를 점검하기에 가장 좋은 단식법이기 때문이다. 3일 물 단식을 하기로 결정했다면 두 가지 예방책을 반드시 마련해 두어야 한다. 이 점은 아무리 강조해도 지나치지 않다.

첫째, 혈당과 케톤 측정기를 구비하라. 안전 기준선 안에 있는지 확인하기 위해 수치를 파악해야 한다. 둘째, 3일 물 단식은 파워 단계에 실시해야 한다. 프로게스테론이 낮다는 의심이 드는 경우라면 프로게스테론 수치가 더 떨어질 위험을 피하기 위해 첫 번째 파워 단계를 선택하라.

면역 체계에 좋은 또 다른 단식법은 자가 포식 단식이다. 이 단식법은 세포를 보다 효율적으로 만든다. 효율의 핵심은 세포가 바이러스, 박테리아, 곰팡이를 비롯한 병원체를 세포 내에서 죽일 수 있는가이다. 평소보다 감기에 잘 걸리거나, 코로나19 팬데믹 바이러스 감염을 걱정하고 있거나, 일반적인 감기를 예방하고 싶다면 월간 단식 사이클에 자가 포식 단식을 더 많이 포함시키도록 하라.

면역력을 끌어올리기 위한 단식 프로토콜		
1~5일 차	17시간 자가 포식 단식	키토바이오틱
6~9일 차	3일(72시간) 물 단식 하기	
10일 차	물 단식 깨기	단식 깨기 4단계
10~15일 차	17시간 자가 포식 단식	키토바이오틱
16~18일 차	24시간 장 리셋 단식	키토바이오틱
19일 차~생리	15시간 간헐적 단식	호르몬 포식

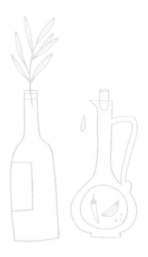

>> 미주

1. Frederick K. Ho et al., "Changes over 15 Years in the Contribution of Adiposity and Smoking to Deaths in England and Scotland," BMC Public Health 21, no. 1(February 11, 2021), https://doi.org/10.1186/s12889-021-10167-3.

2. Lancet Diabetes & Endocrinology, "Metabolic Health: A Priority for the Postpandemic Era," Lancet Diabetes & Endocrinology 9, no. 4 (April 1, 2021): 189, https://doi.org/10.1016/s2213-8587(21)00058-9.

Chapter 1

1. National Center for Health Statistics. Health, United States, 2019: Table 26. Hyattsville, MD (2021). https://www.cdc.gov/nchs/data/hus/2019/026-508.pdf.

Chapter 2

1. Barry Joffe and Paul Zimmet, "The Thrifty Genotype in Type 2 Diabetes: An Unfinished Symphony Moving to Its Finale?" Endocrine 9, no. 2 (October 1998): 139-141, https://doi.org/10.1385/endo:9:2:139.

2. Philip C. Grammaticos and Aristidis Diamantis, "Useful Known and Unknown Views of the Father of Modern Medicine, Hippocrates and His Teacher Democritus," Hellenic Journal of Nuclear Medicine 11, no. 1 (January-April 2008): 2-4, https://pubmed.ncbi.nlm.nih.gov/18392218/.

3. Rafael de Cabo and Mark P. Mattson, "Effects of Intermittent Fasting on Health, Aging, and Disease," New England Journal of Medicine 381, no. 26 (December 26, 2019): 2541-2551, https://doi.org/10.1056/nejmra1905136.

4. University of Illinois at Chicago, "Daily Fasting Works for Weight Loss, Finds Report on 16:8 Diet," ScienceDaily (June 18, 2018), http://www.sciencedaily.com/releases/2018/06/180618113038.htm.

5. Michael J. Wilkinson et al., "Ten-Hour Time-Restricted Eating Reduces Weight, Blood Pressure, and Atherogenic Lipids in Patients with Metabolic Syndrome," Cell Metabolism 31, no. 1 (January 7, 2020): 92-104, https://doi.org/10.1016/j.cmet.2019.11.004.

6. Douglas R. Green, Lorenzo Galluzzi, and Guido Kroemer, "Mitochondria and the Autophagy-Inflammation-Cell Death Axis in Organismal Aging," Science 333, no. 6046 (August 26, 2011): 1109-1112, https://doi.org/10.1126/science.1201940.

7. Chaysavanh Manichanh et al., "Reshaping the Gut Microbiome with Bacterial Transplantation and Antibiotic Intake," Genome Research 20, no. 10 (October 2010): 1411-1419, https://doi.org/10.1101/gr.107987.110.

8. Heidi Dutton et al., "Antibiotic Exposure and Risk of Weight Gain and Obesity: Protocol for a Systematic Review," Systematic Reviews 6, no. 169 (2017), https://doi.org/10.1186/s13643-017-0565-9.

9. Peter J. Turnbaugh et al., "A Core Gut Microbiome in Obese and Lean Twins," Nature 457, no. 7228 (January 22, 2009): 480–484, https://doi.org/10.1038/nature07540.

10. Sergue O. Fetissov, "Role of the Gut Microbiota in Host Appetite Control: Bacterial Growth to Animal Feeding Behaviour," Nature Reviews Endocrinology 13, no. 1 (January 2017): 11–25, https://doi.org/10.1038/nrendo.2016.150.

11. Guolin Li et al., "Intermittent Fasting Promotes White Adipose Browning and Decreases Obesity by Shaping the Gut Microbiota," Cell Metabolism 26, no. 4 (October 3, 2017): 672–685, https://doi.org/10.1016/j.cmet.2017.08.019.

12. Pooneh Angoorani et al., "Gut Microbiota Modulation as a Possible Mediating Mechanism for Fasting-Induced Alleviation of Metabolic Complications: A Systematic Review," Nutrition & Metabolism 18, no. 105 (2021), https://doi.org/10.1186/s12986-021-00635-3.

13. Anne Trafton, "Biologists Find a Way to Boost Intestinal Stem Cell Populations," MIT News, Massachusetts Institute of Technology (March 28, 2019), https://news .mit.edu/2019/reverse-aging-intestinal-stem-cell-0328.

Chapter 3

1. Mehrdad Alirezaei et al., "Short-Term Fasting Induces Profound Neuronal Autophagy," Autophagy 6, no. 6 (August 16, 2010): 702–710, https://doi.org/10.4161/auto.6.6.12376.

2. Trafton, "Biologists Find a Way to Boost Intestinal Stem Cell Populations."

3. Cell Press, "Clinical Trial Shows Alternate-Day Fasting a Safe Alternative to Caloric Restriction," ScienceDaily (August 27, 2019), www.sciencedaily.com/releases/2019/08/190827111051.htm.

4. DOE/Brookhaven National Laboratory, "Food Restriction Increases Dopamine Receptors—Linked to Pleasure—in Rats," ScienceDaily (October 29, 2007), http://www.sciencedaily.com/releases/2007/10/071025091036.htm.

5. Suzanne Wu, "Fasting Triggers Stem Cell Regeneration of Damaged, Old Immune System," USC News (Chia Wei-Cheng et. al, "Prolonged Fasting Reduces IGF-1/PKA to Promote Hematopoietic-Stem-Cell-Based Regeneration and Reverse Immunosuppression," Cell Stem Cell 14, no. 6 [June 5, 2014]), https://news.usc.edu/63669/fasting-triggers-stem-cell-regeneration-of-damaged-old-immune-system/.

Chapter 4

1. Thomas N. Seyfried, "Cancer as a Mitochondrial Metabolic Disease," Frontiers in Cell and Developmental Biology 3 (July 7, 2015): 43, https://doi.org/10.3389/fcell.2015.00043.

2. Katsuyasu Kouda and Masayuki Iki, "Beneficial Effects of Mild Stress (Hormetic Effects): Dietary Restriction and Health," Journal of Physiological Anthropology

29, no. 4 (2010): 127–132, https://doi.org/10.2114/jpa2.29.127.

3. Samar H.K. Tareen et al., "Stratifying Cellular Metabolism during Weight Loss: An Interplay of Metabolism, Metabolic Flexibility and Inflammation," Scientific Reports 10, no. 1651 (2020), https://doi.org/10.1038/s41598-020-58358-z.

Chapter 5

1. Bronwyn M. Graham and Mohammed R. Milad, "Blockade of Estrogen by Hormonal Contraceptives Impairs Fear Extinction in Female Rats and Women," Biological Psychiatry 73, no. 4 (February 15, 2013): 371–378, https://doi.org/10.1016/j.biopsych.2012.09.018.

Chapter 6

1. Sheldon Greenfield, Sherrie H. Kaplan, and John E. Ware, "Expanding PatientInvolvement in Care," Annals of Internal Medicine 102, no. 4 (April 1985): 520–528, https://doi.org/10.7326/0003-4819-102-4-520.

2. C. Jane Nikles, Alexandra M. Clavarino, and Chris B. Del Mar, "Using N-of-1 Trials as a Clinical Tool to Improve Prescribing," British Journal of General Practice 55, no. 512 (March 2005): 175–180, https://bjgp.org/content/55/512/175.

Chapter 7

1. Cameron Faustman et al., "Ten Years Post-GAO Assessment, FDA Remains Uninformed of Potentially Harmful GRAS Substances in Foods," Critical Reviews in Food Science and Nutrition 61, no. 8 (2021): 1260–1268, https://doi.org/10.1080/10408398.2020.1756217.

2. David Andrews, "Synthetic Ingredients in Natural Flavors and Natural Flavors in Artificial Flavors," EWG (Environmental Working Group), https://www.ewg.org/foodscores/content/natural-vs-artificial-flavors/.

3. Kamal Niaz, Elizabeta Zaplatic, and Jonathan Spoor, "Extensive Use of Monosodium Glutamate: A Threat to Public Health?" EXCLI Journal 17 (March 19, 2018): 273–278, https://doi.org/10.17179/excli2018-1092.

4. "Acrylamide and Cancer Risk," National Cancer Institute, accessed April 26, 2022, https://www.cancer.gov/about-cancer/causes-prevention/risk/diet/acrylamide-fact-sheet.

5. National Institutes of Health, "Women's Cholesterol Levels Vary with Phase of Menstrual Cycle" (August 10, 2010), https://www.nih.gov/news-events/news-releases/womens-cholesterol-levels-vary-phase-menstrual-cycle.

6. Sarah J. Nechuta et al., "Soy Food Intake after Diagnosis of Breast Cancer and Survival: An In-Depth Analysis of Combined Evidence from Cohort Studies of US and Chinese Women," American Journal of Clinical Nutrition 96, no. 1 (July 2012): 123–132, https://doi.org/10.3945/ajcn.112.035972.

7. Elena Volpi et al., "Is the Optimal Level of Protein Intake for Older Adults Greater

여자 × 단식

than the Recommended Dietary Allowance?" Journals of Gerontology Series A: Biological Sciences and Medical Sciences 68, no. 6 (June 2013): 677–681, https://doi.org/10.1093/gerona/gls229.

8. Seo-Jin Yang et al., "Antioxidant and Immune-Enhancing Effects of Probiotic actobacillus plantarum 200655 Isolated from Kimchi," Food Science and Biotechnology 28, no. 2 (April 2019): 491–499, https://doi.org/10.1007 /s10068-018-0473-3.

9. María García-Burgos et al., "New Perspectives in Fermented Dairy Products and Their Health Relevance," Journal of Functional Foods 72 (September 2020): 104059, https://doi.org/10.1016/j.jff.2020.104059.

10. Elizabeth I. Opara and Magali Chohan, "Culinary Herbs and Spices: Their Bioactive Properties, the Contribution of Polyphenols and the Challenges in Deducing Their True Health Benefits," International Journal of Molecular Sciences 15, no. 10 (October 22, 2014): 19183–19202, https://doi.org/10.3390/ijms151019183.

11. Shakir Ali et al., "Eugenol-Rich Fraction of Syzygium aromaticum (Clove) Reverses Biochemical and Histopathological Changes in Liver Cirrhosis and Inhibits Hepatic Cell Proliferation," Journal of Cancer Prevention 19, no. 4 (December 2014): 288–300, https://doi.org/10.15430/jcp.2014.19.4.288.

12. Joe Alcock, Carlo C. Maley, and C. Athena Aktipis, "Is Eating Behavior Manipulated by the Gastrointestinal Microbiota? Evolutionary Pressures and Potential Mechanisms," BioEssays 36, no. 10 (October 2014): 940–949, https://doi.org/10.1002/bies.201400071.

Chapter 10

1. Brad Jon Schoenfeld and Alan Albert Aragon, "How Much Protein Can the Body Use in a Single Meal for Muscle-Building? Implications for Daily Protein Distribution," Journal of the International Society of Sports Nutrition 15 (February 27, 2018): 10, https://doi.org/10.1186/s12970-018-0215-1.

2. Tibor I. Krisko et al., "Dissociation of Adaptive Thermogenesis from Glucose Homeostasis in Microbiome-Deficient Mice," Cell Metabolism 31, no. 3 (March 3, 2020): 592–604, https://doi.org/10.1016/j.cmet.2020.01.012.

3. Pamela M. Peeke et al., "Effect of Time Restricted Eating on Body Weight and Fasting Glucose in Participants with Obesity: Results of a Randomized, Controlled, Virtual Clinical Trial," Nutrition & Diabetes 11, no. 1 (January 15, 2021): 6, https://doi.org/10.1038/s41387-021-00149-0.

부록 A

1. Fereidoun Azizi, "Effect of Dietary Composition on Fasting-Induced Changes in Serum Thyroid Hormones and Thyrotropin," Metabolism 27, no. 8 (August 1, 1978): 935–942, https://doi.org/10.1016/0026-0495(78)90137-3.

Alcock, Joe, Carlo C. Maley, and C. Athena Aktipis. "Is Eating Behavior Manipulated by the Gastrointestinal Microbiota? Evolutionary Pressures and Potential Mechanisms." BioEssays 36, no. 10 (October 2014): 940–49. https://doi.org/10.1002/bies.201400071.

Ali, Shakir, Ram Prasad, Amena Mahmood, Indusmita Routray, Tijjani Salihu Shinkafi, Kazim Sahin, and Omer Kucuk. "Eugenol-Rich Fraction of Syzygium aromaticum (Clove) Reverses Biochemical and Histopathological Changes in Liver Cirrhosis and Inhibits Hepatic Cell Proliferation." Journal of Cancer Prevention 19, no. 4 (December 2014): 288–300. https://doi.org/10.15430/jcp.2014.19.4.288.

Alirezaei, Mehrdad, Christopher C. Kemball, Claudia T. Flynn, Malcolm R. Wood, J. Lindsay Whitton, and William B. Kiosses. "Short-Term Fasting Induces Profound Neuronal Autophagy." Autophagy 6, no. 6 (August 16, 2010): 702–10. https://doi.org/10.4161/auto.6.6.12376.

Andrews, David. "Synthetic Ingredients in Natural Flavors and Natural Flavors in Artificial Flavors." EWG. Environmental Working Group. Accessed April 26, 2022. https://www.ewg.org/foodscores/content/natural-vs-artificial-flavors/.

Angoorani, Pooneh, Hanieh-Sadat Ejtahed, Shirin Hasani-Ranjbar, Seyed Davar Siadat, Ahmad Reza Soroush, and Bagher Larijani. "Gut Microbiota Modulation as a Possible Mediating Mechanism for Fasting-Induced Alleviation of Metabolic Complications: A Systematic Review." Nutrition & Metabolism 18, no. 105 (2021). https://doi.org/10.1186/s12986-021-00635-3.

Azizi, Fereidoun. "Effect of Dietary Composition on Fasting-Induced Changes in Serum Thyroid Hormones and Thyrotropin." Metabolism 27, no. 8 (August 1, 1978): 935–42. https://doi.org/10.1016/0026-0495(78)90137-3.

Cell Press. "Clinical Trial Shows Alternate-Day Fasting a Safe Alternative to Caloric Restriction." ScienceDaily (August 27, 2019). https://www.sciencedaily.com/releases/2019/08/190827111051.htm.

de Cabo, Rafael, and Mark P. Mattson. "Effects of Intermittent Fasting on Health, Aging, and Disease." New England Journal of Medicine 381, no. 26 (December 26, 2019): 2541–51. https://doi.org/10.1056/nejmra1905136.

DOE/Brookhaven National Laboratory. "Food Restriction Increases Dopamine Receptors—Linked to Pleasure—in Rats." ScienceDaily (October 29, 2007). https://www.sciencedaily.com/releases/2007/10/071025091036.htm.

Dutton, Heidi, Mary-Anne Doyle, C. Arianne Buchan, Shuhiba Mohammad, Kristi B.Adamo, Risa Shorr, and Dean A. Fergusson. "Antibiotic Exposure and Risk of Weight Gain and Obesity: Protocol for a Systematic Review." Systematic Reviews 6, no. 169(2017). https://doi.org/10.1186/s13643-017-0565-9.

Faustman, Cameron, Daniel Aaron, Nicole Negowetti, and Emily Broad Leib. "Ten Years Post-GAO Assessment, FDA Remains Uninformed of Potentially Harmful GRAS Substances in Foods." Critical Reviews in Food Science and Nutrition 61, no. 8 (2021): 1260–68. https://doi.org/10.1080/10408398.2020.1756217.

Fetissov, Sergue O. "Role of the Gut Microbiota in Host Appetite Control: Bacterial Growth to Animal Feeding Behaviour." Nature Reviews Endocrinology 13, no. 1 (January 2017): 11–25. https://doi.org/10.1038/nrendo.2016.150.

Garca-Burgos, Mara, Jorge Moreno-Fernández, María J.M. Alférez, Javier Daz-Castro, and Inmaculada Lpez-Aliaga. "New Perspectives in Fermented Dairy Products and Their Health Relevance." Journal of Functional Foods 72 (September 2020): 104059. https://doi.org/10.1016/j.jff.2020.104059.

Graham, Bronwyn M., and Mohammed R. Milad. "Blockade of Estrogen by Hormonal Contraceptives Impairs Fear Extinction in Female Rats and Women." Biological Psychiatry 73, no. 4 (February 15, 2013): 371–78. https://doi.org/10.1016/j.biopsych.2012.09.018.

Grammaticos, Philip C., and Aristidis Diamantis. "Useful Known and Unknown Views of the Father of Modern Medicine, Hippocrates and His Teacher Democritus." Hellenic Journal of Nuclear Medicine 11, no. 1 (January–April 2008): 2–4. https://pubmed.ncbi.nlm.nih.gov/18392218/.

Green, Douglas R., Lorenzo Galluzzi, and Guido Kroemer. "Mitochondria and the Autophagy–Inflammation–Cell Death Axis in Organismal Aging." Science 333, no. 6046 (August 26, 2011): 1109–12. https://doi.org/10.1126/science.1201940.

Greenfield, Sheldon, Sherrie H. Kaplan, and John E. Ware. "Expanding Patient Involvement in Care." Annals of Internal Medicine 102, no. 4 (April 1, 1985): 520–28. https://doi.org/10.7326/0003-4819-102-4-520.

Ho, Frederick K., Carlos Celis-Morales, Fanny Petermann-Rocha, Solange Liliana Parra-Soto, James Lewsey, Daniel Mackay, and Jill P. Pell. "Changes over 15 Years in the Contribution of Adiposity and Smoking to Deaths in England and Scotland." BMC Public Health 21, no.1 (February 11, 2021). https://doi.org/10.1186/s12889-021-10167-3.

Joffe, Barry, and Paul Zimmet. "The Thrifty Genotype in Type 2 Diabetes: An Unfinished Symphony Moving to Its Finale?" Endocrine 9, no. 2 (October 1998): 139–41. https://doi.org/10.1385/endo:9:2:139.

Kouda, Katsuyasu, and Masayuki Iki. "Beneficial Effects of Mild Stress (Hormetic Effects): Dietary Restriction and Health." Journal of Physiological Anthropology 29, no.4 (2010): 127–32. https://doi.org/10.2114/jpa2.29.127.

Krisko, Tibor I., Hayley T. Nicholls, Curtis J. Bare, Corey D. Holman, Gregory G. Putzel, Robert S. Jansen, Natalie Sun, Kyu Y. Rhee, Alexander S. Banks, and David E. Cohen. "Dissociation of Adaptive Thermogenesis from Glucose Homeostasis in Microbiome-Deficient Mice." Cell Metabolism 31, no. 3 (March 3, 2020): 592–604.

https://doi.org/10.1016/j.cmet.2020.01.012.

Lancet Diabetes & Endocrinology. "Metabolic Health: A Priority for the Post-pandemic Era." Lancet Diabetes & Endocrinology 9, no. 4 (April 1, 2021): 189. https://doi.org/10.1016/s2213-8587(21)00058-9.

Li, Guolin, Cen Xie, Siyu Lu, Robert G. Nichols, Yuan Tian, Licen Li, Daxeshkumar Patel, et al. "Intermittent Fasting Promotes White Adipose Browning and Decreases Obesity by Shaping the Gut Microbiota." Cell Metabolism 26, no. 4 (October 3, 2017): 672–85. https://doi.org/10.1016/j.cmet.2017.08.019.

Manichanh, Chaysavanh, Jens Reeder, Prudence Gibert, Encarna Varela, Marta Llopis, Maria Antolin, Roderic Guigo, Rob Knight, and Francisco Guarner. "Reshaping the Gut Microbiome with Bacterial Transplantation and Antibiotic Intake." Genome Research 20, no. 10 (October 2010): 1411–19. https://doi.org/10.1101/gr.107987.110.

National Cancer Institute. "Acrylamide and Cancer Risk." National Cancer Institute. Accessed April 26, 2022. https://www.cancer.gov/about-cancer/causes-prevention/risk/diet/acrylamide-fact-sheet.

National Institutes of Health. "Women's Cholesterol Levels Vary with Phase of Menstrual Cycle." U.S. Department of Health and Human Services (August 10, 2010). https://www.nih.gov/news-events/news-releases/womens-cholesterol-levels-vary-phase-menstrual-cycle.

Nechuta, Sarah J., Bette J. Caan, Wendy Y. Chen, Wei Lu, Zhi Chen, Marilyn L. Kwan, Shirley W. Flatt, et al. "Soy Food Intake after Diagnosis of Breast Cancer and Survival: An In-Depth Analysis of Combined Evidence from Cohort Studies of US and Chinese Women." American Journal of Clinical Nutrition 96, no. 1 (July 2012): 123–32. https://doi.org/10.3945/ajcn.112.035972.

Niaz, Kamal, Elizabeta Zaplatic, and Jonathan Spoor. "Extensive Use of Monosodium Glutamate: A Threat to Public Health?" EXCLI Journal 17 (March 19, 2018): 273–78. https://doi.org/10.17179/excli2018-1092.

Nikles, C. Jane, Alexandra M. Clavarino, and Chris B. Del Mar. "Using N-of-1 Trials as a Clinical Tool to Improve Prescribing." British Journal of General Practice 55, no. 512 (March 2005): 175–80. https://bjgp.org/content/55/512/175.

Opara, Elizabeth I., and Magali Chohan. "Culinary Herbs and Spices: Their Bioactive Properties, the Contribution of Polyphenols and the Challenges in Deducing Their True Health Benefits." International Journal of Molecular Sciences 15, no. 10 (October 22, 2014): 19183–202. https://doi.org/10.3390/ijms151019183.

Peeke, Pamela M., Frank L. Greenway, Sonja K. Billes, Dachuan Zhang, and Ken Fujioka. "Effect of Time Restricted Eating on Body Weight and Fasting Glucose in Participants with Obesity: Results of a Randomized, Controlled, Virtual Clinical Trial." Nutrition & Diabetes 11, no. 1 (January 15, 2021): 6. https://doi.org/10.1038/s41387-021-00149-0.

여자 × 단식

Schoenfeld, Brad Jon, and Alan Albert Aragon. "How Much Protein Can the Body Use in a Single Meal for Muscle-Building? Implications for Daily Protein Distribution." Journal of the International Society of Sports Nutrition 15, no. 1 (2018): 10. https://doi.org/10.1186/s12970-018-0215-1. Seyfried, Thomas N. "Cancer as a Mitochondrial Metabolic Disease." Frontiers in Cell and Developmental Biology 3 (July 7, 2015): 43. https://doi.org/10.3389/fcell.2015.00043.

Tareen, Samar H.K., Martina Kutmon, Theo M. de Kok, Edwin C. Mariman, Marleen A. van Baak, Chris T. Evelo, Michiel E. Adriaens, and Ilja C. W. Arts. "Stratifying Cellular Metabolism during Weight Loss: An Interplay of Metabolism, Metabolic Flexibility and Inflammation." Scientific Reports 10, no. 1651 (2020). https://doi.org/10.1038/s41598-020-58358-z.

Trafton, Anne. "Biologists Find a Way to Boost Intestinal Stem Cell Populations." MIT News, Massachusetts Institute of Technology (March 28, 2019). https://news.mit.edu/2019/reverse-aging-intestinal-stem-cell-0328.

Turnbaugh, Peter J., Micah Hamady, Tanya Yatsunenko, Brandi L. Cantarel, Alexis Duncan, Ruth E. Ley, Mitchell L. Sogin, et al. "A Core Gut Microbiome in Obese and Lean Twins." Nature 457, no. 7228 (January 22, 2009): 480–84. https://doi.org/10.1038/nature07540.

University of Illinois at Chicago. "Daily Fasting Works for Weight Loss, Finds Report on 16:8 Diet." ScienceDaily (June 18, 2018). https://www.sciencedaily.com/releases/2018/06/180618113038.htm.

Volpi, Elena, Wayne W. Campbell, Johanna T. Dwyer, Mary Ann Johnson, Gordon L. Jensen, John E. Morley, and Robert R. Wolfe. "Is the Optimal Level of Protein Intake for Older Adults Greater than the Recommended Dietary Allowance?" Journals of Gerontology Series A: Biological Sciences and Medical Sciences 68, no. 6 (June 2013): 677–81. https://doi.org/10.1093/gerona/gls229.

Wilkinson, Michael J., Emily N. C. Manoogian, Adena Zadourian, Hannah Lo, Savannah Fakhouri, Azarin Shoghi, Xinran Wang, et al. "Ten-Hour Time-Restricted Eating Reduces Weight, Blood Pressure, and Atherogenic Lipids in Patients with Metabolic Syndrome." Cell Metabolism 31, no. 1 (January 7, 2020): 92–104. https://doi.org/10.1016/j.cmet.2019.11.004.

Wu, Suzanne. "Fasting Triggers Stem Cell Regeneration of Damaged, Old Immune System." USC News. Cell Stem Cell 14, no. 6 (June 5, 2014). https://news.usc.edu/63669/fasting-triggers-stem-cell-regeneration-of-damaged-old-immune-system/.

Yang, Seo-Jin, Ji-Eun Lee, Sung-Min Lim, Yu-Jin Kim, Na-Kyoung Lee, and Hyun-Dong Paik. "Antioxidant and Immune-Enhancing Effects of Probiotic Lactobacillus plantarum 200655 Isolated from Kimchi." Food Science and Biotechnology 28, no. 2 (April 2019): 491–99. https://doi.org/10.1007/s10068-018-0473-3.

레시피 차례

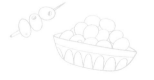

부록 D

단식 라이프스타일과 함께하는 민디의 레시피

여성을 위한 단식 라이프스타일은 미각을 무시하는 생활이 아니다.
맛있는 음식과 함께한다면 단식이 더 재미있을 것이고,
장기적으로 치유의 원칙을 삶에 쉽게 통합할 수 있을 것이다.
이를 위해 미각과 호르몬 모두를 만족시킬 놀라운 레시피들을 소개한다.
평소에 먹지 않는 재료가 들어간 레시피도 시도해 보라.
식품의 다양성이 건강을 증진시킨다는 것을 잊지 말라!

❖ V 표시가 있는 레시피는 채식주의자들을 위한 것이다.

일러 두기

후춧가루 별도 표기 내용이 없는 경우에는 통흑후추를 바로바로 갈아서 쓴다.

사과 식초 애플 사이더 비니거라고도 하며 일반 사과 식초와 생사과 식초가 있다. 일반 사과 식초는 발효 후에 여과 과정을 거쳐 효모와 박테리아가 제거된 상태로 액체가 맑고 투명하다. 생사과 식초는 사과를 발효시킨 후 여과 과정을 거치지 않고 그대로 병에 담은 식초로 발효에 관여한 효모와 박테리가 그대로 남아 있어 약간 혼탁하며 맛은 일반 사과 식초보다 맛이 더 강하고 풍부하다. 요리에 맞게 적절한 것을 선택하여 사용한다.

카옌페퍼 가루 카옌페퍼는 남아메리카와 아마존에서 자라는 작고 매운 고추다. 고춧가루로 대체해도 되지만 카옌페퍼 가루가 일반 고춧가루보다 3~5배 더 맵기 때문에 고춧가루로 대체 시에는 매운맛을 고려하여 양을 조절해야 한다.

채소 맛국물 육류(소고기, 닭고기 등)와 생선류(멸치, 북어포 등)는 일절 첨가하지 않고 채소류(양파, 대파 등)와 버섯, 다시마 등을 넣고 끓여 우려낸 국물. 직접 만들거나 신선한 재료로 만든 시판 제품을 선택하여 사용한다.

계량

이 책에서 사용하는 컵, 큰술, 작은술의 분량을 밀리리터(ml)로 전환하면 다음과 같다. 또한 컵 계량은 재료의 형태에 따라 무게가 다르므로 다음 표를 참고하기 바란다.

1컵	240ml
1큰술	15ml
1/2큰술	7.5ml
1작은술	5ml
1/2 작은술	2.5ml
1/4 작은술	1.25ml

TIPS

계량스푼이 아닌 일반 밥숟가락을 사용할 경우가 있다면 어른용 스테인리스 밥숟가락의 용량을 1½작은술(약 7ml-액체는 가득, 가루는 적당히 소복한 정도) 정도로 생각하면 된다.

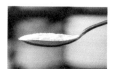

계량컵 (240ml)	가루류 (예: 밀가루)	곡류 (예: 쌀)	작은 알갱이 (예: 소금)	유동 고체 (예: 버터)	액체 (예: 우유)
1컵	140g	150g	190g	200g	240ml
3/4컵	105g	113g	143g	150g	180ml
2/3컵	93g	100g	125g	133g	160ml
1/2컵	70g	75g	95g	100g	120ml
1/3컵	47g	50g	63g	67g	80ml
1/4컵	35g	38g	48g	50g	60ml
1/8컵	18g	19g	24g	25g	30ml

여자 × 단식

키토바이오틱 레시피
Ketobiotic recipes

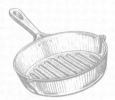

푸짐한 후무스 한 그릇
Loaded hummus bowl

1인분 | 지방 31g · 순탄수화물 24g · 단백질 28g · V

4인분

후무스
- 마늘 4쪽
- 레몬즙 1개 분량
- 병아리콩 1캔(400g)
- 베이킹소다 1/2작은술
- 타히니* 1/3컵
- 소금 적당량

후무스 만들기

1. 병아리콩은 헹군 다음 물기를 뺀다. 마늘 2쪽을 칼의 평평한 면으로 으깨어 작은 그릇에 담고 레몬즙을 부어 병아리콩을 조리하는 동안 마늘이 부드러워지도록 이 상태로 둔다.

2. 큰 냄비에 병아리콩, 베이킹소다, 나머지 마늘 2쪽을 넣는다. 물을 붓고 뚜껑을 덮은 뒤, 센불에서 끓인다. 물이 끓기 시작하면 중불로 낮추고 25~30분간 병아리콩의 껍질이 벗겨질 정도로 물러질 때까지 삶는다.

3. 2를 체에 밭쳐 물기를 제거한 뒤 푸드 프로세서에 넣는다. 여기에 1의 마늘과 타히니를 추가한 다음 약간 거친 질감이 부드럽고 벨벳 같은 질감으로 변할 때까지 갈아준다. (이때 물을 천천히 조금씩 넣어주는데 보통 한두 큰술 정도면 충분하다.) 취향에 따라 소금으로 간해 후무스를 만든다.

샐러드
- 올리브유 2큰술
- 템페* 340g
- 소금 1작은술
- 후춧가루 1작은술
- 커민 가루 1작은술
- 고수 가루 1/2작은술
- 카옌페퍼 가루 1/2작은술
- 시금치 120g

템페 샐러드 만들기

1. 템페는 먹기 좋은 크기로 썰고 시금치는 씻어서 물기를 뺀다. 재료의 양념(소금, 후춧가루, 커민 가루, 고수 가루, 카옌페퍼 가루)을 섞어 준비한다. 재료 비율대로 많이 만들어 두면 나중에 편리하다.

2. 큰 프라이팬에 올리브유를 두른 뒤 중강불로 달군 다음 템페를 넣고 살짝 볶다가 1의 양념을 넣고 템페의 가장자리가 노릇노릇해질 때까지 몇 분간 저어가며 볶는다.

3. 2에 시금치를 넣고 시금치의 숨이 죽을 때까지 1~2분간 더 볶는다.

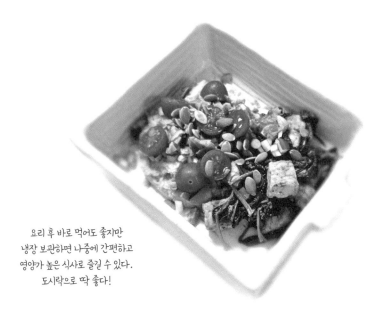

요리 후 바로 먹어도 좋지만
냉장 보관하면 나중에 간편하고
영양가 높은 식사로 즐길 수 있다.
도시락으로 딱 좋다!

토핑

- 다진 그린 올리브 2컵
- 다진 자색 양파 1/2개 분량
- 방울토마토 1컵(반으로 자른 것)
- 볶은 호박씨 1/4컵(다른 견과류로 대체 가능)
- 올리브유 적당량
- 커민 또는 파프리카 가루 약간

차려내기

1. 후무스를 4개의 그릇에 나누어 담은 다음 숟가락의 뒷면을 이용해 고르게 펴준다.

2. 템페 샐러드를 균등하게 나눠 담은 뒤 토핑 재료 중 다진 올리브와 자색 양파, 방울토마토, 호박씨를 올린다. 마지막으로 올리브유를 약간 뿌리고, 커민 가루나 파프리카 가루를 살짝 뿌려 마무리한다.

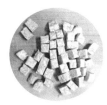

TIPS

타히니(Tahini) 참깨를 갈아서 만든 페이스트. 마트나 온라인 쇼핑몰에서 구입할 수 있지만 집에서도 쉽게 만들 수 있다. 푸드 프로세서에 볶은 참깨 1컵을 넣고 곱게 간 다음 올리브유 2~3큰술을 추가해 갈아준다. (이때 올리브유는 조금씩 천천히 넣는다.)

템페(Témpé) 콩을 발효시켜 만든 인도네시아 음식으로, 청국장과 비슷하지만 무르지 않고 단단하다. 겉모습은 두부와, 맛은 견과류나 버섯과 비슷하다.

방울양배추 치킨 샐러드

Shaved brussels sprout salad with chicken and ginger miso dressing

1인분 | 지방 15g · 순탄수화물 8g · 단백질 28g

4인분

- 닭가슴살 2개
- 소금 1작은술
- 후춧가루 1작은술
- 마늘 가루 1작은술
- 양파 가루 1/2작은술
- 아보카도 오일 2큰술

샐러드

- 방울양배추 300g
  (채 썬 방울양배추 4컵)
- 쪽파 4줄기
- 슬라이스한 아몬드
  1/4컵
- 아마 씨 2큰술
- 볶은 참깨 2큰술

드레싱

- 아보카도 오일 1/4컵
- 참기름 1큰술
- 쌀 식초 3큰술
- 코코넛 아미노스 3큰술
- 간 생강 1큰술
- 백 된장 2작은술
- 간 마늘 1쪽 분량

TIPS
─────────
이 요리는 방울양배추의
아삭한 식감이 일품이다.
한입 크기로 썬 닭가슴살
을 샐러드와 섞고 드레싱
을 뿌려 먹어도 좋다.

1. 닭가슴살은 이등분하고, 소금, 후춧가루, 마늘 가루, 양파 가루를 골고루 뿌려 간을 한다.

2. 방울양배추는 채 썰고 쪽파는 쫑쫑 썬다.

3. 큰 프라이팬에 아보카도 오일을 두르고 중강불로 가열한 후, 닭가슴살을 넣고 한 면당 5~6분씩 노릇하게 구워 속까지 완전히 익힌다. 다 구워지면 불에서 내려 한쪽에 놔둔다.

4. 큰 볼에 방울양배추, 쪽파, 아몬드, 아마 씨, 볶은 참깨를 모두 넣고 잘 섞는다.

5. 작은 볼에 드레싱 재료들을 모두 넣고 잘 섞은 다음 4에 뿌린다.

6. 3의 구운 닭가슴살을 먹기 좋은 크기로 썰어 접시에 담고 5의 샐러드를 곁들인다.

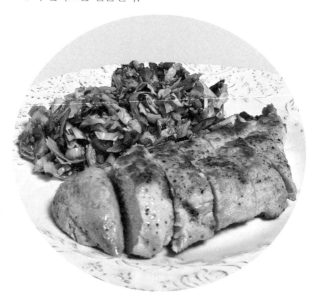

TIPS

감미료는 취향에 따라 추가한다. 절인 양파는 냉장고에 보관하면
약 2주간 신선한 상태로 먹을 수 있다.

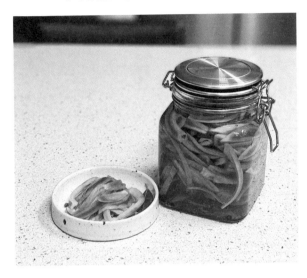

자색 양파 피클

- 자색 양파 2개
- 물 1컵
- 쌀식초 1컵
- 에리스리톨 등 감미료
  2큰술 정도
- 소금 1큰술

선택 재료
- 통후추 5~10개
- 마늘 1쪽
- 월계수 잎 1장
- 고수 씨 1작은술
- 붉은 고추 3개

1. 자색 양파는 껍질을 벗기고 채 썰어 깨끗한 유리병에 담는다.
2. 중간 크기의 냄비에 물, 식초, 감미료, 소금을 넣고 중불에서 감미료와 소금이 완전히 녹을 때까지 저어가며 끓인다. (선택 재료를 추가하려면 이 단계에서 함께 넣는다.)
3. 2를 한 김 식힌 후, 1의 유리병에 양파가 모두 잠기도록 붓는다.
4. 병을 뚜껑으로 덮고 실온에서 30분에서 1시간 정도 절인 다음 냉장고에 보관한다.
5. 양파 피클은 냉장고에 보관하면 약 2주간 신선하게 섭취할 수 있다. 시간이 지나면 맛이 더욱 깊어진다.

아보카도와 양파 피클을 곁들인 샥슈카*
Shakshuka with pickled onions and avocado

1인분 | 지방 42g · 순탄수화물 27g · 단백질 25g

4인분
- 아보카도 1개(큰 것)
- 양파 1개
- 다진 마늘 2작은술
- 빨간 파프리카 1개
- 올리브유 2큰술
- 토마토 페이스트 3큰술
- 하리사* 2큰술
- 소금 1작은술
- 후춧가루 1작은술
- 커민 가루 1작은술
- 파프리카 가루 1/2작은술
- 토마토 통조림 1캔(800g, 으깬 것)
- 잘게 썬 케일 2컵
- 달걀 8개
- 자색 양파 피클 1컵
- 다진 고수 1/4컵(선택)

1. 아보카도는 반으로 갈라 껍질과 씨를 제거하고 슬라이스 한다. 양파와 파프리카는 잘게 썬다.

2. 큰 프라이팬에 올리브유를 두르고 중강불로 가열한다. 잘게 썬 양파를 넣고 약 2분 동안 또는 양파가 투명해지기 시작할 때까지 볶다가 다진 마늘과 잘게 썬 파프리카를 추가하고 2분 더 볶는다.

3. 2의 팬에 토마토 페이스트, 하리사, 소금, 후춧가루, 커민 가루, 파프리카 가루를 넣고 향이 올라올 때까지 볶는다.

4. 3에 으깬 토마토를 넣고 잘 섞는다. 소스가 끓거나 튀기 시작하면 불을 낮춰 약불에서 20분 정도 저어가며 졸인 다. 이 과정에서 소스가 약간 걸쭉해질 것이다.

5. 4에 잘게 썬 케일을 넣고 숨이 죽을 때까지 끓이다가 달걀을 하나씩 조심스럽게 깨뜨려 넣는다(이때 노른자가 터지 지 않도록 주의). 프라이팬 뚜껑을 덮고 달걀이 원하는 정도로 익을 때까지 5~6분간 더 조리해 샥슈카를 만든다.

6. 5의 샥슈카를 접시에 담아 다진 고수를 올리고 1의 슬라이스한 아보카도, 양파 피클을 곁들여 낸다.

TIPS | **샥슈카(Shakshuka)** 각종 채소, 토마토소스, 향신료를 첨가하여 만든 스튜에 데친 달걀을 넣은 음식으로, 지중해와 중동 지역에서 즐겨 먹는다.

하리사(Harissa) 북아프리카, 특히 튀니지와 모로코 요리에서 흔히 사용되는 매운 고추 페이스트로 고추, 마늘, 올리브유, 커민, 고수 등의 향신료를 갈아서 만든다. 인터넷 쇼핑몰에서 쉽게 구할 수 있다.

간편 하리사 소스 만들기 하리사 소스는 말린 고추를 물에 불린 뒤 향신료와 함께 블렌더에 갈아 만든다. 여기서는 고춧가루를 이용하여 간편하고 빠르게 만드는 방법을 소개한다. 말린 고추를 이용할 경우 물에 불리기 때문에 농도 조절용 물은 넣지 않아도 된다. 아래의 재료를 한데 넣고 섞는다. 이때 올리브유는 마지막에 천천히 추가하면서 원하는 농도가 될 때까지 섞는다. 재료) 고춧가루 2~3 큰술(또는 말린 고추 5~6개), 다진 마늘 2작은술, 커민 가루 1작은술, 고수 가루 1작은술, 레몬즙 1큰술, 올리브유 3~4큰술, 소금 약간, 물 1~2큰술(농도 조절용)

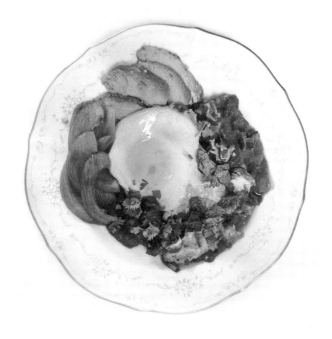

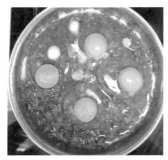
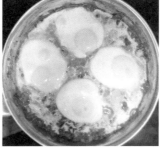

조심스럽게 달걀을 깨
뜨려 넣고 뚜껑을 덮어
원하는 정도로 익힌다.

하리사는 매운맛이 강
하다. 매운맛을 싫어한
다면 조금 적게 넣는다.

바삭한 병아리콩을 곁들인 김치 샐러드

Kimchi salad with crispy chickpeas

1인분 | 지방 47g · 순탄수화물 20g · 단백질 27g · V

4인분
- 올리브유 2큰술
- 병아리콩 통조림 1캔 (400g)
- 소금 1/2작은술
- 마늘 가루 1/2작은술
- 양파 가루 1/2작은술
- 강황 가루 1/2작은술
- 커민 가루 1/2작은술

샐러드
- 김치 1컵
- 로메인 상추 1개
- 적당히 자른 시금치 2컵
- 무 1/5개
- 햄프시드 2큰술
- 참깨 2큰술

드레싱
- 아보카도 오일 1/4컵
- 쌀식초 3큰술
- 코코넛 아미노스* 3큰술
- 다진 마늘 1쪽 분량
- 소금 약간
- 후춧가루 약간

TIPS

코코넛 아미노스
코코넛 수액이나 코코넛 과즙으로 만든 소스로 간장 대용으로 많이 쓰인다. 일반 간장보다 덜 짜고 단맛이 난다.

1. 김치는 국물을 짜낸 뒤 잘게 다지고, 로메인 상추는 끝부분을 손질한 다음 잘게 썬다. 무는 손질해 가늘게 채 썬다.

2. 큰 프라이팬에 올리브유를 두르고 중불로 달군 뒤 병아리콩을 넣는다.

3. 그릇에 소금, 마늘 가루, 양파 가루, 강황 가루, 커민 가루를 넣고 섞은 뒤 2의 병아리콩 위에 뿌린다. 양념이 병아리콩에 골고루 묻도록 저어주며 병아리콩의 가장자리가 노릇하고 바삭해질 때까지 볶는다. 불에서 내려 한쪽에 둔다.

4. 아보카도 오일, 식초, 코코넛 아미노스, 다진 마늘을 섞은 뒤 소금과 후춧가루로 간하여 드레싱을 만든다.

5. 큰 그릇에 1의 채소와 3의 병아리콩, 4의 드레싱을 넣고 고루 버무려 접시에 담아낸다.

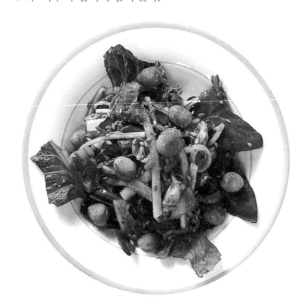

여자×단식

두부와 콩을 넣은 김치 스튜
Kimchi stew with tofu

1인분 | 지방 22g · 순탄수화물 20g · 단백질 41g · V

4인분
- 찌개용 두부 340g
- 양파 1개
- 파 4대
- 아보카도 오일 2큰술
- 다진 마늘 6쪽 분량
- 잘게 썬 김치 3컵
- 고추장 2큰술
- 채소 맛국물 5컵
- 흰 강낭콩 통조림 1캔 (400g)
- 소금
- 후춧가루
- 다진 고수 1/4컵
- 참기름

1. 양파와 두부는 먹기 좋은 크기로 깍둑썰기 한다. 파는 어슷썰기 한다.
2. 큰 냄비에 아보카도 오일을 두르고 중강불로 달군 뒤 1의 양파와 다진 마늘을 넣고 2~3분 동안 또는 양파가 투명해지기 시작할 때까지 볶는다.
3. 2에 잘게 썬 김치와 고추장을 넣는다. 1분간 저어가며 볶다가 채소 맛국물을 붓고 흰 강낭콩을 넣는다. 소금, 후춧가루로 간한다. 한소끔 끓으면 중약불로 줄이고 뚜껑을 덮어 20분 동안 끓인다.
4. 3에 1의 두부를 넣고 뚜껑을 덮어 15분 더 끓인다. (두부를 넣기 전에 스튜가 끓으면 약불로 줄인다.)
5. 4에 어슷 썬 파, 다진 고수를 넣고 참기름을 뿌린다.

흰 강낭콩과 아보카도 오일을 추가한
영양 풍부한 비건식 김치 스튜

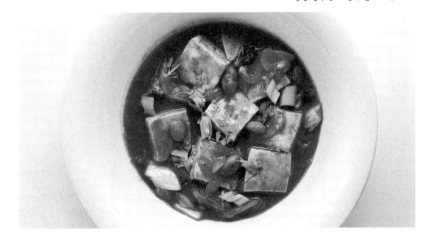

코코넛 케일 렌틸콩 수프
Coconut and kale lentil soup

1인분 | 지방 40g · 순탄수화물 24g · 단백질 21g · V

4인분

- 무가당 코코넛 플레이크 1컵
- 아보카도 오일 2큰술
- 잘게 썬 양파 1개 분량
- 다진 마늘 2큰술
- 다진 생강 2큰술
- 레드 커리 페이스트 2큰술
- 붉은 렌틸콩 1컵
- 채소 맛국물 5컵
- 소금 1작은술
- 후춧가루 1작은술
- 코코넛 밀크 통조림 1캔 (400g)
- 줄기를 제거하고 잘게 썬 케일 4컵
- 씨앗(호박씨, 아마 씨, 햄프시드 중 택일) 1/4컵

1. 큰 냄비를 중불로 달군 뒤 코코넛 플레이크를 넣고 코코넛이 연한 황금색이 될 때까지 계속 저어가며 볶아준다. 냄비를 불에서 내린 뒤 볶은 코코넛을 다른 그릇에 옮겨 담아둔다.

2. 1의 냄비를 다시 불에 올리고 아보카도 오일을 두른다. 잘게 썬 양파를 넣고 2~3분 동안, 양파가 투명해지기 시작할 때까지 볶다가 다진 마늘과 생강을 넣고 저어가며 1분 정도 더 볶는다. 레드 커리 페이스트를 넣고 향이 올라올 때까지 계속 저어가며 볶는다.

3. 렌틸콩, 채소 맛국물, 소금, 후춧가루, 1의 코코넛 플레이크를 넣고 끓인다. 끓어오르면 중불로 줄이고 뚜껑을 덮어 25~30분 또는 렌틸콩이 완전히 익어 부드러워질 때까지 끓인다.

4. 먹기 바로 전에 코코넛 밀크와 잘게 썬 케일을 넣고 케일의 숨이 죽을 때까지 끓인다. 기호에 따라 소금과 후춧가루로 간하고 그 위에 씨앗을 뿌린다.

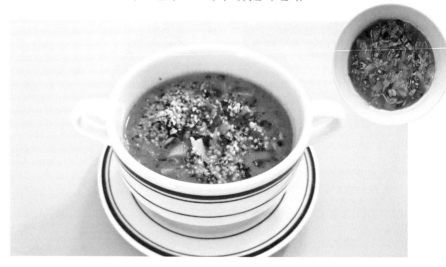

베이컨-아보카도-달걀
Bacon-Avo-Egg

1인분 | 지방 59g · 순탄수화물 9g · 단백질 117g

4인분
- 큰 아보카도 4개
- 소금 1작은술
- 생사과 식초 1/4컵
- 달걀 또는 오리알 4개
- 베이컨 16장

1. 아보카도는 반으로 자른 뒤 씨를 제거한다. 씨가 있던 자리를 조금 파내어 수란이 들어갈 공간을 만든다. 아보카도 껍질을 조심스럽게 벗겨낸다.

2. 작은 냄비에 물을 8~10cm 높이로 채운다. 소금 1/2작은술과 사과 식초를 넣고 끓이다가 달걀을 깨 넣고 5분 동안 데쳐 수란을 만든다.

3. 아보카도 반쪽에 수란 1개를 조심스럽게 넣고 나머지 반쪽으로 덮는다. 아보카도 한 개마다 베이컨 네 장으로 감싼다.

4. 궁중팬(웍)을 센불 위에 올린 뒤 3의 아보카도를 넣고 천천히 굴리면서 베이컨이 바삭하고 황금빛이 될 때까지 모든 면을 굽는다. (바삭해진 베이컨이 껍질 역할을 하여 아보카도와 달걀이 부서지지 않도록 고정해 준다.)

5. 그대로 그릇에 담아내거나 먹기 좋도록 아보카도와 베이컨을 분리하여 담아내도 좋다.

TIPS

1. 물에 식초를 넣으면 수란을 만드는 동안 달걀의 형태를 유지시킬 수 있다.

2. 베이컨으로 감싼 아보카도는 센불에서 빨리 구워내야 한다. 그렇게 하지 않으면 베이컨 안의 아보카도가 퍽퍽해진다.

3. 이 요리는 여러 가지 채소로 만든 샐러드, 슬라이스한 토마토, 파슬리 다진 것, 으깬 페타 치즈*로 만든 샐러드와 함께 먹으면 좋다.

페타 치즈 양젖을 굳혀 만든 그리스식 치즈. 숙성 과정을 거치지 않고 소금물에 넣어 보관해 짠맛이 강하다.

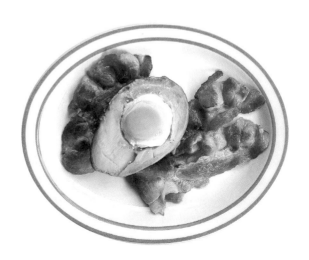

최고의 로스트 치킨
The best roasted chicken

1인분 | 지방 6g · 순탄수화물 0g · 단백질 25g

2인분
- 닭 1마리
- 레몬 2개
- 로즈메리 가지 3개
- 소금 1/2작은술
- 후춧가루 1/4작은술
- 파프리카 가루 약간

TIPS

에어 프라이어를 사용한다면 180℃로 예열한 다음 25~35분간 굽는다. 이때 중간에 한 번 뒤집어 줘야 골고루 익는다.

1. 레몬은 슬라이스한다.

2. 오븐을 190℃로 예열한다.

3. 잘 드는 주방 가위나 칼로 닭의 배를 가르고 척추를 제거한 뒤 양쪽으로 벌린다. 척추를 제거하면 로스팅 팬 위에 닭을 평평하게 펼칠 수 있으므로 더 짧은 시간에 더 고르게 익히면서 겉은 바삭하고 속은 촉촉하게 조리할 수 있다.

4. 로스팅 팬 바닥에 유산지를 깔고 레몬 조각과 로즈메리 가지를 고루 펼쳐 담는다.

5. 4의 레몬과 로즈메리 위에 3의 닭을 올린 다음 소금, 후춧가루, 파프리카 가루를 뿌린다.

6. 5를 오븐에 넣고 35~45분 동안 또는 닭고기에서 맑은 육즙이 나올 때까지 굽는다.

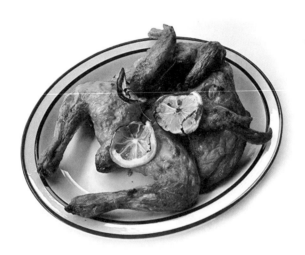

키토바이오틱 와플
Ketobiotic waffles

1인분 | 지방 23g · 순탄수화물 3g · 단백질 5g

8인분(1인분 와플 2개)
- 달걀 5개(노른자와 흰자 분리)
- 버터 1/3컵
- 아몬드 가루 3컵
- 코코넛 플레이크 1/4컵
- 베이킹파우더 1작은술
- 소금 1/4작은술
- 계핏가루 1/2작은술
- 코코넛 밀크 2/3컵
- 메이플 시럽 1/4컵
- 바닐라 익스트랙 2작은술

TIPS
초콜릿 와플을 만들려면 생카카오 가루 1/4컵을 3번 단계 때 추가한다.

1. 달걀은 깨서 노른자와 흰자를 분리한다. 버터는 실온에 두어 녹인다.
2. 와플 기계를 켜고 원하는 온도, 시간을 맞춘다.
3. 중간 크기의 그릇에 아몬드 가루, 코코넛 플레이크, 베이킹파우더, 소금, 계핏가루를 넣고 저어 고루 섞는다.
4. 큰 볼에 코코넛 밀크, 메이플 시럽, 바닐라 익스트랙, 달걀 노른자, 버터를 넣고 크림 같은 질감이 될 때까지 젓는다.
5. 달걀흰자를 중간 크기의 그릇에 따로 담아 완만한 봉우리 모양이 될 때까지 저은 후 4의 볼에 넣고 부드럽게 섞는다.
6. 5에 3의 가루 재료를 넣고 완전히 섞일 때까지 부드럽게 저어 와플 반죽을 만든다.
7. 6의 반죽을 적당량씩 떠서 와플 기계에 올린다. 와플 기계 사용법에 따라 와플을 굽는다(약 4분).

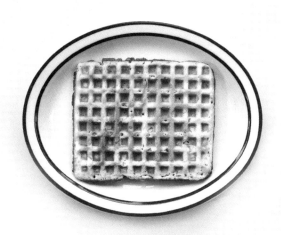

속재료로만 만드는 키슈
Crustless everything quiche

1인분 | 지방 20g · 순탄수화물 15g · 단백질 11g

4인분(1인분 1조각)

- 잘게 썬 양파 1/2컵
- 잘게 썬 시금치 1/2컵
- 잘게 썬 베이컨 1/2컵
- 잘게 썬 피망 1/2컵
- 체더치즈 2/3컵
  (슈레드 또는 강판에 간 것)
- 파르메산 치즈 가루
  1/2큰술
- 달걀 4개(큰 것)
- 소금 1/4작은술
- 후춧가루 1/4작은술
- 허브 드 프로방스*
  1/2작은술

1. 잘게 썬 양파와 피망은 기름을 두른 팬에 넣고 양파가 투명해질 때까지 볶는다.
2. 다른 프라이팬에 잘게 썬 베이컨을 넣고 굽는다.
3. 큰 볼에 달걀을 깨 넣고 소금, 후춧가루를 넣고 저어 풀어준 뒤 허브 드 프로방스를 넣고 잘 섞는다.
4. 3에 1과 2, 잘게 썬 시금치, 체더치즈, 파르메산 치즈 가루를 넣고 섞은 다음 버터를 바른 베이킹 접시에 붓는다.
5. 오븐을 180℃로 예열한 다음 4를 넣어 20~25분간 굽는다. (이쑤시개로 반죽 중앙을 찔렀다가 뺐을 때 반죽이 묻어 나오지 않으면 완성!)
6. 완성된 키슈를 4조각으로 나누어 1조각씩 담아낸다.

TIPS

에어 프라이어를 사용할 경우는 160℃에서 20~25분간 굽는다. 에어 프라이어의 크기와 모델에 따라 조리 시간이 다를 수 있으므로, 중간에 조리 상태를 체크하면서 시간을 조절하는 것이 좋다. 이때 약간의 갈색 크러스트가 형성될 수 있으며, 이는 오븐에서 구운 것과는 다른 독특한 맛과 질감을 더해 줄 것이다.

TIPS

허브(에르브) 드 프로방스(herbes de Provence) 말린 파슬리, 로즈메리, 타임 등을 혼합한 향신료. 간단히 허브 프로방스라고도 부른다.

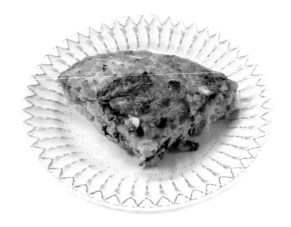

여자×단식

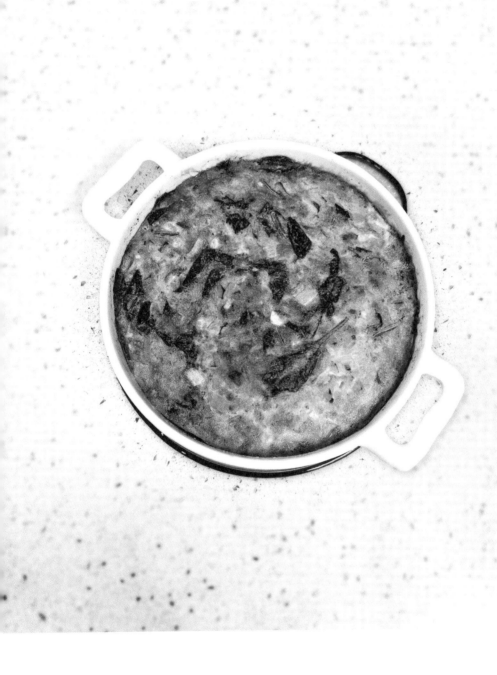

적양배추 강황 크라우트
Purple gold kraut

1인분 | 지방 0g · 순탄수화물 2g · 단백질 0g · V

14인분
- 적양배추 2개
- 곱게 간 강황 1/3컵
- 곱게 간 생강 1/3컵
- 소금 2큰술
- 사과 식초 2큰술

추가용 소금물
- 정제수 4컵
- 소금 4작은술
- 사과 식초 4작은술

1. 적양배추는 겉 쪽의 큰 잎을 4~5장 떼어 따로 두고 나머지는 채 썬다. 큰 볼에 채 썬 양배추, 곱게 간 강황과 생강, 소금, 사과 식초를 넣고 섞는다(강황 때문에 물들 수 있으므로 스테인리스 스틸 그릇을 사용하는 것이 좋다).

2. 손에 강황 물이 들지 않도록 장갑을 끼고 1을 약 5~10분 동안 주무른 다음 20~30분 동안 놔두어 강황 즙이 마저 빠져오도록 한다. 그다음 5~10분 더 주무른다.

3. 2를 1L들이 유리병(36온스 메이슨병) 2개에 넣는다. 바닥부터 입구까지 꽉 채우되, 4cm 정도 공간을 남겨둔다(채소에서 물이 생기는 것과 추가로 소금물을 넣어야 하는 것을 고려).

4. 볼에 추가용 소금물 재료를 넣고 잘 섞은 뒤 3의 병에 내용물이 잠길 때까지 천천히 붓는다.

5. 따로 떼어둔 1의 양배추 잎을 말아서 4의 내용물 위에 얹는다. 발효 시 가스가 빠져나갈 수 있도록 병뚜껑을 느슨하게 잠근다. 서늘하고 그늘진 곳에 두고 5~14일간 발효시킨다. (발효 중에는 조금씩 거품이 일고 탁해질 것이다. 만약 윗부분이나 양배추 잎사귀에 거품이나 곰팡이가 생기면 제거하고 새로운 양배추 잎으로 교체한다.)

6. 매일 맛을 보며, 원하는 맛이 되면 말아 넣었던 양배추 잎을 제거하고 냉장고에 보관하여 발효가 천천히 진행되도록 한다.

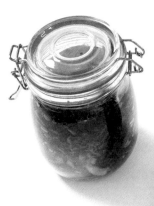
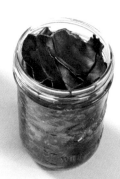

TIPS

5~6일이 지나 발효가 어느 정도 진행된 양배추는 바삭바삭하고 신선해 맛이 있다. 10일쯤 지나면 맛이 약간 시큼해지고 식감이 부드러워진다. 이렇게 만든 크라우트는 아침 반찬으로 먹기에 딱 좋다.

민디의 만능 샐러드드레싱
Mindy's magic salad dressing

1인분 | 지방 4g · 순탄수화물1g · 단백질 0g · V

7인분
- 레드 와인 식초 1/4컵
- 레몬즙 2/3컵
- 레몬 제스트 약간
- 꿀 1큰술
- 올리브유 3/4컵
- 소금 1½작은술
- 후춧가루 1½작은술
- 카옌페퍼 가루(또는 고춧가루) 1/4작은술

1. 모든 재료를 한데 넣고 섞는다.

2. 유리 용기에 담아 냉장고에 보관한다.

3. 먹기 직전에 흔들어 고루 섞은 뒤 샐러드에 뿌린다.

이 샐러드드레싱은 일 년 내내
여름 맛이 나요. 이 드레싱에 잘게 썬
파슬리나 바질 등의 허브를
추가하면 새로운 맛을 느낄 수 있어요!

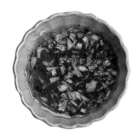

냉장고에 있는 샐러드용 채소에 새우를
넣고 이 샐러드드레싱을 뿌려 먹으면
한 끼 식사로도 충분해요!

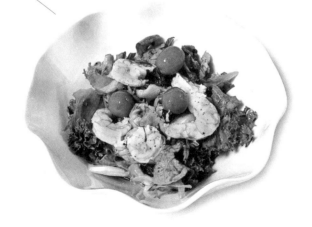

신선한 민트와 완두콩 스프레드
Fresh mint and pea spread

1인분 | 지방 0g · 순탄수화물 8g · 단백질 4g

24인분
- 완두콩 3컵
- 곱게 간 아몬드 1/2컵
- 레몬 제스트*
  (레몬 1개 분량)
- 민트 잎 2컵
  (40~50g 정도)
- 레몬즙 3큰술
- 꽈리고추 1개
- 치즈 57g
- 아보카도 오일 1/2컵

1. 모든 재료를 고성능 믹서에 넣고 원하는 농도가 될 때까지 중간 속도로 갈면서 섞는다.
2. 1을 유리 용기에 담아 냉장고에 넣는다. 냉장 보관하면 5~7일 동안 두고 먹을 수 있다.
3. 샐러드의 디핑 소스로 활용하거나 크래커나 빵에 발라 먹는다.

TIPS

레몬 제스트 만들기 레몬 제스트는 시판용 제품을 구입해 사용하면 편리하지만 집에서도 손쉽게 만들 수 있다.

1. 레몬은 깨끗하게 씻은 다음 껍질에 묻은 불순물을 제거하기 위해 따뜻한 물에 살짝 담갔다 꺼낸다.

2. 레몬의 노란 껍질 부분을 채소 필러(또는 채칼)를 이용해 얇게 벗겨낸 뒤 잘게 다진다. (흰 속껍질은 쓴맛이 나니 들어가지 않도록 주의한다.)

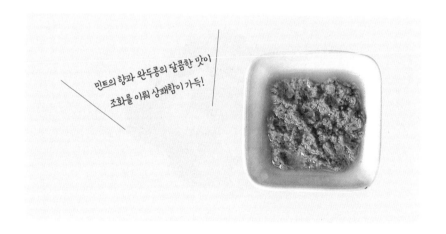

민트의 향과 완두콩의 달콤한 맛이 조화를 이뤄 상쾌함이 가득!

케일 칩
Kale chips

1인분 | 지방 12g · 순탄수화물 2g · 단백질 1g · V

6인분
- 케일 230g(작은 잎)
- 아보카도 오일 2큰술
- 소금 약간

1. 오븐을 220℃로 예열한다.
2. 케일 잎은 단단한 줄기는 제거하고 씻어 물기를 뺀 뒤 큰 그릇에 담는다. (너무 큰 잎은 한입 크기로 자른다.)
3. 아보카도 오일을 케일에 뿌리고 잎에 잘 배어들도록 손으로 조물조물 무친다.
4. 케일 잎을 유산지를 깐 베이킹 트레이에 골고루 펴고 오븐에 넣는다.
5. 오븐에 넣고 5분 정도 지나면 주걱을 사용해 서로 붙은 케일 잎을 떼어낸다. 케일이 바삭해질 때까지 약 12분간 더 굽는다.
6. 오븐에서 꺼내 소금을 뿌려 완성한다.

TIPS
취향에 따라 카옌페퍼 가루나 계핏가루 같은 향신료를 추가해도 괜찮다.

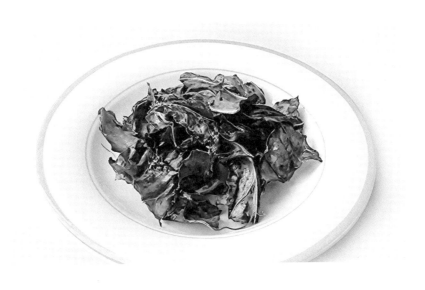

레몬 생강 연어구이
Meyer lemon–ginger salmon

1인분 | 지방 42g · 순탄수화물 1g · 단백질 50g

12인분
- 참기름 1~2큰술
- 연어 필레 큰 것 1마리
  (또는 소분된 연어 필레
  12개)

양념 재료
- 저염 된장 2큰술
- 코코넛 아미노스 1큰술
- 곱게 간 생강 4큰술
- 곱게 간 강황 1/2작은술
- 다진 마늘 2작은술
- 꿀 2작은술
- 레몬즙(2개 분량)
- 레몬 제스트(3개 분량)

1. 오븐을 180℃로 예열한다.

2. 베이킹 접시(너비 38cm인 것이 적당) 바닥에 참기름을 조금 바르고 연어를 껍질 쪽이 아래로 오도록 놓는다(이렇게 하면 연어 껍질이 오븐용 접시에 달라붙지 않는다).

3. 작은 볼에 된장, 코코넛 아미노스, 곱게 간 생강과 강황, 다진 마늘, 꿀, 레몬즙, 레몬 제스트 넣고 섞어 걸쭉한 소스를 만든다. 2의 연어 위에 소스를 끼얹는다. (걸쭉하고 톡 쏘는 소스가 굽는 과정에서 바삭한 껍질을 만든다. 남은 즙은 접시 바닥으로 흘러내려 연어에 수분을 공급하고 풍미를 낸다.)

4. 3을 오븐에 넣어 약 45분 동안 또는 연어의 윗부분이 갈색으로 변하기 시작하고 가장 두꺼운 부분이 완전히 익을 때까지 굽는다.

TIPS

1. 에어 프라이어를 사용할 때는 180℃로 예열한 다음 12~15분 굽는다.(에어 프라이어마다 화력이 조금씩 다르므로 중간중간 확인하며 시간을 조절하는 것이 좋다.)

2. 프라이팬을 이용할 경우에는 예열한 프라이팬에 기름을 두른 뒤 연어를 껍질 쪽이 아래로 가게 올리고 중불에서 약 4~5분간 굽는다. 껍질이 바삭해지고 고소한 냄새가 나기 시작하면 뒤집어서 약 3~4분 더 굽는다.

여자×단식

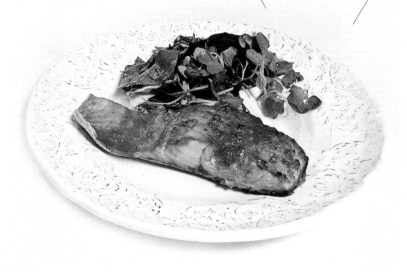

소스를 넉넉히 만들어
냉장 보관하면 편해요!

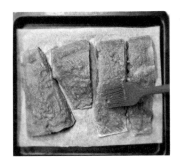

TIPS

1. 한 덩어리로 된 큰 연어 필러 대신 소분된 연어 필레를 사용해도 된다. 소분된 연어 필레로 요리할 경우는 소스를 요리용 솔로 발라주는 것이 더 깔끔하다.

2. 베이킹 접시에 비해 연어 필레가 너무 길면 꼬리 쪽을 잘라내어 베이킹 접시의 빈 공간에 놓는다. 통째로 요리할 필요는 없다.

3. 조리 중 연어 필레의 얇은 부분을 살펴보아 너무 익었거나 건조해지지 않았는지 확인한다. 너무 익었다면 해당 부분만 잘라 미리 꺼내도 된다.

노랗게 물들인 콜리플라워
Yellowed cauliflower

1인분 | 지방 10g · 순탄수화물 3g · 단백질 4g · V

8~12인분
· 콜리플라워 2개(큰 것)
· 강황 가루 1½작은술
· 소금 1작은술
· 후춧가루 1/2작은술
· 아보카도 오일 1/3 컵

TIPS
1. 구운 콜리플라워는 스테이크, 닭고기, 연어, 새우 등 거의 모든 음식과 함께 즐길 수 있다!
2. 구운 콜리플라워가 남으면 차갑게 식혀 샐러드에 넣어 먹어도 좋다.

1. 오븐을 180℃로 예열한다.
2. 콜리플라워는 단단한 심지를 제거하고 한입 크기의 작은 송이로 나눈다.
3. 작은 볼에 강황 가루, 소금, 후춧가루를 넣고 섞는다.
4. 콜리플라워를 큰 직사각형 베이킹 접시에 담는다. 콜리플라워 위에 아보카도 오일을 뿌리고 골고루 묻도록 버무린다.
5. 4에 3을 뿌리고 골고루 묻도록 버무린다.(손에 강황 가루가 묻어 노란색으로 변하지 않도록 장갑을 끼자!)
6. 5를 오븐에 넣어 45분 동안 굽는다. 앞뒤로 골고루 익도록 중간에 두 번 정도 뒤집는다.

TIPS
에어 프라이어를 이용할 경우 180℃로 예열한 다음 15~20분 동안 굽는다. 중간에 한두 번 뒤집거나 흔들어 고루 익도록 한다.

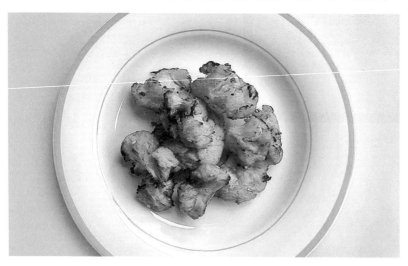

여자 × 단식

건강한 치킨너깃
Healthy chicken nuggets

1인분 | 지방 29g · 순탄수화물 3g · 단백질 48g

8인분(1인분 6개)
- 닭가슴살 8쪽
- 퀴노아 가루 3컵
- 마늘 가루 2작은술
- 소금 2작은술
- 후춧가루 2작은술
- 달걀 4개
- 코코넛 오일 1컵

1. 닭가슴살은 껍질을 제거하고 너깃 모양으로 조각낸다(닭가슴살 한 쪽당 약 6조각). 달걀은 그릇에 풀어 달걀물을 만든다.

2. 얕은 그릇에 퀴노아 가루, 마늘 가루, 소금, 후춧가루를 넣고 골고루 섞어 튀김옷을 만든다.

3. 1의 너깃 조각을 하나씩 달걀물을 담갔다 꺼내 2에 굴려 얇게 튀김옷을 입힌 뒤 퀴노아 가루는 최대한 털어낸다.

4. 프라이팬이나 냄비에 코코넛 오일을 넣고 달군 뒤 3을 넣어 굽는다. 이때 코코넛 오일의 양은 튀김옷을 입힌 너깃 전체에 오일이 고루 밸 수 있도록 충분히 넣되, 너무 많이 넣어 눅눅해지지 않도록 조심한다.

5. 너깃이 황금빛이 도는 갈색이 될 때까지 앞뒤로 4분 동안 굽는다. 이때 팬 안에 떨어진 튀김옷을 바로바로 건져내지 않으면 신선한 너깃을 만들 수 없으므로 굽다가 잠시 멈추고 팬 안의 부스러기들을 치운다.

6. 너깃에 황금빛 갈색이 돌고, 잘라 보았을 때 닭고기가 더 이상 분홍색을 띠지 않으면 완성된 것이다.

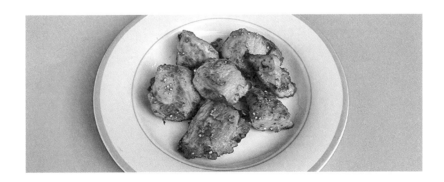

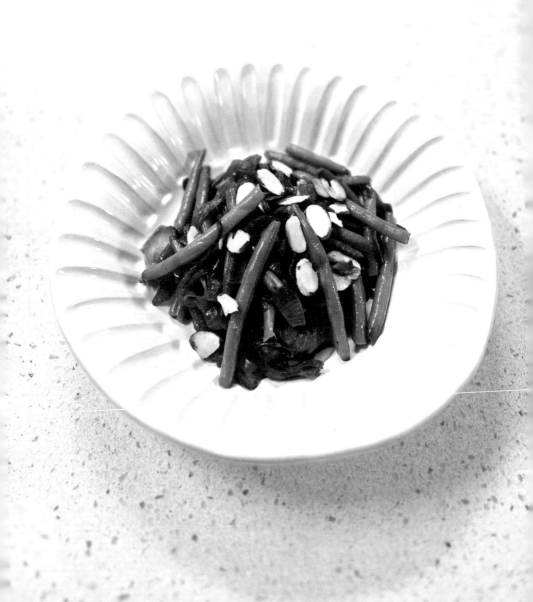

자색 양파와 그린빈 볶음

Green beans with caramelized shallots

1인분 | 지방 2g · 순탄수화물 7g · 단백질 2g

4인분

- 자색 양파 2개
  (또는 샬롯 5개)
- 아보카도 오일 1큰술
- 냉동 그린빈(껍질콩)
  300g
- 아몬드 플레이크 1/2컵
- 버터 1큰술
- 소금 1/2작은술
- 후춧가루 약간

1. 양파는 껍질을 벗기고 얇게 슬라이스한다.

2. 슬라이스한 양파와 아보카도 오일을 중간 크기의 프라이팬에 넣고, 양파가 캐러멜화되어 황갈색이 될 때까지 약 30분간 볶는다(가끔씩 저어주되, 너무 자주 저으면 캐러멜화가 잘 일어나지 않으니 주의한다). 양파가 다 익으면 그릇에 옮겨 담아 둔다.

3. 냉동 그린빈은 해동한 다음 물기를 빼고 따로 둔다.

4. 아몬드 플레이크는 중불로 예열한 프라이팬에서 갈색이 돌 때까지 살짝 굽는다. 이 과정에서 아몬드의 기름이 나오며 고소한 맛이 강화된다.

5. 식탁에 내놓기 5분 전에 큰 프라이팬에 버터를 넣고 중불로 녹인 다음 그린빈, 소금, 후춧가루를 넣고 볶는다. 그린빈이 충분히 익으면 2의 양파와 4의 아몬드를 넣고 골고루 섞어서 차려낸다.

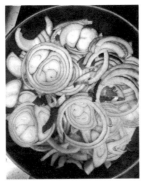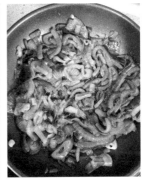

노란색 콜리플라워 토르티야
Yellow cauliflower tortillas

1인분 | 지방 1g • 순탄수화물 22g • 단백질 3g

6인분(1인분 2장)
- 콜리플라워 2개
  (또는 냉동 콜리플라워)
- 잘게 썬 쪽파 1컵
- 달걀 5개(큰 것)
- 소금 1/2작은술
- 후춧가루 1/2작은술
- 강황 가루 1/2작은술
- 잔탄검* 3/4작은술

1. 콜리플라워를 작은 조각으로 나눈 다음 씻어 헹군다.

2. 찜기용 냄비에 약간의 물을 넣고 끓인다. 물이 끓기 시작하면 찜기 바구니 위에 1의 콜리플라워를 올리고 뚜껑을 덮고 약 4~5분간 찐다(콜리플라워가 잘 익었는지 확인하려면 포크로 찔러본다). 냉동 콜리플라워를 쓴다면 이 단계는 건너뛰고 해동 후 물기를 뺀다.

3. 2의 콜리플라워와 잘게 썬 쪽파를 푸드 프로세서나 고성능 믹서에 넣고 부드러워질 때까지 간다. 이것을 900ml 정도 만들어두어야 한다.

4. 3을 면포에 옮겨 짜서 물기를 뺀다.

5. 중간 크기의 그릇에 4와 달걀, 소금, 후춧가루, 강황 가루, 잔탄검을 넣고 섞어 반죽을 만든다.

6. 프라이팬에 기름을 두르고 중불로 달군 뒤 5의 반죽을 1/4컵씩 프라이팬에 올리고, 주걱이나 스패출러를 사용해 약 6~7mm 두께로 펴준다.

7. 앞뒤 면을 각각 2~3분간 구워 토르티야가 노릇노릇해지고 가장자리가 바삭해질 때까지 굽는다. 이때 프라이팬이 너무 뜨거워지지 않도록 주의한다. 나머지 반죽도 같은 방법으로 구워낸다.

TIPS

잔탄검(xanthan gum) 양배추 등의 십자화과 식물에서 얻은 균에 탄수화물을 주입해 발효시켜 만든 천연 혼합물로 점성을 만들어준다.

넉넉한 양을 만들어 냉장고에 보관해 두고 먹어도 좋다.
이때 토르티야 사이사이에 유산지를 넣어 보관하면 한 장씩
꺼내 먹을 수 있어 편리하다.

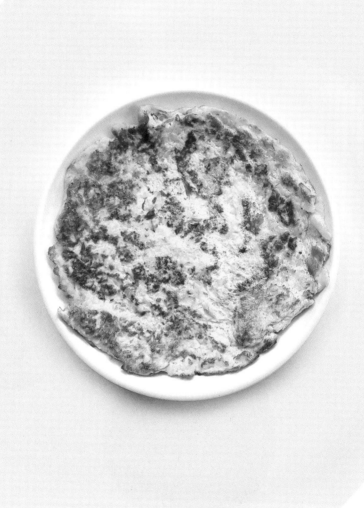

콜라겐 듬뿍 소갈비 찜
Braised beef collagen boost

1인분 | 지방 42g · 순탄수화물 9g · 단백질 31g

8인분
- 찜용 소갈비 2kg
- 사골 육수 1/3컵
- 양파 2개
- 소금 1/2큰술
- 후춧가루 1/2큰술
- 토마토 페이스트 220g
- 당근 2개
- 셀러리 4대
- 허브 드 프로방스 1/2큰술
- 마늘 6쪽

TIPS

고기 양이 넉넉한 메인 요리로 낼 경우는 6인분 정도의 양이다.

1. 소갈비는 찬물에 두어 번 헹군 후 체에 밭쳐 물기를 뺀다. (작은 뼛조각이 들어가지 않도록 주의한다.)

2. 양파는 8등분하고 당근과 셀러리는 5cm 길이로 썬다.

3. 1의 소갈비에 소금과 후춧가루를 뿌려 밑간한다. 큰 프라이팬을 센불로 예열한 후, 밑간한 소갈비를 올려 모든 면이 노릇해지도록 빠르게 굽는다(이때 올리브유를 약간 넣고 구워도 된다). 이 시어링 과정에서 육즙을 가두고 맛을 만들어내는 것이 중요하다. 시어링을 한 후 육수에 넣고 끓여야 육즙이 빠져나오지 않아 찜 고기가 맛있다.

4. 3의 소갈비와 나머지 재료들을 압력솥에 넣고 뚜껑을 닫은 뒤 센불에 올려 추가 돌기 시작하면 약불로 줄여 20분간 익힌 후 불을 끈다.

5. 압력솥의 압력이 모두 빠져나갈 때까지 그대로 두었다가 뚜껑을 열고 접시에 담아낸다.

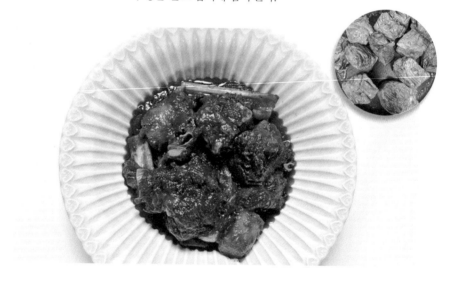

호르몬 포식 레시피
Hormone feasting recipes

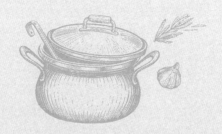

호박 병아리콩 카레
Pumpkin chickpea curry stew

1인분 | 지방 16g · 순탄수화물 44g · 단백질 23g · V

4인분
- 올리브유 2큰술
- 양파(큰 것) 1개
- 다진 마늘 8쪽 분량
- 청양고추(또는 할라페뇨) 1개
- 간 생강 2큰술
- 호박 퓌레 통조림 1캔 (400g)
- 강황 가루 2작은술
- 소금 1½작은술
- 커민 가루 1작은술
- 고수 가루 1작은술
- 후춧가루 1작은술
- 토마토 통조림 1캔(800g, 으깬 것)
- 채소 맛국물 2~3컵
- 감자 1개(작은 것)
- 병아리콩 통조림 1캔 (400g)
- 냉동 완두콩 2컵
- 코코넛 밀크 400g (지방 함량이 높은 것)
- 시금치 4컵
- 퀴노아 1½컵
- 플레인 코코넛 요거트* 1/4컵
- 라임 1개(선택)

1. 양파는 깍둑썰기 하고 청양고추는 씨를 빼내고 잘게 썬다. 감자는 4등분하고 냉동 완두콩은 헹궈서 물기를 뺀다. 퀴노아와 물을 1:2 비율로 하여 밥을 짓는 방식으로 익혀 준비한다.

2. 큰 냄비에 올리브유를 두르고 중불로 가열한다. 1의 양파를 넣고 2~3분 동안 또는 양파가 반투명해지기 시작할 때까지 볶는다. 다진 마늘, 1의 청양고추, 간 생강을 넣고 고루 섞이도록 젓는다. 천천히 저으면서 2분 더 조리한다.

3. 2에 호박 퓌레, 강황 가루, 소금, 커민 가루, 고수 가루, 후춧가루를 넣고 젓는다. 3~5분 동안 또는 향이 날 때까지 조리한다. 토마토와 채소 맛국물 2컵을 넣는다.

4. 냄비 바닥에 눌은 건더기들을 주걱으로 떼어내며 저어준 다음 1의 감자와 병아리콩을 추가한다. 감자와 콩이 완전히 잠기지 않으면 육수를 천천히 더 넣고 다시 저어준다.

5. 4가 끓어오르면 약불로 줄인 다음 냄비에 뚜껑을 덮고 감자가 완전히 익을 때까지(25~30분 정도) 끓인다.

6. 감자가 다 익으면 뚜껑을 열고 1의 완두콩, 코코넛 밀크, 시금치를 넣고 시금치의 숨이 죽을 때까지 저어주며 끓인다. 맛을 보고 취향에 따라 소금과 후춧가루를 더 넣는다.

7. 접시에 1의 삶은 퀴노아 한 숟갈을 담고 6을 얹는다. 그 옆에 플레인 코코넛 요거트 한 덩어리를 올린다. (취향에 따라 라임을 웨지 모양으로 잘라 올린다.)

TIPS

비건이 아니라면 플레인 코코넛 요거트 대신 플레인 그릭 요거트를 곁들여도 된다.

여자 × 단식

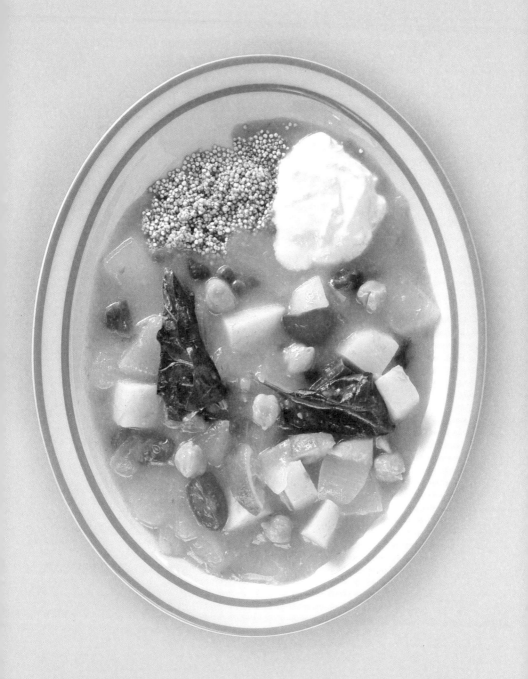

구운 닭고기와 비트 샐러드

Sesame ginger-roasted chicken and sweet potato with a fennel and pickled beet salad

1인분 | 지방 6g · 순탄수화물 54g · 단백질 20g

4인분

닭고기와 고구마

- 닭가슴살 1개(227g)
- 고구마 1개(큰 것)
  (또는 중간 크기 2개)
- 아보카도 오일 2큰술
- 코코넛 아미노스 1/4컵
- 곱게 간 생강 2큰술
- 피시 소스 1작은술
  (선택)
- 다진 마늘 4쪽 분량
- 소금 1½작은술
- 후춧가루 1작은술
- 볶은 참깨 1큰술

샐러드

- 자색 양파 1개(작은 것)
- 잎채소 및 브로콜리 등
  3가지 이상 채소 8~9
  컵 분량
- 아몬드 플레이크 2큰술
- 올리브유 1/4컵
- 사과 식초 3큰술
- 소금·후춧가루 약간

TIPS

다양한 채소를 섭취하는 것이 장내 환경을 개선하는 데 도움이 된다. 냉장고에 있는 채소 어떤 것이라도 좋다. 샐러드를 만들 때는 3~4가지 이상의 채소를 혼합하여 사용해 보자.

1. 닭가슴살과 고구마는 깍둑썰기 한다.

2. 오븐을 200℃로 예열한다.

3. 약간 높이가 있는 베이킹 트레이에 유산지를 깔아준다.

4. 큰 볼에 아보카도 오일, 코코넛 아미노스, 곱게 간 생강, 다진 마늘, 피시 소스, 소금, 후춧가루를 넣고 잘 섞는다.

5. 4에 깍둑썰기 한 닭고기와 고구마, 볶은 참깨를 넣고 골고루 묻도록 버무린다.

6. 오븐 팬(베이킹 트레이)에 5를 고루 펼친 다음 오븐에 넣고 15분 동안 굽는다. 5의 볼에 남은 양념은 그대로 둔다.

7. 오븐에서 팬을 꺼낸 다음 남은 양념을 솔에 묻혀 닭고기와 고구마에 바른다. 팬을 오븐에 다시 넣고 20~25분 더 또는 고구마가 부드러워질 때까지 굽는다.

8. 닭고기와 채소가 다 익을 때까지 기다리는 동안 샐러드를 준비한다. 자색 양파는 잘게 썬다. 그 외 채소는 먹기 좋게 썬다.

9. 작은 볼에 올리브유, 사과 식초, 8의 잘게 썬 양파를 넣고 섞는다. 기호에 따라 소금과 후춧가루로 간을 한다.

10. 큰 볼에 나머지 샐러드 재료를 담고 9의 드레싱을 넣고 버무린다.

11. 접시에 7의 닭고기와 고구마를 담고 샐러드를 곁들여 낸다.

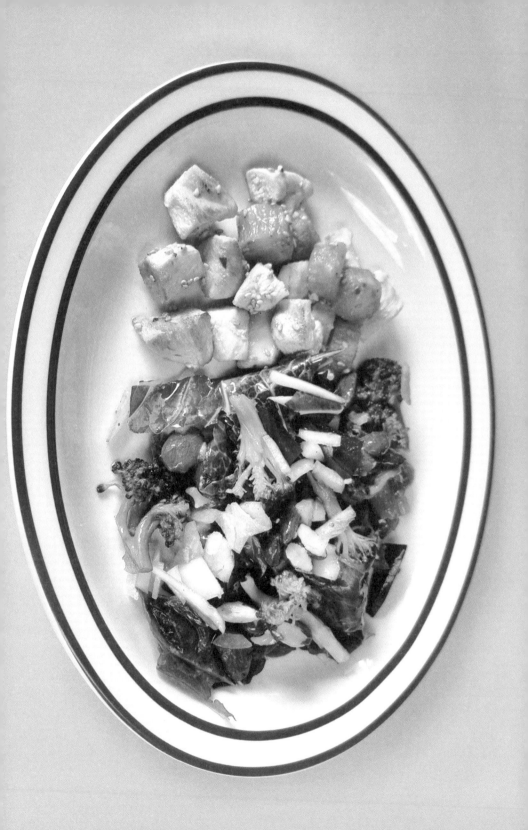

양배추 슬로를 곁들인 고구마

Chipotle black bean–stuffed sweet potatoes with cilantro-lime cabbage slaw

1인분 | 지방 18g · 순탄수화물 43g · 단백질 24g · V

4인분
- 고구마 4개(큰 것)
- 올리브유 2큰술
- 자색 양파 1개
- 템페 115g
- 다진 마늘 6쪽
- 아도브 소스*에 담긴 치폴레 고추 1개(잘게 다진 것)
- 토마토 통조림 1캔(400g, Diced)
- 검은콩 통조림 1캔 (411g)
- 퀴노아 1컵
- 소금 2작은술
- 후춧가루 1작은술
- 커민 가루 1작은술
- 고춧가루 1작은술
- 파프리카 가루 1/2작은술
- 카옌페퍼 가루 1/4작은술

TIPS

아도보 소스 파프리카, 오레가노, 소금, 마늘, 식초를 섞어 만든 소스.
치폴레 고추 훈연한 할라페뇨.

1. 고구마는 깨끗이 씻은 다음 포크로 몇 군데 구멍을 낸다. 자색 양파는 잘게 다진다. 검은콩 통조림과 퀴노아는 물에 헹궈 물기를 뺀다. 템페는 잘게 썬다(손이나 포크로 부숴도 된다).

2. 오븐을 220℃로 예열한 다음 베이킹 트레이에 유산지나 포일을 깔고 1의 고구마를 올려 오븐에 넣는다. 약 50분 동안 또는 고구마의 가장 두꺼운 부분에 포크가 들어갈 정도로 부드러워질 때까지 굽는다. (고구마를 굽는 동안 양배추 슬로를 준비한다.)

3. 큰 프라이팬에 올리브유를 두르고 중강불로 가열한다. 1의 양파를 넣고 양파가 반투명해지기 시작할 때까지 약 2~3분 동안 볶는다.

4. 3에 템페를 넣고 템페가 황금색이 될 때까지 볶는다. 템페가 갈색으로 변하기 시작하면 다진 마늘을 넣고 1분 더 볶은 다음 치폴레 고추, 토마토, 검은콩, 퀴노아, 소금, 커민가루, 고춧가루, 파프리카 가루, 카옌페퍼 가루를 넣는다.

5. 4에 퀴노아가 충분히 익을 수 있도록 물 1½컵을 추가한다. 뭉근하게 끓기 시작하면 불을 중불로 낮추고 자주 저어준다. 뚜껑을 덮고 15~20분 동안 퀴노아의 낟알 껍질이 벌어지고 오그라들기 시작할 때까지 끓인 뒤 가장 약한 불로 줄인다. 맛을 보고 취향에 따라 소금과 후춧가루를 추가한다.

6. 고구마가 다 익으면 반대쪽이 완전히 잘리지 않도록 주의하면서 길이로 반을 가른 뒤 한 김 식힌다.

7. 고구마 가운데에 5를 올리고 양배추 슬로를 넉넉히 곁들여 낸다.

여자×단식

양배추 슬로

- 라임 2개
- 코코넛 요거트 4큰술
- 아보카도 오일 1큰술
- 양배추 1/4통
- 양파 1/2개
- 아보카도 1개
- 다진 고수 약간
- 소금·후춧가루 약간
- 아마 씨 2큰술
- 볶은 호박씨 2큰술

양배추 슬로 만들기

1. 아보카도는 씨와 껍질을 제거한다. 아보카도, 양배추, 양파는 작게 깍둑썰기 한다. 라임은 즙을 낸다.

2. 작은 볼에 라임즙, 코코넛 요거트, 아보카도 오일을 넣고 완전히 섞일 때까지 잘 휘저어 드레싱을 만든다.

3. 큰 볼에 양배추, 양파, 아보카도, 다진 고수를 넣고 2의 드레싱을 뿌려 섞은 후, 소금과 후춧가루로 간을 맞춘다. 비닐 랩으로 볼을 덮어 냉장고에 넣어둔다. (냉장고에 넣어두면 맛이 어우러져 풍미가 좋아진다.)

4. 먹기 직전에 냉장고에 넣어둔 양배추 슬로를 꺼내 아마 씨와 볶은 호박씨를 넣고 버무린다.

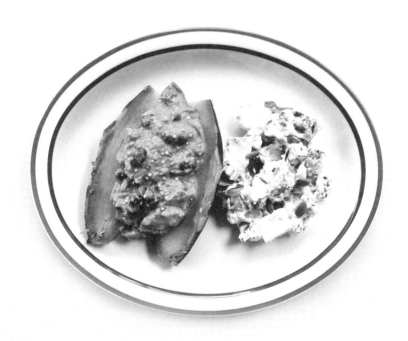

병아리콩 팬케이크와 레몬 타히니 드레싱

Chickpea pancakes with sautéed beans and greens with a lemon tahini dressing

1인분 | 지방 24.5g · 순탄수화물 69g · 단백질 33g · V

4인분(팬케이크 8개)

팬케이크
- 병아리콩 가루 4컵
- 영양 효모 1/3컵
- 소금 2작은술
- 후춧가루 1작은술
- 강황 가루 1작은술
- 커민 가루 1작은술
- 고수 가루 1/2작은술
- 카옌페퍼 가루 1/2작은술
- 물 2½컵
- 아보카도 오일(조리용)

타히니 드레싱
- 타히니 1/3컵
- 레몬즙·레몬 제스트 (레몬 큰 것 1개 분량)
- 다진 마늘 1쪽 분량
- 물 2~4큰술
- 소금·후춧가루 약간

콩과 채소
- 아보카도 오일 3큰술
- 병아리콩 통조림 1캔 (400g)
- 소금 1/2작은술
- 후춧가루 1/2작은술
- 커민 가루 1/2작은술
- 다진 고추 2개 분량
- 잘게 썬 빨강 파프리카 1/2개 분량
- 다진 마늘 3쪽 분량
- 적당히 자른 케일 6컵

1. 병아리콩 통조림은 물에 헹궈 물기를 뺀다.

2. 큰 볼에 팬케이크 재료(아보카도 오일 제외)를 모두 넣고 덩어리 없이 부드럽게 섞일 때까지 휘젓어 반죽을 만든 다음 따로 둔다.

3. 작은 볼에 타히니 드레싱 재료(소금, 후춧가루 제외)를 모두 넣고 섞는다. 혼합물이 완성되면 물을 천천히 부어가며 원하는 농도로 맞춘다. 소금과 후춧가루로 간을 맞춘 뒤 따로 둔다.

4. 큰 프라이팬에 아보카도 오일 1½큰술을 두르고 중강불로 가열한다. 1의 병아리콩, 소금, 후춧가루, 커민 가루, 다진 고추, 잘게 썬 파프리카를 넣고 가끔 저어가며 콩이 황금빛이 돌고 바삭해질 때까지 볶는다. 완성된 병아리콩을 팬에서 꺼내 따로 둔다.

5. 같은 프라이팬에 남은 아보카도 오일 1½큰술을 두르고 중강불로 가열한다. 다진 마늘과 케일을 넣고 소금과 후춧가루로 가볍게 간을 한다. 케일의 숨이 죽을 때까지 볶은 뒤 불을 끄고 따로 둔다.

6. 재료가 눌어붙지 않는 작은 프라이팬이나 중간 크기의 프라이팬을 중불로 가열한 뒤 팬케이크용 아보카도 오일을 두른다. 이때 프라이팬 바닥을 덮을 정도로만 오일을 약간 넣는다(약 1큰술 미만).

7. 2의 반죽을 한 번 빠르게 휘저은 다음 약 1/2컵을 떠서 6의 프라이팬에 올리고 팬 바닥을 거의 덮을 정도로 펼친다. 팬케이크가 익으면서 기포가 올라오기 시작하면 1~2분 동안 구운 다음 뒤집어 완전히 익어 황금색이 조금 돌 때까지 굽는다. 프라이팬에서 팬케이크를 꺼내

토핑

- 양파 피클 1컵
- 볶은 참깨 2큰술
- 볶은 호박씨 2큰술
- 아마 씨 2큰술

따로 둔다. 이 과정을 반복하여 나머지 반죽도 모두 구워낸다.

8. 팬케이크를 접시에 담고 그 위에 볶은 케일과 병아리콩을 올린다. 타히니 드레싱을 뿌리고, 양파 피클, 참깨, 호박씨, 아마 씨로 장식한다.

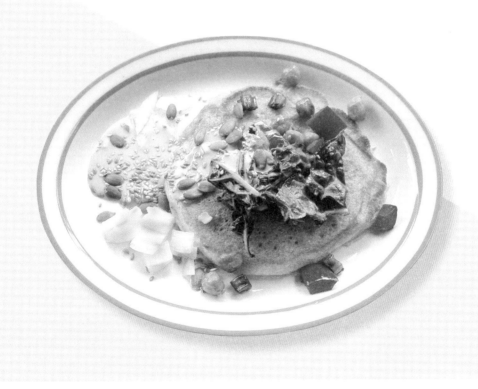

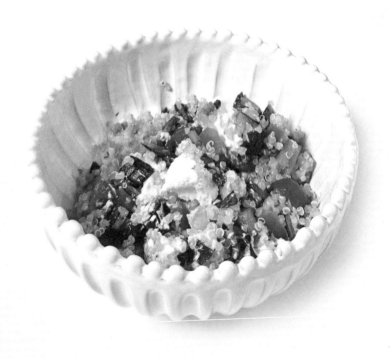

여자 × 단식

퀴노아 타불리*

Quinoa tabouli

1인분 | 지방 8g • 순탄수화물 5g • 단백질 2g

12인분

- 퀴노아 1/2컵
- 레몬즙 3큰술
- 사과 식초 2큰술
- 올리브유 1큰술
- 소금 1/2작은술
- 후춧가루 1/2작은술
- 허브 드 프로방스 1작은술
- 잘게 썬 시금치 1컵
- 사등분한 방울토마토 1컵
- 부순 페타 치즈 1컵
- 잘게 썬 빨강 파프리카 1컵

1. 퀴노아는 물에 한 번 헹군 뒤 물 1⅓컵과 함께 냄비에 넣고 끓인 다음 불을 줄이고 10분 동안 더 끓인다. 그다음 불을 끄고 10분 동안 뜸을 들인 후 15분가량 식힌다. 퀴노아를 조리하기 전에 반드시 물에 헹궈야 알갱이가 뭉치지 않는다.

2. 퀴노아가 조리되는 동안 레몬즙, 사과 식초, 올리브유, 소금, 후춧가루, 허브 드 프로방스를 골고루 섞어 샐러드 드레싱을 만든다.

3. 큰 볼에 시금치, 방울토마토, 파프리카 등의 샐러드 채소를 담는다. 페타 치즈는 으깨서 넣는다.

4. 퀴노아가 식으면 포크로 휘저은 다음 3에 넣고 2의 샐러드드레싱을 뿌려 부드럽게 버무린다.

5. 바로 먹거나, 실온에서 몇 시간 또는 하룻밤 동안 냉장 보관한 다음 내놓는다. (이 샐러드는 다음 날 먹으면 더 맛있어지므로, 미리 준비해 두기 좋은 메뉴다.)

TIPS

타불리(tabouli) 토마토, 파슬리, 세몰리나(듀럼밀을 부수어서 만든 밀가루), 양파, 박하 잎을 잘게 다져 레몬즙과 올리브유, 소금을 섞은 드레싱을 뿌려 먹는 중동식 샐러드.

매시트포테이토와 구운 채소를 곁들인 허브 스테이크

Herby steaks with mashed potatoes and roasted veggie medley

1인분 | 지방 29g · 순탄수화물 27g · 단백질 48g

4인분

스테이크
- 꽃등심(또는 부채살) 280g
- 소금
- 아보카도 오일 2작은술
- 후춧가루
- 기 버터* 1큰술
- 으깬 마늘 1쪽 분량
- 타임 가지 1개
- 오레가노 가지 1개

구운 채소
- 아보카도 오일 1/4컵
- 브로콜리(작은 송이) 4컵
- 콜리플라워(작은 송이) 4컵
- 방울양배추 4컵
- 소금 1½작은술
- 마늘 가루 1작은술
- 후춧가루 1작은술

매시트포테이토
- 감자 450g
- 소금 약간
- 기 버터 3큰술
- 후춧가루
- 백후춧가루 1/2작은술 (선택)

1. 방울양배추는 손질해 반으로 자른다. 감자는 껍질을 벗기고 깍둑썰기 한다.

2. 오븐을 200℃로 예열한다. 큰 베이킹 트레이에 유산지를 깔아준다.

3. 냉장고에 넣어둔 꽃등심을 꺼내 모든 면에 소금을 살짝 뿌려 간한 다음 실온에 둔다.

4. 큰 볼에 1의 방울양배추와 나머지 구운 채소 재료를 넣고 고루 버무린 다음 2의 베이킹 트레이에 올린 뒤 오븐에 넣어 25~30분 동안 또는 채소가 부드러워질 때까지 굽는다. (에어 프라이어를 사용한다면 200℃에서 10~15분 정도 굽는다. 기종에 따라 차이가 있으므로 중간에 확인을 하는 것이 좋다.)

5. 큰 냄비에 감자를 넣고 감자가 잠기도록 물을 부은 뒤 삶아진 감자가 짭잘하게끔 소금을 충분히 넣고 센불에 올린다. 감자가 부드러워질 때까지 삶은 다음 체에 밭쳐 물기를 뺀다.

6. 감자를 삶은 냄비에 물기를 뺀 감자, 기 버터, 후춧가루를 넣고 원하는 질감이 될 때까지 으깬다. (맛을 보고 심심하다면 소금을 더 넣는다.)

7. 중간 크기의 주철 프라이팬에 스테이크용 아보카도 오일을 두르고 센불로 가열한다. 3의 꽃등심에 후춧가루를 뿌린다.

8. 프라이팬이 뜨거워지고 기름이 가열되면 꽃등심을 올려 굽다가 약 4~5분 후 아랫면이 바삭해지기 시작하면 고기를 뒤집는다. 기 버터, 으깬 마늘, 타임, 오레가노를 넣고 섞는다.

여자 × 단식

기 버터(Ghee) 버터를 낮은 온도에서 천천히 가열하여 만든 것으로 이 과정에서 물과 우유 고형분이 분리되어 제거된다. 일반 버터보다 발연점이 높아 고온 조리에 적합하고 가열 과정에서 유당과 카세인이 제거되기 때문에 유당 불내증이 있는 사람에게도 괜찮다.

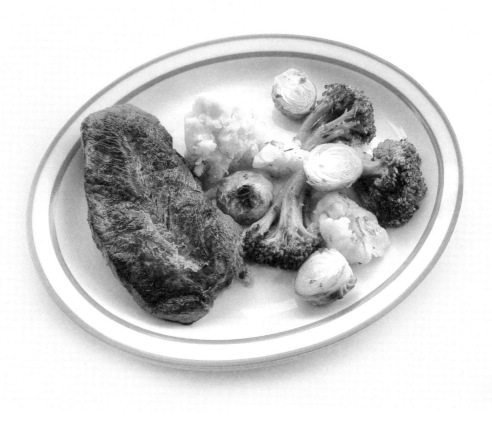

9. 숟가락이나 내열 솔을 사용하여 으깬 마늘, 타임, 오레가노, 기 버터를 섞은 것을 계속 고기에 바르면서 굽는다. 미디엄 레어를 원한다면 4~5분 더 굽거나, 원하는 굽기 정도에 도달할 때까지 조리한다.

10. 스테이크가 완성되면 불을 끄고 10분 동안 레스팅한 다음 도마로 옮겨 먹기 좋은 크기로 썬다. 접시에 스테이크를 담고 프라이팬에 남은 육즙을 뿌리고, 구운 채소와 매시트포테이토를 넉넉히 곁들여 낸다.

흑미 오렌지 밥
Black and orange rice

1인분 | 지방 4g · 순탄수화물 30g · 단백질 8g

14인분

- 흑미(또는 잡곡쌀) 2컵
- 사골 육수(또는 물) 4컵
- 버터 4큰술
- 송송 썬 대파 1컵(흰색과 연한 녹색 부분만 쓴다)
- 슬라이스한 생아몬드 1컵
- 오렌지 2개(중간 크기)
- 후춧가루 1작은술
- 소금(선택)

1. 오렌지는 깨끗이 씻은 다음 필러 등을 이용하여 껍질을 벗겨 제스트를 만든다. 과육은 따로 둔다.

2. 냄비에 흑미와 사골 육수, 버터를 넣고 센불에서 빠르게 끓인 후 약불로 줄여 약 45분 동안 뭉근히 끓인다. 쌀에 육수가 고르게 배는지 가끔씩 확인한다.

3. 밥이 다 되면 그릇에 담은 뒤 송송 썬 대파와 아몬드, 오렌지 제스트를 올린다. 먹기 직전에 1의 오렌지 과육을 짠 즙과 후춧가루, 소금을 넣고 고루 섞는다.

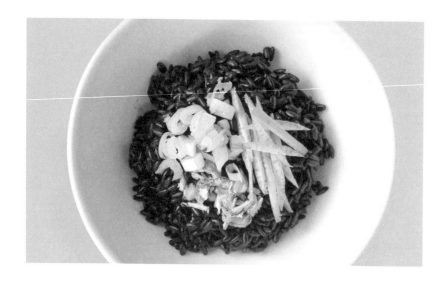

여자 × 단식

고구마 해시 브라운
Sweet potato hash browns

1인분 | 지방 7g · 순탄수화물 26g · 단백질 3g

14인분

- 곱게 간 고구마 3컵(중간 크기 고구마 2개)
- 소금 1큰술(기호에 맞게 양 조절)
- 후춧가루 1큰술(기호에 맞게 양 조절)
- 올스파이스 1작은술
- 다진 피망 1컵
- 버터(조리용) 적당량

1. 강판이나 믹서로 고구마를 곱게 간다.(고구마는 며칠 냉장 보관했다 써도 괜찮으므로 시간을 절약하기 위해 미리 갈아둬도 된다.)

2. 중간 크기의 그릇에 1을 넣고 소금, 후춧가루, 올스파이스, 피망을 추가해 골고루 버무려 반죽을 만든 다음 12개로 나눠 둥글납작하게 뭉쳐 놓는다.

3. 프라이팬을 중불에 올리고 버터를 넣어 녹인다. 팬에 2의 반죽을 올려 고구마가 익을 때까지 앞면과 뒷면을 4~5분씩 굽는다. 속은 부드럽고 겉은 약간 바삭하도록 굽는다.

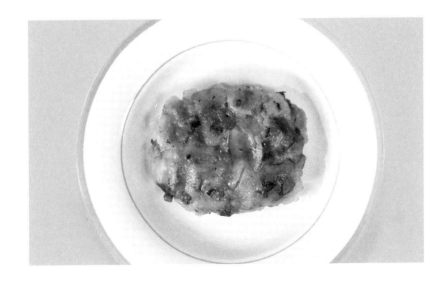

흰콩 케일 수프
White bean and kale soup

1인분 | 지방 10g · 순탄수화물 48g · 단백질 25g · V

4인분(1인분 1½컵)

- 아보카도 오일 2큰술
- 양파 1개(큰 것)
- 당근 1/2개
- 셀러리 2줄기
- 다진 마늘 4쪽 분량
- 소금 1½작은술
- 후춧가루 1작은술
- 다진 홍고추 1작은술
- 채소 맛국물 5컵
- 흰 강낭콩 통조림 2캔
  (400g×2)
- 다진 케일 6컵
- 바질 10g
- 레몬 1개(큰 것)

1. 양파와 당근은 껍질을 벗겨 잘게 썰고, 셀러리도 잘게 썬다. 바질은 다진다. 흰 강낭콩 통조림은 헹궈서 물기를 뺀다. 레몬은 웨지 모양으로 썬다.

2. 큰 냄비에 아보카도 오일을 두르고 중강불로 가열한다. 양파를 넣고 약 2분 동안 또는 양파가 투명해지기 시작할 때까지 볶는다.

3. 다진 마늘, 셀러리, 당근, 소금, 후춧가루, 다진 홍고추를 넣고 가끔 저어주면서 3분 더 볶은 다음 채소 맛국물과 흰 강낭콩을 넣는다. 잘 저어주면서 수프가 끓기 시작할 때까지 중강불에서 조리한다.

4. 불을 약불로 줄이고 맛을 본 다음 기호에 따라 소금을 더 넣는다. 뚜껑을 덮고 20~25분 동안 끓여서 콩에 맛이 배게 한다.

5. 4에 다진 케일과 바질을 넣고 잘 섞이도록 저으며 5분 정도 더 끓인 다음 그릇에 담아 1의 레몬을 곁들어 낸다. 먹기 전에 레몬즙을 짜 넣어 맛을 더한다.

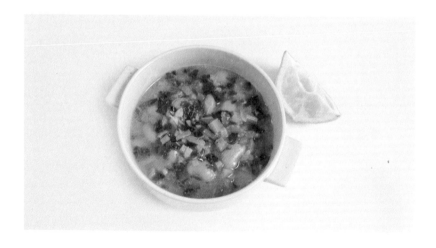

단식 깨기 레시피
Break your fast recipes

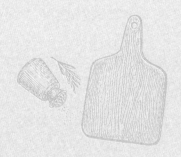

씨앗 토핑을 뿌린 아보카도와 훈제 연어

Avocado and smoked salmon with ppp "everything bagel" seasoning

1인분 | 지방 27g · 순탄수화물 3g · 단백질 22g

4인분

- 아보카도 2개(큰 것)
- 자연산 훈제 연어 340g
- 레몬 1개(작은 것)

씨앗 시즈닝

- 볶은 참깨 2큰술
- 마늘 플레이크 1큰술
- 양파 플레이크 1큰술
- 아마 씨 1큰술
- 햄프 시드 1큰술
- 치아 시드 2작은술
- 소금 1작은술

1. 아보카도는 반으로 잘라 씨앗을 제거하고 껍질을 벗긴다. 레몬은 웨지 모양으로 4등분한다.

2. 볶은 참깨, 마늘 플레이크, 양파 플레이크, 아마 씨, 햄프 시드, 치아 시드, 소금을 섞어 씨앗 시즈닝을 만든 뒤 작은 밀폐 용기에 담아 둔다. (시즈닝을 하기 전에 빠르게 흔들거나 저으면 맛이 고르게 배도록 하는 데 도움이 된다.)

3. 아보카도와 연어를 4개의 접시에 나눠 담는다. 1의 레몬을 아보카도에 짜 즙을 뿌린 다음 아보카도와 연어 위에 씨앗 시즈닝 1큰술을 골고루 뿌려 낸다.

TIPS

이 요리는 조리하기 간단하면서도 맛있고, 오메가-3 지방산과 다양한 영양소를 함유하고 있어 건강한 한 끼 식사로 좋다.

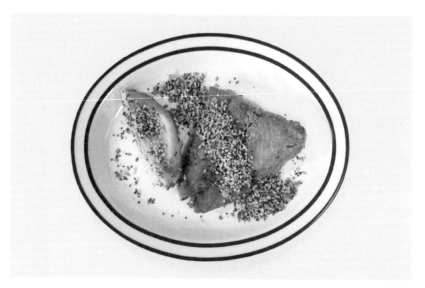

김치를 곁들인 달걀프라이
Fried eggs with kimchi

1인분 | 지방 10g • 순탄수화물 3g • 단백질 11g

4인분

- 아보카도 오일 3큰술
- 달걀 8개
- 소금 약간
- 다진 김치 2컵
- 스리라차 소스(선택)

1. 재료가 눌어붙지 않는 큰 프라이팬에 아보카도 오일을 두르고 중불로 가열한다. 기름이 끓기 시작하면 달걀을 각각 깨뜨려 프라이팬에 올린 뒤 소금을 살짝 뿌린다.

2. 달걀흰자가 굳기 시작하면 다진 김치를 골고루 얹는다. 노른자가 터지지 않도록 노른자에는 올리지 않는다.

3. 달걀흰자가 김치 주위에서 완전히 굳고 노른자가 원하는 정도로 익을 때까지 익힌다. 노른자가 반숙인 상태를 좋아한다면 약 3~4분 동안 가열한다. 취향에 따라 스리라차 소스를 뿌려도 좋다.

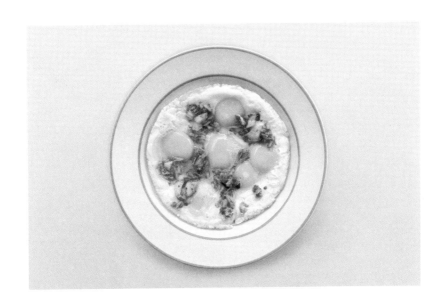

아보카도 블루베리 스무디
Avocado blueberry smoothie

1인분 | 지방 32g · 순탄수화물 20g · 단백질 9g · V

4인분

- 무가당 아몬드 우유 4컵
- 아보카도 2개
- 시금치 4컵
- 냉동 블루베리 3컵
- 냉동 바나나 1컵
- 아마 씨 1/4컵

1. 아보카도는 반으로 잘라 씨앗을 제거하고 껍질을 벗긴 후 적당한 크기로 썬다.
2. 믹서에 아몬드 우유, 아보카도, 시금치, 블루베리, 바나나, 아마 씨를 넣고 곱게 간다. (믹서가 너무 작아서 4인분 재료를 한꺼번에 넣고 갈 수 없다면 두 번에 걸쳐 스무디를 만든다.)

딸기 민트 케피어 스무디
Strawberry mint kefir smoothie

1인분 | 지방 3g · 순탄수화물 24g · 단백질 12g · V

4인분

- 케피어* 4컵
- 냉동 딸기 2컵
- 냉동 바나나 1컵
- 민트 잎 8~10장
- 햄프 시드 2큰술
- 치아 시드 2큰술

1. 모든 재료를 믹서에 넣고 완전히 부드러워질 때까지 곱게 간다.

TIPS

케피어(kefir) 우유에 케피어 그레인(효모와 박테리아의 복합체)을 넣어 발효시킨 음료로, 프로바이오틱스가 풍부하다. 발효 과정에서 생성된 유익한 박테리아와 효소가 소화와 면역력 향상에 도움을 준다. 케피어는 요거트와 비슷하지만, 더 많은 유익균을 포함하고 있다. 요즘은 시판 제품도 많다.

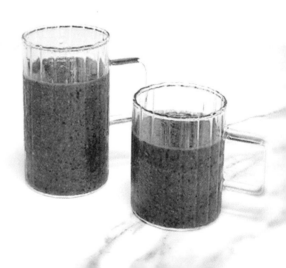

초콜릿 치아 팻 밤
Chocolatey chia fat bombs

1인분 | 지방 29g · 순탄수화물 7g · 단백질 8g · V

4인분(16개)

- 아몬드 2/3컵
- 아몬드 버터 1/4컵
- 코코넛 오일 1큰술
- 씨를 뺀 대추야자 1개
  (말린 대추야자 가능)
- 바닐라 익스트랙 1작은술
- 무가당 코코넛 플레이크
  1/4컵
- 호박씨 2큰술
- 치아 시드 2큰술
- 코코아 가루 1큰술
- 카카오 닙스* 2작은술
- 소금 1/2작은술

1. 모든 재료를 푸드 프로세서에 넣는다. 견과류와 씨앗들이 잘게 갈리고 재료들이 뭉치기 시작할 때까지 간다. 그 다음 내용물이 부드러워지고 천연 오일이 나와 재료들끼리 쉽게 뭉칠 수 있는 상태가 될 때까지 푸드 프로세서를 작동시킨다.

2. 1에서 만든 팻 밤 반죽을 16개로 나눠 둥글게 빚는다. 먹기 전에 팻 밤을 냉장고에 넣어 최소 30분 동안 굳힌다.

3. 밀폐 용기나 지퍼 백에 담아 냉장 보관한다. (장기간 보관하려면 냉동한다.)

TIPS

카카오 닙스(cacao nibs) 초콜릿의 원재료인 카카오 콩을 발효, 건조, 로스팅한 후 껍질을 제거하고 잘게 부순 조각을 말한다. 카카오 닙스는 설탕이나 다른 첨가물이 들어가지 않은 순수한 카카오로, 쓴맛이 강하면서도 초콜릿의 깊은 맛과 향이 농축되어 있어 설탕 섭취를 줄일 수 있는 좋은 대체품이다.

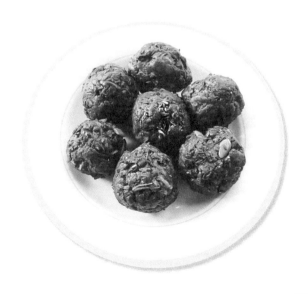

견과류 모둠 코코넛 팻 밤
Mixed-nut coconut fat bombs

1인분 | 지방 32g · 순탄수화물 6g · 단백질 6g · V

4인분(8개)

- 피칸 1/3컵
- 헤이즐넛 1/3컵
- 아몬드 버터 1/4컵
- 코코넛 오일 1큰술
- 씨를 뺀 대추야자 1개
- 바닐라 익스트랙 1작은술
- 아마 씨 1큰술
- 햄프 시드 1큰술
- 치아 시드 1큰술
- 계핏가루 1/2작은술
- 카다멈 1/2작은술
- 소금 1/2작은술
- 무가당 코코넛 플레이크 1/2컵

1. 코코넛 플레이크를 제외한 모든 재료를 푸드 프로세서에 넣는다. 견과류와 씨앗들이 잘게 갈리고 재료들이 뭉치기 시작할 때까지 간다. 그다음 내용물이 부드러워지고 천연 오일이 나와 재료들끼리 쉽게 뭉칠 수 있는 상태가 될 때까지 푸드 프로세서를 작동시킨다.

2. 잘게 썬 코코넛 플레이크를 큰 접시에 고르게 담는다. 1을 8등분하여 동그랗게 빚은 후 코코넛 플레이크에 굴려 코코넛을 묻힌 다음 냉장고에서 최소 30분 동안 굳힌다.

3. 밀폐 용기나 지퍼 백에 담아 냉장 보관한다. (장기간 보관하려면 냉동한다.)

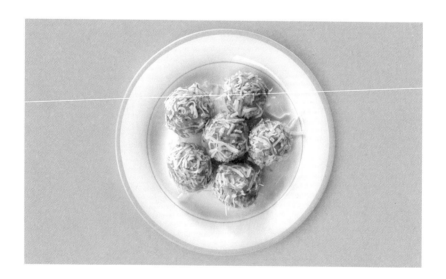

코코넛 카카오 치아 푸딩
Coconut cacao chia pudding

1인분 | 지방 9g · 순탄수화물 6g · 단백질 3g · V

13인분(8개)

- 코코넛 밀크 3컵
- 치아 시드 2/3컵
- 생카카오 가루 1/2컵
- 바닐라 익스트랙 1작은술
- 소금 1/2작은술
- 계핏가루 1작은술(선택)
- 메이플 시럽 1/3컵(선택)

1. 큰 볼에 재료들을 모두 넣고 잘 섞는다.

2. 1을 냉장고에 넣고 푸딩 같은 질감이 될 때까지 3시간에서 하룻밤 정도 굳혀 차갑게 먹는다.

TIPS

1. 차가운 푸딩에 코코넛 요거트, 생아몬드, 라즈베리, 블루베리, 코코넛 플레이크, 다진 민트 잎을 얹어서 내놓으면 좋다.

2. 밀폐 용기에 담아 냉장고에 넣으면 2~3일 동안 두고 먹을 수 있지만 이 푸딩은 신선할 때 먹는 것이 가장 좋다.

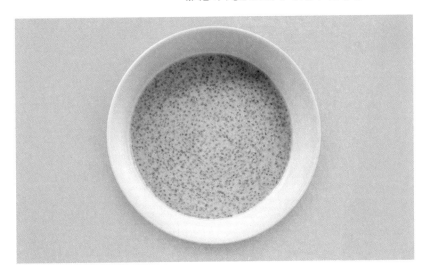

과카몰리를 곁들인 버거 패티
Burger patty with guacamole

1인분 | 지방 26g · 순탄수화물 7g · 단백질 39g

4인분

버거
- 다진 소고기 450g
- 아보카도 오일 2큰술
- 코코넛 아미노스 1큰술
- 달걀 1개
- 아몬드 가루 1/4컵
- 다진 양파 1개 분량(작은 것)
- 다진 마늘 3쪽 분량
- 소금 1작은술
- 후춧가루 1작은술

과카몰리
- 자색 양파 1/2개 (작은 것)
- 할라페뇨 1개(작은 것)
- 토마토 1개(중간 크기)
- 고수 1/2컵
- 아보카도 2개
- 라임 1개
- 소금

1. 큰 볼에 버거 재료를 모두 넣고(아보카도 오일 1큰술은 남겨둔다) 잘 섞은 다음 혼합물이 잘 어우러지도록 잠시 그대로 둔다.

2. 푸드 프로세서에 과카몰리 재료 중 자색 양파, 할라페뇨, 토마토, 고수를 넣고 대충 다진다. 아보카도는 반으로 잘라 씨앗을 제거하고 껍질을 벗긴다.

3. 큰 볼에 2를 넣고 포크로 아보카도를 으깨며 다른 재료와 섞는다. 원하는 질감이 될 때까지 으깬 뒤 라임을 짜 즙을 넣고 소금으로 간을 맞춘 후 그대로 둔다.

4. 남겨둔 아보카도 오일 1큰술을 큰 주철 팬에 두르고 중강불로 가열한다. 팬이 뜨거워지는 동안, 1의 반죽을 4등분하여 패티를 만든다. 오일이 달궈지면 팬에 패티를 넣고 각 면을 4~5분씩 굽거나 원하는 정도로 익힌다.

5. 4의 버거 패티에 3의 과카몰리를 듬뿍 얹어 낸다.

TIPS

할라페뇨 대신 청양고추나 할라페뇨 피클을 사용해도 된다.

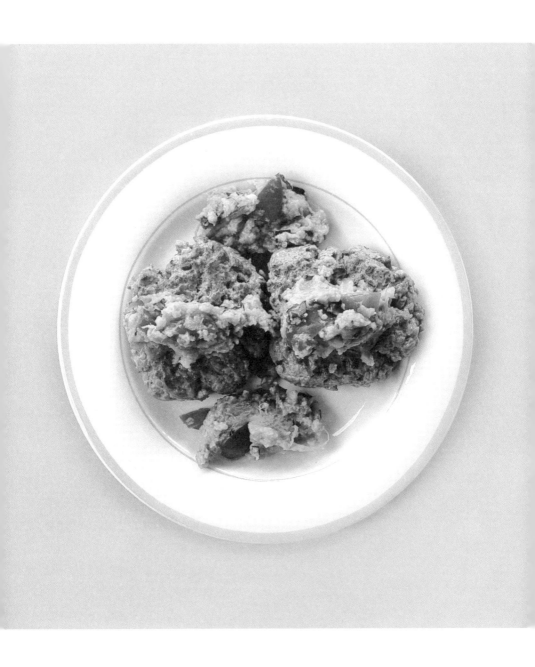

단식 깨기 레시피

코코넛 커리 후무스
Spiced coconut curry hummus

1인분 | 지방 3g · 순탄수화물 3g · 단백질 1g · V

28인분(1인분 2큰술)

- 병아리콩 6컵
- 마늘 2쪽
- 코코넛 버터 2큰술
- 타히니 2큰술
- 라임 즙 1/4컵
- 물 4큰술
- 마늘 가루 1작은술
- 노란 커리 가루 8작은술
- 간 강황 1/2작은술
- 꿀 4작은술
- 올리브 오일 1/3컵
- 소금과 후춧가루 약간
- 무가당 코코넛 가루 2큰술
- 잘게 다진 할라페뇨(또는 청양고추) 1/2컵

1. 병아리콩은 깨끗이 씻어 물기를 뺀다.
2. 블렌더에 코코넛 가루와 할라페뇨를 제외한 모든 재료를 넣고 곱게 간다. 혼합물의 농도가 너무 되면 물이나 올리브 오일을 더 넣어 원하는 농도를 맞춘다.
3. 원하는 농도가 되었으면, 코코넛 가루와 잘게 다진 할라페뇨를 넣고 섞는다.

TIPS

이 후무스는 달콤하고 매콤하며 강한 맛이 특징이다. 요리에 곁들여도 좋고 디핑 소스로도 훌륭하다.

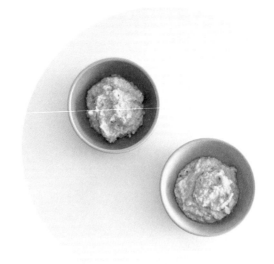

여자 × 단식

마늘 사과 소스를 뿌린 시금치 & 반숙 달걀
Garlicky cider spinach with jammy eggs

1인분 | 지방 15g · 순탄수화물 3g · 단백질 13g

4인분

· 달걀 8개
· 소금 1작은술
· 기 버터 2큰술
· 다진 마늘 6쪽 분량
· 시금치 8컵
· 사과 식초 2큰술
· 소금·후춧가루 약간

1. 냉장고에 보관한 달걀은 실온에 30분가량 두거나 따뜻한 물에 잠시 담가 둔다. 큰 냄비에 달걀이 충분히 잠길 만큼 물을 붓고 소금을 넣은 다음 센불에 올려 한소끔 끓어오르면 달걀을 조심스럽게 물에 넣는다.

2. 다시 물이 끓어오르면 중불로 줄여 8분 정도 익힌다. 달걀이 익는 동안, 큰 볼에 얼음물을 준비한다.

3. 달걀이 다 삶아지면 즉시 얼음물에 옮겨 담아 더 이상 익지 않도록 한다. 이 사이에 시금치를 준비한다.

4. 큰 프라이팬에 기 버터를 넣고 중강불로 가열한다. 기 버터가 녹기 시작하면 다진 마늘을 넣고 30초간 볶다가 시금치와 사과 식초를 넣는다. 시금치의 숨이 완전히 죽고 잎에서 나오는 수분이 절반으로 줄어들 때까지 볶는다. 불을 끄고 소금과 후춧가루로 간을 한다.

5. 삶은 달걀의 껍질을 벗겨 반으로 잘라 접시에 담고 가볍게 소금으로 간을 한 뒤 시금치를 얹어 내놓는다.

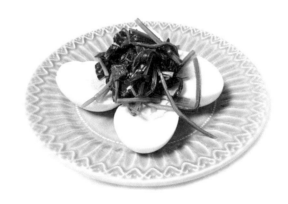

참치 샐러드로 속을 채운 아보카도
Tuna salad-stuffed avocado

1인분 | 지방 23g · 순탄수화물 3g · 단백질 6g

4인분

- 참치 통조림 2캔(100g×2)
- 키토 마요네즈 1/4컵
- 레몬즙·레몬 제스트
  (레몬 1개 분량)
- 양파 1개(작은 것)
- 다진 딜 2큰술
- 소금
- 후춧가루
- 아보카도 2개(큰 것)
- 익은 김치 2컵
  (또는 발효 채소)

1. 양파는 잘게 썰고, 아보카도는 반으로 잘라 씨앗을 제거하고 껍질을 벗긴다.

2. 중간 크기의 볼에 통조림 참치, 키토 마요네즈, 레몬즙·레몬 제스트, 양파, 다진 딜을 섞는다. 포크로 참치를 부스러뜨리면서 다른 재료와 잘 섞는다. 기호에 따라 소금과 후춧가루로 간을 해 참치 샐러드를 만든다.

3. 참치 샐러드를 반으로 자른 아보카도 4쪽에 골고루 나누어 얹는다. 참치 샐러드로 속을 채운 아보카도 옆에 익은 김치 1/2컵을 곁들여 낸다.

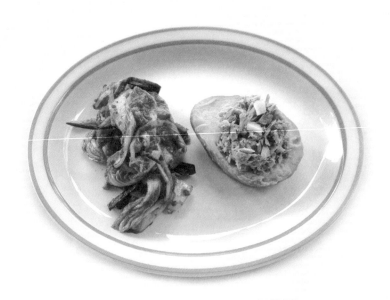

기본 사골 육수
Basic beef bone broth

1컵 | 지방 14g · 순탄수화물 0g · 단백질 18g

6~8컵 분량

- 사골(소뼈)1kg
- 강황 2개(또는 강황 가루 2작은술)
- 마늘 5쪽
- 양파 1개(중간 크기)
- 사과 식초 2큰술

1. 사골은 반나절 찬물에 담가 핏물을 뺀다.
2. 1을 큰 냄비(곰솥)에 담고 뼈가 잠길 정도로 찬물을 부어 센불에 한 번 끓인 다음 물을 따라 버리고 사골도 한 번 더 씻는다.
3. 강황은 큼직하게 자르고 마늘은 껍질을 벗긴다. 양파는 큼직하게 깍둑썰기 한다.
4. 2의 사골을 냄비에 넣고 강황, 마늘, 양파를 함께 넣는다.
5. 4에 물을 충분히 부은 다음 사과 식초를 넣는다.
6. 처음 한 시간 동안은 중불로 끓이면서 거품이 생기는지 주기적으로 살펴 거품이 생기면 바로 떠낸다. (이때 물은 졸아든 양만큼 보충해 준다.)
7. 1시간 후 불을 약불로 낮춰 8시간 동안 더 끓인다. 푹 우려낸 사골 육수를 차처럼 마시거나 다른 요리에 육수로 쓴다.

TIPS

1. 소뼈의 품질이 이 멋진 육수의 핵심이다. 닭고기를 사용해 육수를 만들 경우에는 닭 2~3마리가 필요하다. 닭발을 쓰면 더 효과가 좋고 걸쭉한 국물을 만들 수 있다.
2. 강황 대신 강황 가루를 쓸 경우는 7번 단계에서 넣어도 된다.

여자x단식

1판 1쇄 발행. 2024년 11월 7일

지은이. 민디 펠츠 | 옮긴이. 이영래
펴낸이. 이수정 | 펴낸곳. 북드림

감수. 이영훈 | 교정교열. 신정진
표지 디자인. 디자인 경놈 | 본문 디자인. 슬로스

등록. 제2020-000127호

주소. 서울시 경기도 남양주시 다산순환로20 C동 4층 49호
전화. 02-463-6613 | 팩스 070-5110-1274
도서 문의 및 출간 제안. suzie30@hanmail.net

ISBN 979-11-91509-53-3 (03510)